V&R

Anke Nottelmann

Potentialorientierte Traumatherapie mit PEP

Mit »Klopfen mit dem System« komplexe Prozesse leicht gestalten

VANDENHOECK & RUPRECHT

Bibliografische Information der Deutschen Nationalbibliothek:
Die Deutsche Nationalbibliothek verzeichnet diese Publikation in der Deutschen Nationalbibliografie; detaillierte bibliografische Daten sind im Internet über https://dnb.de abrufbar.

Umschlagabbildung: Emanuel/AdobeStock.com

Satz: SchwabScantechnik, Göttingen
Druck und Bindung: Beltz Grafische Betriebe, Bad Langensalza
Printed in the EU

Vandenhoeck & Ruprecht Verlage | www.vandenhoeck-ruprecht-verlage.com
E-Mail: info@v-r.de

ISBN 978-3-525-40053-1

Inhalt

Verzeichnis der Abkürzungen

ANP: Anscheinend normaler Persönlichkeitsanteil
DIS: Dissoziative Identitätsstörung
EMDR: Eye Movement Desensitization and Reprocessing
EP: Emotionaler Persönlichkeitsanteil
FV: Fremdvorwurf
GS: Gesamtsystem
GWA: Gegenwartsanker
ICD: Internationale statistische Klassifikation der Krankheiten und verwandter Gesundheitsprobleme (ICD, englisch: International Classification of Diseases and Related Health Problems)
IS: Innensystem
KKT: Kognitiver Kongruenz-Test
pDIS: Partielle dissoziative Identitätsstörung
PEP®[1]: Prozess- und embodimentfokussierte Psychologie
PITT: Psychodynamisch Imaginative Traumatherapie
SV: Selbstvorwurf
TDSD: Theorie der strukturellen Dissoziation

1 PEP® ist aus Gründen der Qualitätssicherung und des Schutzes der Klienten und Klientinnen markenrechtlich geschützt, damit die Methode nur von Therapeuten und Therapeutinnen angeboten wird, die entsprechend ausgebildet sind.

Geleitwort von Wolfgang Wöller

Wer auch immer mit Klopftechniken therapeutisch gearbeitet oder sie an sich selbst erfahren hat, ist fasziniert von den vielfältigen Möglichkeiten, die dieser noch immer unterschätzte Zugang bietet. Anke Nottelmann, die als Behandelnde und Lehrende mit einem systemischen und psychodynamischen Hintergrund über langjährige traumatherapeutische Erfahrung verfügt, hat nun auf Basis der von Michael Bohne ausgearbeiteten Prozess- und Embodimentfokussierten Psychologie (PEP) eine umfassende Systematik der Anwendung von Klopftechniken in der Behandlung komplex traumatisierter Patientinnen und Patienten vorgelegt.

Die aus der Traditionellen Chinesischen Medizin (TCM) abgeleitete Methode, bei der Akupunkturpunkte durch Beklopfen aktiviert werden, hat von ihren Anfängen – ursprünglich in Gestalt der »Applied Kinesiology« (G. Goodheart), der »Thought Field Theorie« (TFT, R. Callahan und J. Diamond), der »Emotional Freedom Technique« (EFT, C. Craig) und der »Energy Psychology« (F. Gallo) – bis heute eine bemerkenswerte Weiterentwicklung durchlaufen. Sie konnte den ihr aus der Anfangszeit anhaftenden Ruf einer esoterischen Heilprozedur, zu dem zweifellos einige ihrer Entdecker selbst beigetragen hatten, längst hinter sich lassen, und ist zu einer ernstzunehmenden Methode geworden, für die inzwischen auch genügend empirische Wirksamkeitsnachweise vorliegen – vor allem bei Angststörungen, posttraumatischen Belastungsstörungen und Anpassungsstörungen, aber auch anderen Störungsbildern. Ein unschätzbarer Vorteil der Methode liegt darin, dass Patientinnen und Patienten sie gefahrlos zur Selbstbehandlung einsetzen können.

Unter den verschiedenen Weiterentwicklungen der Klopftechniken ragt die von Michael Bohne in Deutschland entwickelte Methode der Prozess- und Embodimentfokussierten Psychologie (PEP) heraus, die Elemente aus lösungsorientierten, systemischen, hypnosystemischen und psychodynamischen Therapien auf eine höchst kreative Weise integriert. Mit ihrer Hilfe ist es nicht nur möglich, das subjektive Stresserleben zu reduzieren und die Emotionsregulierung zu stärken, sondern auch innerpsychische Konflikte und dysfunktionale Muster der Selbst- und Beziehungsregulierung zu transformieren.

Beeindruckt von dem reflektierten Verständnis des Therapieprozesses, das den Ansatz von Michael Bohne auszeichnet, hat Anke Nottelmann die Klopftechniken mit den wichtigsten Methoden und Techniken, die den State of the Art einer zeitgemäßen integrativen Traumatherapie ausmachen, kombiniert und ein präzises Konzept ausgearbeitet. Sie schreibt anschaulich und mit vielen praktischen Beispielen über den Einsatz von Klopftechniken zur Affektberuhigung und Selbstfürsorge; sie beschreibt, wie Klopftechniken zur Stärkung des erwachsenen Ich und zur Reorientierung in die Gegenwart bei dissoziativen Störungen eingesetzt werden können; und sie behandelt die Arbeit mit Innenanteilen der Persönlichkeit, speziell die symbolische »Nachbeelterung« innerer Kindanteile ebenso wie die schonende traumaintegrative Arbeit.

Ein besonderes Anliegen ist Anke Nottelmann die therapeutische Haltung und Beziehungsgestaltung. An die Stelle des traditionellen Musters von behandeln und behandelt werden, das herkömmliche Klopfverfahren geprägt hatte, tritt für sie ein modernes und würdeorientiertes Beziehungsverständnis, das von einer kooperativen Beziehung auf Augenhöhe in jedem Moment des Therapieprozesses ausgeht. Die durchgängige Beziehungsorientierung zeigt sich unter anderem in den Hinweisen zum hilfreichen Umgang mit Übertragungsphänomenen.

Natürlich verlangt die erfolgreiche Anwendung von Klopftechniken bei komplex traumatisierten Patientinnen und Patienten eine solide psychotraumalogische Ausbildung und Erfahrung. Wer sich, wie der Verfasser dieser Zeilen, Traumatherapien ohne Einbezug von Klopftechniken gar nicht mehr vorstellen kann und über Jahre miterlebt hat, wie Patientinnen und Patienten »ihren persönlichen Klopfpunkt« erfolgreich zur Selbstberuhigung und zur Aktivierung positiver selbstbezogener Kognitionen einsetzen, nimmt mit Neugier zur Kenntnis, welche weiteren therapeutischen Möglichkeiten sich bei präziser Konzeptualisierung unter Zuhilfenahme von Klopftechniken ergeben können – sofern sie auf so hohem theoretischem Niveau und mit so viel klinischer Reflektiertheit wie in dem Buch von Anke Nottelmann zur Anwendung kommen. Er wird das Erscheinen dieses Buches als etwas zutiefst Bereicherndes begrüßen und ihm die bestmögliche Verbreitung wünschen.

Wolfgang Wöller

Geleitwort von Michael Bohne

Wie werden wir in der Zukunft wohl auf die Psychotherapieentwicklungen der Vergangenheit und jetzigen Gegenwart blicken? Als jemand, der sich sehr intensiv im Methodenfeld umgeschaut hat und dankbar für alle Methoden ist, die er lernen durfte, vermute ich, wir werden sagen, dass das Klopfen *die* Intervention ist, die die Psychotherapie in den letzten Jahrzehnten am tiefgreifendsten verändert haben wird. Wir haben in unserer Kultur einen reichhaltigen Schatz an psycho- und traumatherapeutischen Erkenntnissen und Methoden, das sind Kulturschätze von unermesslichem Wert, die sich über Generationen entwickelt haben. Vieles behält seine Richtigkeit und Wichtigkeit, einiges musste korrigiert werden, bzw. wurde durch neuere Interventionsarchitekturen abgelöst. Doch warum bin ich so begeistert von den Klopftechniken? Ganz einfach. Weil sie die Selbstwirksamkeitserfahrung unserer Klient:innen, aber auch von uns Therapeut:innen in einer Weise stärken, wie ich dies bei keiner anderen Interventionstechnik gesehen habe. Klient:innen sind Dank des Klopfens zudem viel mehr als früher in der Lage, ihre hochkochenden, belastenden und einschränkenden Emotionen alleine herunter zu regulieren, also auch ohne uns Therapeut:innen. Dies ist ein Stück Demokratisierung von Psychotherapie. Auch im therapeutischen Prozess lässt sich das Klopfen ohne eine Settingänderung direkt während eines therapeutischen Gespräches nutzen. Zudem ist es eine sehr schonende Intervention in der Traumaintegration, also der Transformation von traumabedingten Ängsten und anderen belastenden und einschränkenden Emotionen. Dies beschleunigt die Prozesse enorm.

Bei mir war es so, dass sich durch die schnelle Emotionsregulation, die sich durch das Klopfen ergeben hatte, und durch die Entdeckung der Big Five-Lösungsblockaden, meine Arbeitsweise fundamental verändert, beschleunigt, ja verbessert hat. Aber Klopfen allein reicht nicht. Durch die schnelle Ab- und Auflösung belastender Emotionen, bin ich viel schneller zu den psycho- und systemdynamischen Mustern vorgedrungen, die für die Entstehung und Aufrechterhaltung der oft hartnäckigen Symptomatiken verantwortlich waren, und ich konnte diese in einer für mich bis dahin nicht gesehenen Art und Weise und Geschwindigkeit transformieren. So kam es, dass aus dem Klopfen, welches zunächst nur eine Zusatztechnik war, eine ganze Methode, nämlich PEP entstanden ist. Dazu gehört neben dem Klopfen, der Haltung von Leichtigkeit, Zuversicht und Humor, der Diagnostik und Transformation der Big Five-Lösungsblockaden auch der Kognitions-Kongruenz-Test (bzw. Tool), ein Instrument zum Aufspüren und zur Behandlung unbewusster, ambivalenter und transgenerationaler Dynamiken, sowie ein differenziertes Selbstwerttraining. PEP hat dadurch in den letzten 15 Jahren die Arbeit von ein paar Tausend Psychotherapeut:innen und Coaches erleichtert und bereichert.

PEP ist aber auch irgendwie ein Sportwagen und im Kontext der komplexen Traumafolgen hatte man immer wieder den Eindruck, dass man da noch ein spezielles Fahrertraining gebrauchen könnte bzw. man ein paar Gänge herunterschalten muss. Teilnehmer:innen aus dem Feld der Traumatherapie von komplexen Traumafolgen waren manchmal verunsichert, befremdet und teils auch ablehnend, da sie das Potential, welches in PEP steckt, nicht für den Bereich der komplexen Traumafolgen erkennen und erschließen konnten. Ich selbst war und bin nicht so tief in diesem Feld drin, als ich den Transfer hätte leisten können.

Schon als Anke Nottelmann ihren ersten PEP-Kurs bei mir gemacht hat, hatte ich das Gefühl, dass sie diejenige sein könnte, die diesen Transfer zu leisten in der Lage ist. Sie war aus meiner Beobachtung recht schnell angetan und hat extrem spannende Dinge von ihrer Integrationserfahrung berichtete. Deshalb ist sie dann auch Referentin zum Thema PEP bei komplexen Traumafolgen in meinem Fortbildungsinstitut geworden. Was mich von Anfang an an Anke Nottelmann beeindruckt hat, ist ihre große Erfahrung im Feld der komplexen Traumafolgen. Sie hat bei allen großen Pionierinnen und Pionieren gelernt und diese traumatherapeutische Expertise mit einer systemischen, lösungs- und potentialorientierten Haltung verbunden. Darüber hinaus habe ich sie als kritischen Geist wahrgenommen, der sich eine ganz eigene Meinung von den Dingen macht. Tief bewegt war ich, als ich in einem Workshop gesehen habe, mit welcher Leichtigkeit, Wertschätzung und Zuversicht sie mit/über destruktiv agierende Ego-States spricht und auch bei diesen auf die positive Absicht für das Gesamtsystem schaut. Das war eine konstruktivistische Meisterleistung und ein Gamechanger. Denn Realität wird von Beobachtern konstruiert und wie hat es Jeffrey Zeig einmal gesagt? *Die Haltung von uns Therapeuten ist eine tiefe Tranceinduktion!* Anke Nottelmann lädt mit ihrer Haltung definitiv zu einer Lösungs- und Heilungstrance ein und schützt Patient:innen wie Kolleg:innen vor dem Abtauchen in eine Problemtrance und dies in einem Feld, in dem ein Drittel der dort arbeitenden Kolleg:innen sekundär traumatisiert ist (nach Judith Daniels).

Das sagt ja auch etwas über die Methoden und über die inneren Haltungen der Betroffenen aus. Hier stellt Anke Nottelmann Heilungsmaßnahmen für durch die Arbeit belastete Kolleginnen und Kollegen zur Verfügung.

Ich habe mich sehr gefreut, dass Anke Nottelmann entschieden hat, ihr Wissen und ihre Erfahrung in einem Buch zu bündeln. Dieses Buch liegt hier nun vor und ich freue mich und bin dankbar, dass ich ein Geleitwort schreiben darf. Denn selten hat mich ein Fachbuch so beeindruckt, wie dieses. Aber nicht nur das Buch hat mich beeindruckt, sondern die Therapeutin und der Mensch Anke Nottelmann. Und dafür gibt es gleich mehrere Gründe. Wo soll man da anfangen? Es braucht Kreativität und Mut, im Bereich Psychotherapie und Traumatherapie etwas Neues auszuprobieren, zu integrieren und zu propagieren. Es braucht auch Mut, ein so komplexes Thema zu verdichten und zu vereinfachen. Und noch mehr Mut braucht es, die Haltung von Leichtigkeit, Zuversicht und Humor im Feld der komplexen Traumafolgen zu implementieren. Diesen hat Anke Nottelmann bewiesen. Aber Mut allein reicht nicht. Es braucht auch eine extreme Expertise, bei solch einer Verdichtung und Vereinfachung auf die *wesentlichen* Aspekte zu fokussieren und zu komprimieren. Beeindruckt hat mich auch, wie differenziert sie die Erkenntnisse der großen traumatherapeutischen Pionierinnen und Pioniere nutzt und diese mit den PEP-Elementen Klopfen, Big Five-Lösungsblockaden, Selbststärkungsübung und der Haltung von Leichtigkeit, Zuversicht und Humor verknüpft und weiterentwickelt. Ich habe zudem bislang kein Buch über komplexe Traumafolgen gelesen, welches in solch einer Klarheit und Einfachheit diese doch recht komplexe Thematik aufzeigt und somit handhabbar macht. Schön zu sehen ist auch, wie sie die alten Meisterinnen und Meister wertschätzt und wie sie trotzdem Neues und Innovatives hinzugibt. Mein Gefühl ist auch, dass das Klopfen, die Big Five-Lösungsblockaden, die Selbststärkungsübung und die Haltung von Leichtigkeit, Zuversicht und Humor die Schätze der Pionierinnen und Pioniere der Traumatherapie noch mehr zum Strahlen bringen. Es ist beeindruckend zu lesen, wie Anke Nottelmann anhand dieser vier Strategien bei der Behandlung von Menschen mit komplexen Traumafolgen in der Tiefe eine Prozessbeschleunigung und -erleichtung initiiert, zur Bereicherung des therapeutischen Feldes und zum Wohle der Patient:innen. Das Buch ist sprachlich klar und brillant geschrieben, lässt sich trotz der Komplexität des Themas leicht lesen und ist somit eine große Bereicherung für dieses Feld, eine Hilfe für uns Therapeut:innen und ein Geschenk von unschätzbarem Wert für die Betroffenen.

Anke Nottelmann hat zudem Dinge entdeckt, die die traumatherapeutische Arbeit tiefgreifend und anhaltend verändern dürften. Ihre Frage ins Klientensystem, ob alles, was die Klient:innen ausmacht, mit einer vorgeschlagenen

Intervention einverstanden ist, sie sich also einen Auftrag vom Gesamtsystem abholt, dürfte so ein Gamechanger für das Feld sein. Aber auch die bereits erwähnte kreative und kluge Einwebung der PEP-Tools in die Traumatherapie ist faszinierend und so noch nicht dagewesen.

Mein Gefühl ist, Anke Nottelmann ist mit diesem Buch ein großer Wurf, ja ein epochales Werk gelungen, welches die Traumatherapie nachhaltig beeinflussen und verändern dürfte. Ich bin dankbar dafür, dass ich einen kleinen Teil dazu beitragen durfte. Ich kann mir niemanden anders als Anke Nottelmann vorstellen, der oder die diese Arbeit hätte leisten können. Somit ist auch klar, wer in der Hall of Fame der Traumatherapie von nun an einen exponierten Platz haben wird: Anke Nottelmann.
Ich wünsche allen Leserinnen und Lesern viel Freude beim Lesen dieses Buches.

Michael Bohne, aus dem schönen Hannover, im November 2024

Vorwort der Autorin

Dass Sie dieses Buch in den Händen halten, resultiert aus meiner Begeisterung für das Klopfen, das mir persönlich einen neuen Horizont in der Traumatherapie eröffnet hat. Seit über dreißig Jahren begleite ich als Therapeutin erwachsene Menschen, die an komplexen Traumafolgen und ausgeprägten dissoziativen Phänomenen leiden, in ihren Entwicklungsprozessen. Dabei war für mich stets die zentrale Frage, wie ich Menschen auf ihrem Weg in ein gutes und selbstbestimmtes Leben unterstützen kann. Wie es gehen kann, Schweres leicht zu machen, und wie die betroffenen Menschen sich entgegen den oftmals erlebten Gefühlen von Ohnmacht, Hilflosigkeit und Ausgeliefertsein schon frühzeitig im Prozess selbstwirksam erfahren können. Wertschätzender Humor und eine von Zuversicht und Leichtigkeit geprägte Haltung waren für mich schon immer wichtige Aspekte.

PEP, die Prozess- und Embodimentfokussierte Psychologie nach Michael Bohne (2010, 2022), hat vor neun Jahren meine therapeutische Arbeit revolutioniert. Immer schon ein Fan von Humor und Lösungsorientierung hat mich die Art von PEP nachhaltig fasziniert. In einer Live-Demo, die ich auf einem Kongress sah, faszinierte mich, dass Therapeut und Klientin sich scheinbar wie in einem Spiel begegneten. Danke dafür an Michael Bohne! Natürlich dachte ich sofort an meine Klienten und Klientinnen und daran, wie sie wohl vom Klopfen profitieren könnten. Daraufhin meldete ich mich umgehend zu der Ausbildung bei Michael Bohne an. Die Art und Weise, wie schwere Thematiken mit heftigen Affekten und mit Leichtigkeit in den Prozess gebracht werden konnten, beeindruckte mich. Ich war begeistert von der Leichtigkeit, dem wertschätzenden Humor, der »ungefährlichen« Beziehungsgestaltung, die traumaferne Handlungssysteme anspricht, und der klaren genialen Architektur in der Begleitung von therapeutischen Prozessen.

Auf der Basis von PEP und in Absprache mit Michael Bohne habe ich für Menschen mit einer komplexen und dissoziativen Persönlichkeitsorganisation ein genau darauf abgestimmtes Klopfprozedere entwickelt. Es entstand ein traumatherapeutischer Ansatz, der interessante und teilweise gänzlich neue Perspektiven zur therapeutischen Begleitung schwer traumatisierter Menschen eröffnet. Ich bin gewiss, dass es sich noch weiter entwickeln wird. Was ich gerade bei meinen dissoziativen Klientinnen[2] mit ganz einfachen Klopf-Tools erlebt habe, war für mich verblüffend. Bereits ab Beginn des therapeutischen Prozesses werden selbstwirksame Erfahrungen ermöglicht, besonders im Hinblick auf die Stärkung des erwachsenen Ich-Zustandes. Mich beeindruckt, wie gerne und selbstverständlich Klopf-Tools von den Betroffenen in ihrem Alltag als wirksames Selbsthilfemanagement eingesetzt werden. Einige meiner ehemaligen Klientinnen sagten, es gebe eine Zeit vor und eine Zeit nach dem Klopfen. Das »Klopfen mit dem System« kann den therapeutischen Prozess vergleichsweise einfach und mit Leichtigkeit gestalten und mit Humor begleiten. Dabei wird das Gesamtsystem stets miteinbezogen. Immer wieder bin ich erstaunt, wie komplexe Thematiken wie beispielsweise Scham- und Schuldgefühle damit gezielt, zügig und gleichzeitig sicher, auf allen Systemebenen wirksam in Bewegung gebracht werden können. In der Begleitung der therapeutischen Prozesse ist das Klopfen für mich inzwischen ein unverzichtbarer und extrem bereichernder Behandlungsbegleiter geworden.

Mein therapeutischer Werdegang und meine Haltung sind maßgeblich durch meine ersten therapeutischen Vorbilder Wolf Büntig und Luise Reddemann beeinflusst und geprägt worden. Ihnen beiden verdanke ich viel. Wolf war vor über dreißig Jahren mein Ausbilder in Potentialorientierter Psychotherapie. Seine Haltung von uneingeschränktem Interesse an wesensgemäßer Entwicklung und am individuellen Potential des Menschen verbunden mit einer feinen Achtsamkeit hat mich maßgeblich beeinflusst. Von meiner ersten Lehrerin für Traumatherapie, Luise Reddemann, bekam ich wertvolle Inspirationen besonders im Hinblick darauf, den erwachsenen Menschen bei aller Würdigung seines Leids als kompetent und ressourcenvoll zu betrachten. Vor dem Hintergrund ihres psychodynamischen Verständnisses eröffnete mir ihre Arbeit mit dem inneren Kind eine damals gänzlich neue therapeutische Perspektive. Die bei ihr erfahrene Klarheit, ihre Mitmenschlichkeit, ihr gelebtes Mitgefühl und ihre Würdeorientierung in der therapeutischen Beziehungsgestaltung inspirierten mich nachhaltig.

Eine ebenso wichtige Lehrerin war und ist für mich Helga Mattheß. Bis heute ist sie seit 25 Jahren meine überaus geschätzte Supervisorin. Im Hinblick auf ihr psychoanalytisches Verständnis und ihre enormen Kenntnisse über Dis-

2 Ich verwende im Text in zufälliger Folge die männliche und weibliche Form sowie neutrale Begriffe. Im Sinne der gendersensiblen Sprache mögen sich bitte alle mitgemeint fühlen.

soziation und Diagnostik, liegt ihr am Herzen, das erwachsene Ich geduldig und beharrlich zu fördern und zu stärken. Das durfte ich bei ihr von Grund auf lernen. Auch habe ich mich in meiner therapeutischen Arbeit stets von ihr bestätigt und gefördert gefühlt. Dafür bin ich dankbar.

Insbesondere Wolfgang Wöller verhalf mir zu zentralen Einsichten und dem psychodynamischen Verständnis über die traumaspezifische Übertragungsdynamik, die mir wichtige Wegbegleiter wurden. Um Übertragungsangebote und Fallstricke zu erkennen, erachte ist dieses Verständnis als sehr wesentlich in der Prozessbegleitung.

Meine erste Klientin litt an einer dissoziativen Identitätskonfusion. Ich habe mich nicht entmutigen lassen und viele weitere sollten folgen. Deswegen bin ich hinsichtlich des von mir angewendeten Ego-State-Konzeptes im Verständnis bezüglich des Wesens von Dissoziation sozialisiert. Es ist nämlich so, dass sich im Fall von komplexer Traumatisierung die Persönlichkeit in ein System von Innenanteilen strukturiert, die sich um primäre defensive Handlungssysteme herum organisieren, auf den das erwachsene Ich wenig oder gar keinen Zugriff hat. Dieses Wissen und das Verständnis darüber finde ich zur Orientierung in Systemen mit komplexer und dissoziativer Persönlichkeitsorganisation extrem hilfreich und notwendig. Dieses im Grunde einfach strukturierte Konzept lässt sich auf die Arbeit mit sämtlichen komplexen Thematiken anwenden. Im Folgenden begleiteten mich etliche Lehrerinnen und Lehrer, die sich damals schon in den 1990er Jahren auf dissoziative Phänomene spezialisiert hatten: Insbesondere Ellert Nijenhuis als mein langjähriger Mentor und am Rande auch Kathy Steele mit dem klar formulierten theoretischen Konzept über strukturelle Dissoziation und ihrer wunderbaren empathischen Begleitung betroffener Menschen. Suzette Boon, bei der ich einen umfassenden Einblick in die Diagnostik von dissoziativen Störungsbildern bekam. Michaela Huber war mit ihrem tiefen Verständnis über die Auswirkungen ritueller Gewalt in meinen Anfängen als Therapeutin viele Jahre meine Lehrerin und Supervisorin.

In »systemischer Hinsicht« waren Annette Kissenbeck und Reinert Hanswille für mich wichtige Wegbegleiter. Die Zusammenarbeit mit ihnen und die Arbeit mit ihrem systemischen Ansatz waren für mich sehr inspirierend. Zusammen mit ihnen durfte ich das Konzept für Systemische Traumatherapie vor zwanzig Jahren entwickeln und bin dort im Institut für Systemische Familientherapie bis heute Lehrtherapeutin. Zudem gebe ich heute in meinem Institut meine Herzensangelegenheit weiter: Potentialorientierte Traumatherapie mit Klopfen.

Ich danke meinen Klientinnen und Klienten für ihr Vertrauen in mich, dass ich Sie begleiten durfte. Sie waren meine wichtigsten Lehrmeister im Praxisalltag. Für mich schließt sich heute ein Kreis zu Wolf Büntig und Luise Reddemann, wenn ich mit dem Buch das, was ich tue und was ein Resultat aus meiner seit dreißig Jahren bestehenden praktischen Erfahrung ist, und was weiterhin zutiefst meiner Haltung entspricht, als »Potentialorientierte Traumatherapie« bezeichne.

Dieses Buch ist aus der Praxis für die Praxis von mir geschrieben worden. Zu Beginn widme ich mich jenen traumaspezifischen Phänomenen, die ich zum Verständnis von Trauma und seinen Auswirkungen auf die betroffenen Menschen als zentral erachte. Ich habe versucht, dies klar und einfach darzustellen. Es handelt sich hierbei um meine ganz persönliche Auswahl.

Der therapeutischen Haltung widme ich in meinem Buch ein ganzes Kapitel. Die Haltung macht die Potentialorientierung aus. Darin beschreibe ich unter anderem als zentralen Aspekt, dem Menschen auf Augenhöhe und mit Würde zu begegnen und ihm bei aller Würdigung des Leids etwas zuzutrauen. Ich führe aus, warum gerade bei dieser Klientel eine Haltung von mitfühlender Abstinenz so wichtig ist – neben dem Vertrauen in die Resilienz und die Weisheit des Systems. Bei der Potentialorientierung verzichte ich auf jegliche Art von Pathologisierung oder Klassifizierung in Störungsbilder, sondern wende mich mit Interesse und Offenheit dem zu, was sich im Prozess zeigt und entwickeln will.

Im Kapitel zur Potentialorientierten Traumatherapie (Kapitel 3) stelle ich das dar, was für mich das Kernstück meiner Arbeit ist: Letztendlich schulenübergreifende Aspekte und Interventionen der Traumatherapie, die sich für mich ganz persönlich als die Essenz im traumatherapeutischen Prozess herauskristallisiert haben. In den letzten Jahren bin ich zunehmend bewusster vom Phasenmodel abgewichen und vertrete inzwischen einen prozessorientierten Ansatz, der konsequent am Phänomen orientiert ist und sich dabei sehr deutlich auf die Grundlagen der Phasenorientierung bezieht. Insgesamt ist mein Ansatz geprägt davon, Komplexes leicht zu machen und einfach wirksam zu intervenieren.

In zweiten Teil des Buches erfolgt mit der Einführung in das Klopfen der eigentliche Hauptteil: Nämlich die Integration des Klopfprozederes in den traumatherapeutischen Prozess. Wie ein roter Faden begleitet das Klopfprozedere den Prozess und gestaltet ihn maßgeblich mit. Dabei wird jederzeit ein Bezug zu bestehenden traumatherapeutischen Konzepten und Theorien hergestellt. Der Ego-State-Ansatz hat in der Potentialorientierten Traumatherapie einen zentralen Stellenwert. Ich gehe grundsätzlich davon aus, dass jeder Innenanteil eine wichtige Funktion für das Gesamtsystem hat. Zentrales Augenmerk liegt im gesamten Prozessverlauf darauf, das erwachsene Ich zu stärken und dabei immer das komplette System der Klientin mit einzubeziehen. In meinem Teile-Konzept zeige ich, wie ich mit Innenanteilen strikt phänomen- und prozessorientiert arbeite. Bei diesem Ansatz verzichte ich auf jegliche Klassifizierung von Innenanteilen und orientiere mich schlicht und ergreifend an der Wirklichkeitskonstruktion und der Weisheit des Klientensystems. Die Arbeit mit Innenanteilen und dem Klopfprozedere gestaltet sich dabei oftmals wie ein virtuoser Tanz.

In allen praktischen Kapiteln finden Sie zahlreiche Fallbeispiele sowie zwei zu Filmsequenzen führende QR-Codes zur Veranschaulichung. Eine Besonderheit ist, dass ein Klientensystem als Fallbeispiel in mehreren Kapiteln auftaucht, sodass dieser Prozess zu verschiedenen Zeitpunkten und auf verschiedenen Systemebenen verfolgt werden kann. Im letzten Kapitel finden Sie den Praxisteil mit Übungen und Tabellen.

Mein Buch richtet sich schulenübergreifend an alle Fachkolleginnen und -kollegen, die im klinischen Setting, in der Psychotherapie, in der Beratung, im Coaching und im pädagogischen Kontext komplex traumatisierte Menschen auf ihrem Weg in ein gutes und selbstbestimmtes Leben begleiten. Es versteht sich von selbst, dass bei der praktischen Anwendung fundierte traumatherapeutische Ausbildungen, traumaspezifische Kenntnisse und Praxiserfahrungen sowie eine Klopfausbildung unerlässlich sind. Das hier gezeigte Vorgehen bietet basales Wissen, einfache Tools und hilfreiche Sichtweisen zur gelingenden Prozessbegleitung. Ab Kapitel 6 werden dezidiert traumatherapeutische Interventionsstrategien und die psychotherapeutische Prozessbegleitung mit dem Gesamtsystem der Klientinnen und Klienten beschrieben. Darüber hinaus kann das hier gezeigte therapeutische Vorgehen durchaus auch jenseits von Trauma-Themen hervorragend bei komplexen Beschwerdebildern eingesetzt werden und einfach Wirksames ermöglichen.

Ich wünsche Ihnen viel Freude, inspirierende Augenblicke und interessante Klopferfahrungen!

Anke Nottelmann — Wülfrath, im Juni 2024

Einleitung
1 Trauma und die Folgen

Der Panther
»Sein Blick ist vom Vorübergehn der Stäbe
so müd geworden, daß er nichts mehr hält.
Ihm ist, als ob es tausend Stäbe gäbe
und hinter tausend Stäben keine Welt.

Der weiche Gang geschmeidig starker Schritte,
der sich im allerkleinsten Kreise dreht,
ist wie ein Tanz von Kraft und Mitte,
in der betäubt ein großer Wille steht.

Nur manchmal schiebt der Vorhang der Pupille
sich lautlos auf –. Dann geht ein Bild hinein,
geht durch die Glieder angespannte Stille –
und hört im Herzen auf zu sein.«
Rilke (2021, S. 447)

1.1 Um wen und um was geht es in diesem Buch?

Ich möchte Ihnen zunächst auf den folgenden Seiten einen kurzen Einblick in die Thematik geben, damit Sie sich eine erste Orientierung und einen Überblick verschaffen können, an welchen Folgen frühkindlicher Traumatisierung die Menschen leiden, die zu uns Therapeuten in die Behandlung kommen. Dieses Buch handelt von dem Entwicklungsweg in ihren therapeutischen Prozessen und wie das Klopfprozedere sie dabei unterstützen und begleiten kann. Man könnte das Buch auch als »Trauma-Klopf-Leitfaden mit dem System« bezeichnen, als ein Handbuch für die Klopfpraxis bei komplexen Traumafolgen.

Mein zentrales Augenmerk liegt auf der praktischen Umsetzung: Wie sich das Klopfen in die Potentialorientierte Traumatherapie integrieren lässt und komplexe Prozesse damit vergleichsweise leicht und auch mit Humor gestaltet werden können. Meinem Ansatz liegt eine schulenübergreifende Traumatherapie zugrunde. Heute würde ich ihn am ehesten als Potentialorientierte Traumatherapie bezeichnen und tue dies in diesem Buch auch entsprechend. Im Sinne von Frankl (2017) ist das posttraumatische Wachstum für mich eine starke leitgebende Metapher, die Hoffnung und Zuversicht und die einzigartige Stärke des Menschen betont. Er betont in seinem Werk, wie Sinnerfüllung auch trotz erlittenen Leids möglich ist und den Menschen in die Lage versetzt, im Kern seelisch heil zu bleiben. Mein Ansatz ist von solch einer Haltung aus Zuversicht geprägt, verbunden mit dem Vertrauen in die Resilienz und das Potential eines Menschen.

> Ich glaube unerschütterlich an die jedem Menschen innewohnende Sehnsucht, gemäß seinem eigenen Wesen das ureigene in ihm wohnende Potential zu entfalten, ganz gleich, welche traumatischen Belastungen ihn in seiner bisherigen Entwicklung geprägt haben mögen.

Mein Verständnis von Gesundheit und Krankheit basiert unter anderem auf Antonowsky (1997), der beide Komponenten als Kontinuum versteht. Welche Instanz entscheidet letztendlich, was als krank und was als gesund deklariert wird? Aspekte von Gesundheit und Krankheit entstehen letztendlich im Auge des Betrachters. Der eine beschreibt sich mit einem leichten Kratzen im Hals als krank und bleibt zu Hause, die andere schleppt sich noch mit Fieber zur Arbeit. Wolf Büntig erzählte als Anekdote in der Ausbildung 1994, dass ein bedeutender Psychotherapeut einmal gesagt haben soll: »Für die Ärzte war es ein Herzinfarkt, für mich eine Erfahrung«. Schlussendlich ist die entscheidende Frage, was dienlich und hilfreich für den individuellen Prozess ist – gerade bei der Prozessbegleitung von Menschen, die an komplexen Traumafolgen leiden und um die es in diesem Buch gehen soll.

Zudem ist mir ein wichtiges Anliegen, mich am Phänomen zu orientieren und genau das aufzugreifen, und passgenau mit dem zu gehen, was sich im Prozess mit einem Menschen zeigt. Dabei verzichte ich, wenn eben möglich, auf Zuschreibungen oder Pathologisierungen. Ich verstehe den Menschen als komplexes System auf der Basis seiner bisherigen Biografie. Daraus lässt sich folgerichtig ableiten, dass der Arbeit mit Ich-Zuständen dabei eine zentrale

Rolle zukommt. Ohne Einbezug der Ego-State-Arbeit erscheint nach meinem Verständnis eine traumatherapeutische Prozessbegleitung fast unmöglich. Um diesen Ich-Zuständen angemessen im Prozess begegnen zu können, erachte ich das Verstehen über Ursachen, Ausprägung und Funktion von Dissoziation und Fragmentierung als elementar. Deswegen werden die dissoziativen Phänomene auf den nächsten Seiten beschrieben.

Ich widme mich jenen traumaspezifischen Themen ausführlicher, die ich zum Verständnis individueller Ausprägungen komplexer Traumafolgen für wichtig erachte. So werden am Anfang dieses Buches einige zentrale Aspekte, die im Feld von komplexen Traumafolgen vorkommen, kurz beschrieben. Dazu gehört für mich der Versuch, Trauma und die komplexen Folgen in seiner spezifischen Ausprägung zu erfassen. Präzise Diagnostik kann ein Aspekt davon sein, Traumadynamik ein anderer. Das kann immer nur eine Momentaufnahme im Prozessgeschehen sein, wie auch andere Autoren und Autorinnen betonen (Hofmann, 2014; Fischer u. Riedesser, 1999; Leutner u. Cronauer, 2022). Die hier vorgestellte ist meine ganz persönliche Auswahl und sie resultiert aus dem, was sich in meiner langjährigen therapeutischen Praxiserfahrung mit dieser Klientel für mich als wesentlich herauskristallisiert hat.

Aber der zentrale Fokus dieses Buches liegt darauf, wie das traumaspezifische Klopfprozedere ganz praktisch den therapeutischen Prozess mitgestalten und ihn von Beginn an begleiten kann. In jedem Klopfkapitel (ab Kapitel 5) erfolgt dazu eine theoretische Einbettung in traumaspezifisch relevante Konzepte und Überlegungen. Wenn Sie theoretisch intensiver in die Entstehung, Ursachen und Ausprägung komplexer Traumafolgen einsteigen wollen, empfehle ich Ihnen hervorragende Fachliteratur zu dem Thema, die Sie unter anderem im Literaturverzeichnis dieses Buches finden.

Alles Trauma oder was?

Bei der Verwendung des Begriffes »Trauma« war in den letzten drei Jahrzehnten ein geradezu inflationärer Umgang zu beobachten. Zudem wird er häufig intuitiv benutzt und verallgemeinernd eingesetzt. Das hat meines Erachtens durchaus Vorteile mit sich gebracht und tut es noch, zum Beispiel in der Weise, dass die von Trauma betroffenen Menschen deutlicher und sensibler wahrgenommen und endlich in ihrem Leid verstanden wurden. Manchmal wurde der Begriff aber auch zu weit gefasst und plötzlich war alles »Trauma«, was irgendwie schwierig oder belastend für einen Menschen war (Leutner u. Cronauer, 2022, S. 26). Die unterschiedlichen Aspekte werden je nach Blickwinkel und Notwendigkeit unterschiedlich wahrgenommen und betont. Den Begriff der Traumatisierung klar von anderen Störungsbildern zu trennen, erachte ich als notwendig, da das Beschwerdebild sehr speziell und auch sehr divergent sein kann.

Wenn es sich um eine sogenannte Traumafolgestörung handelt, muss zunächst ein Trauma vorgelegen haben. Jetzt ist die Frage, wie Trauma definiert wird. In der internationalen Klassifikation psychischer Störungen (ICD) wird Trauma als ein extrem bedrohliches oder entsetzliches Ereignis definiert, das von dem betreffenden Menschen nicht bewältigt oder verarbeitet werden kann – oder im Falle von komplexer Traumatisierung als eine Reihe von meist länger andauernden und beziehungsweise oder sich wiederholenden Ereignissen, bei denen Flucht schwierig oder unmöglich war (u.a. Gysi, 2018, S. 1; Gysi, 2021). Andere Autoren und Autorinnen favorisieren, sich von dem von der ICD vorgegebenen Begriff des Traumas zu lösen und um den subjektiv erlebten Aspekt der Bedrohung zu erweitern. Der Körpertherapeut Peter Levine (1998) schlägt beispielsweise vor, dass wenn Stimuli von außen oder von innen – wie schwere Krankheiten oder Fieber – zu schnell, zu komplex und zu intensiv auf das Nervensystem einwirken, dieses davon überwältigt wird und nicht adäquat und effektiv darauf reagieren kann. Der Organismus wird dann mit Hilflosigkeitserleben und entsprechender körperlicher Aktivierung reagieren. Nach dieser Definition ist für die Frage, ob aus einem Schockerlebnis eine Traumafolgestörung entsteht, entscheidend, wie der Organismus auf die subjektiv wahrgenommene traumatische Situation reagiert. Wenn Flucht- und Kampfreaktionen zur Verteidigung also nicht vollendet werden können und der Organismus darin stecken bleibt, kommt es zu einer Folgestörung. Fischer und Riedesser (1999) betonen, dass »Trauma« sowohl objektiv als auch subjektiv definiert und betrachtet werden muss. Ihre Definition liefert eine solide Arbeitsgrundlage und verweist in Abgrenzung zu der ICD auf individuelle Bewältigungsmöglichkeiten: »[...] als ein vitales Diskrepanzerlebnis zwischen bedrohlichen Situationsfaktoren und den individuellen Bewältigungsmöglichkeiten, das mit Gefühlen von Hilflosigkeit und schutzloser Preisgabe einhergeht und so eine dauerhafte Erschütterung von Selbst- und Fremdverständnis bewirkt« (S. 79).

Komplexe Traumafolgen

Menschen, die an komplexen Traumafolgen leiden, haben oft eine Odyssee an Behandlungen hinter sich, denn die Behandlung dieser Phänomene ist selbst für erfahrene Therapeuten eine große Herausforderung. Der therapeutische Prozess kann oft mehrere Jahre dauern. Während ihrer Kindheit wurden die betroffenen Menschen über eine lange Zeit hinweg schwer belastet: durch Gewalt in allen ihren Formen, massive Vernachlässigung und Bindungstraumatisierung.

Mit tiefgreifenden Folgen für die psychische und physische Gesundheit und auf die Entwicklung der Persönlichkeit: die Ich-Struktur bleibt fragil und vulnerabel, die Gestaltung und Erhaltung von Beziehungen und Alltagsfunktionen ist tiefgreifend beeinträchtigt. Die Beschwerdebilder sind heterogen und fluktuierend und äußern sich in einer Vielzahl von Phänomenen: Schwierigkeiten in der Affektregulation, starken Stimmungsschwankungen, Suizidalität und Selbstverletzung, Veränderungen in der Selbstwahrnehmung, Problemen in der Beziehungsgestaltung, somatischen Symptomen, veränderten Werten und Lebenseinstellungen – um nur einige zu nennen. In der massiv chronifizierten Form ist das Leben Betroffener zudem kontinuierlich durch eine Vielzahl unspezifischer und spezifischer dissoziativer Phänomene erschwert. Das Gehirn ist im früheren Notfallmodus stecken geblieben und stets darum bemüht, einen der früheren traumatischen Situation ähnelnden kohärenten Zustand aufrechtzuerhalten, mit dem ehemals das Überleben gesichert wurde (Nottelmann, 2019). Van der Kolk (2015) hat darauf hingewiesen, dass ein nicht aufgelöstes Trauma zu Zusammenbruch und Fragmentierung führt. Dabei sei Fragmentierung als Versuch des Organismus zu verstehen, angesichts des überwältigenden Stresses die Integrität zu bewahren, indem dieser nicht tolerierbare Aspekte des Selbst vom Kernselbst abspaltet. Steele, Boone und van der Hart (2017, S. 266 f.) bezeichnen die phobische Vermeidung bei komplexen Traumafolgen als wesentlich und unterscheiden folgende Aspekte:

- Phobie hinsichtlich traumatischer Erinnerungen
- Phobie bezogen auf den Körper und Körperempfindungen
- Phobie hinsichtlich des inneren Erlebens
- Phobie hinsichtlich der dissoziierten Selbstanteile
- Phobie hinsichtlich Bindung und Bindungsverlust
- Phobie hinsichtlich von Abhängigkeitsgefühlen
- Phobie vor der Realisation des gesamten Ausmaßes der Traumatisierung
- Phobie vor Veränderungen

ICD-11: Ein Ausflug in die klinische Diagnostik

Lassen Sie uns kurz hineinschnuppern in die Welt der klinischen Diagnostik. Mir hat dies immer dabei geholfen, mich zu orientieren, festzustellen, wo ich mit einem Klientensystem befinden könnte und zu erwägen, welche Art von Prozessbegleitung die geeignete sein könnte. Herausragende Kliniker und Klinikerinnen wie Ursula Gast (2004), Judith Herman (1993), Bessel van der Kolk (1994, 2015), Pelcovitz et al. (1997) haben bereits früh den Symptomkomplex komplexer Traumafolgestörungen und dissoziativer Phänomene differenziert und ausführlich beschrieben. Ihr Bemühen, dieses belastungsbedingte Störungsbild in das offizielle klinische Diagnosesystem des Diagnostic and Statistical Manual of Mental Disorders (DSM) aufzunehmen, scheiterte viele Jahre lang. Wurde noch bis vor kurzem das eigentliche Beschwerdebild von komplexen Traumafolgen im internationalen klinischen Diagnosemanual für psychische Störungen (ICD-10) nicht umfassend beziehungsweise gar nicht in all seinen prägnanten Ausprägungen abgebildet, so liegt nun mit dem ICD-11 ein Symptomkatalog vor, der den eigentlichen Beschwerdekomplex gut erfasst. Ihm liegt zugrunde, dass bezüglich des klinischen Wissens um Trauma und Dissoziation in den letzten zwei Jahrzehnten enorme Fortschritte erzielt wurden. Im ICD-11 sind nach Gysi (2018, 2021) folgende Phänomene für eine komplexe Traumafolgestörung charakteristisch: Eine komplexe Traumafolgestörung ist zunächst einmal – und das ist neu – durch die drei Kardinalsymptome einer posttraumatischen Belastungsstörung charakterisiert, die mindestens einmal über mehrere Wochen aufgetreten sein müssen (2018, S. 2):

1. *Wiedererleben* des traumatischen Ereignisses in der Gegenwart in Form von intrusiven Erinnerungen, Flashbacks oder Albträumen. Diese sind typischerweise verbunden mit starken überflutenden Emotionen wie Angst oder Horror.
2. *Vermeidung* von Gedanken und Erinnerungen, Aktivitäten, Situationen oder Menschen, die in Verbindung mit dem Ereignis oder den Ereignissen standen.
3. Eine anhaltende Wahrnehmung erhöhter gegenwärtiger Gefahr, die sich in *Hypervigilanz* oder verstärkter *Schreckhaftigkeit* gegenüber äußeren Reizen zeigen kann.

Zudem ist eine komplexe posttraumatische Belastungsstörung (kPTBS) gekennzeichnet durch (Gysi, 2018, S. 2; 2021):

1. Tiefgreifende und schwere *Probleme der Affektregulation,*
2. andauernde *Schwierigkeiten in tragenden Beziehungen* oder im Gefühl der Nähe zu anderen,
3. *negative persönliche Grundüberzeugungen,* insbesondere Selbstwertminderung verbunden mit tiefgreifenden Gefühlen von Scham, Schuld und Versagen.

Auch hinsichtlich der dissoziativen Phänomene ist im ICD-11 eine deutliche Differenzierung und Verbesserung vorgenommen worden, denn insbesondere die Beschwerdebilder mit den Identitätskonfusionen werden hier sehr präzise voneinander abgegrenzt. Die wichtigsten Neuerungen zähle ich unten auf:

- Die *dissoziative Identitätsstörung (DIS)* kann wohl als extremste Form hinsichtlich ihrer chronifizierten Ausprägung verstanden werden. Nach Gysi (2018, S. 4) umschreibt sie zwei oder mehr Persönlichkeitszustände, jeder mit eigenem phänomenologischen Selbstbild im Hinblick auf Erleben, Wahrnehmen, Erfassen und Interagieren mit sich, dem Körper und der Umwelt. Mindestens zwei Persönlichkeitszustände übernehmen wiederholt die exekutive Kontrolle des Bewusstseins und des Handelns in zwischenmenschlichen Interaktionen und verschiedenen Lebensbereichen (siehe Abbildung 1). Dafür besteht Amnesie. Das bezeichnet Gysi (2021, S. 101) als volldissoziiertes Handeln.

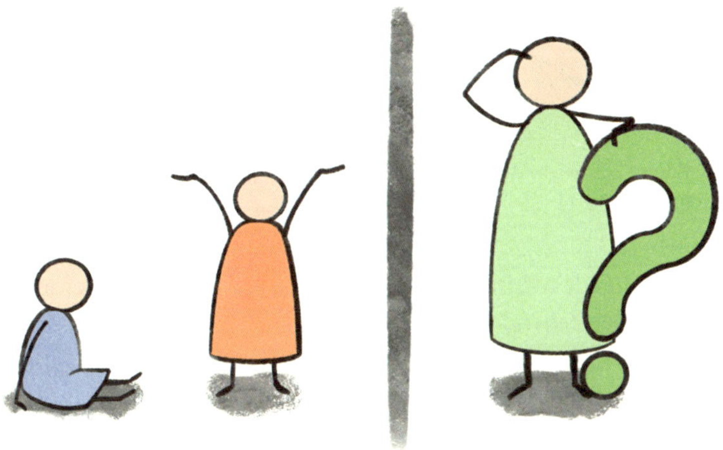

Abbildung 1: Dissoziative Persönlichkeitsstörung (DIS) in Anlehnung an Gysi (2021) (Grafik: © Nicola Graf, 2024)

- »Die *partielle dissoziative Identitätsstörung (pDIS)* unterscheidet sich von der DIS dahingehend, dass die »Spaltung« zwischen den Persönlichkeitszuständen weniger ausgeprägt ist. In der Regel treten keine Amnesien, aber teildissoziiertes Handeln auf« (Gysi, 2018, S. 4) Ein dominanter Persönlichkeitszustand wird durch mehrere nicht dominante Persönlichkeitszustände beeinträchtigt, die diesen intrusiv zu beeinflussen versuchen. Selbst- und Fremdverletzung, Essstörungen, Suchtmittelkonsum, sexuelle Handlungen sind typische Formen davon (siehe Abbildung 2). Die pDIS wurde früher als dissoziative Störung nicht anderweitig klassifiziert (DDNOS) und unter anderem bei Gast und Rodewald (2004) beschrieben.
- Nicht neu, aber ich möchte es dennoch erwähnen, ist das Depersonalisations- und Derealisationserleben, das die Beeinträchtigung der Wahrnehmung von sich und der Umwelt beschreibt. Im Fall von *Depersonalisation* nimmt

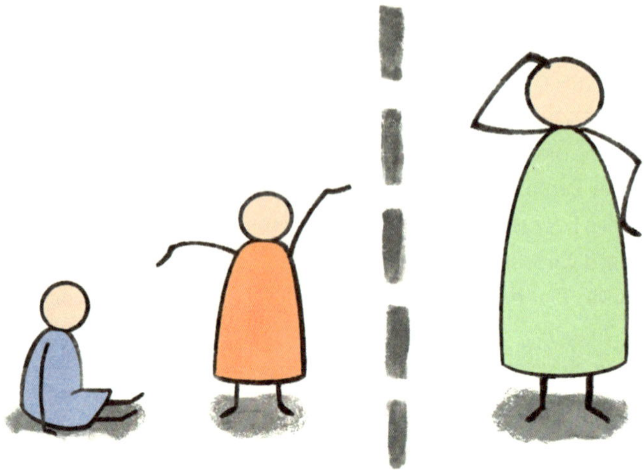

Abbildung 2: Partielle dissoziative Identitätsstörung (pDIS) in Anlehnung an Gysi, 2021 (Grafik: © Nicola Graf, 2024)

der betreffende Mensch sich selbst als fremd und unwirklich wahr. Als wäre er ein außenstehender Betrachter seine Gedanken, Gefühle, Handlungen und seines Körpererlebens. Bei der *Derealisation* wird die Umwelt als unwirklich und fremd erlebt (neblig, farblos, von weit weg, wie im Traum etc.).

- Als weitere dissoziative Störungen werden eine Anzahl dissoziativ-neurologischer Symptomstörungen, dissoziative Amnesien und die Trance-Störung aufgeführt.

Gysi (2018) betont, dass diese Störungsbilder nur von klinisch ausgebildeten Diagnostikern mit fundierten Kenntnissen erstellt werden sollten, da es ein hohes Risiko sowohl für falsch-negative als auch für falsch-positive Diagnosen gibt. Eine praktische Anleitung zur umfassenden multiaxionalen Diagnostik findet sich bei Gysi (2021). Klinische Diagnostik kann sehr notwendig und wichtig für das Helfersystem sein. Es kann als mögliche solide Behandlungsgrundlage dienen oder/und auch als eine mögliche Form der Wirklichkeitskonstruktion verstanden werden, je nachdem in welchem Arbeitsfeld wir uns bewegen.

Einige generelle Überlegungen zur Diagnostik

Bei der traumaspezifischen Diagnostik geht es darum, den für dieses Beschwerdebild typischen Symptomkomplex möglichst präzise zu erfassen. Somit bewegen wir uns bei der Erhebung immer im Traumanetzwerk. Das ist für die

Betroffenen belastend, und die Gefahr getriggert zu werden, ist dabei stets gegeben. Wir sollten uns immer fragen: Wann machen wir eine umfassende Diagnostik und wozu brauchen wir sie? Manchmal kann es vielleicht auch schon ausreichend sein, einige gezielte Fragen zur spezifischen Traumasymptomatik zu stellen, um zu wissen, wo wir uns bewegen. Diagnostik dient nicht ihrer selbst willen. Sie kann eine wichtige aufschlussgebende Grundlage für die bestmögliche Behandlung und Begleitung sein. In vielen Fällen ist es einfach auch nur hilfreich und entlastend für die Betroffenen zu hören, dass sie an den typischen Folgen einer Traumatisierung leiden und bei Weitem nicht verrückt sind.

Im Screening und der Differenzialdiagnostik werden traumaspezifische Symptome und deren Ausprägungen erfragt. In den meisten Fällen werden diese in den Inventarien mit *geschlossenen Fragen* exploriert, also Fragen auf die beispielsweise eine Klientin nur mit »Ja« oder »Nein« antworten kann. Das ist auch gut so, denn dann brauchen traumatische Inhalte nicht ausgebreitet zu werden, und die Gefahr, dass die Klientin intrusiv überflutet wird, dissoziiert etc. wird dabei gering gehalten. Ich finde es dennoch wichtig, dass Klienten und Klientinnen keine Fragebögen über traumaspezifische Diagnostik Zuhause alleine ausfüllen. Sie sollten damit nicht (wieder) allein gelassen werden! Zum einen könnten sie dadurch getriggert werden und Schwierigkeiten haben, aus diesem Zustand wieder herauszukommen, zum anderen gehen wertvolle verbale und nonverbale Informationen, die wir nur mithilfe von Kontakt zueinander erhalten können, verloren. Ich finde es wichtig, dass Hilfe suchende Menschen in Begleitung mit demjenigen, der die Diagnostik vornimmt, im Anschluss an diese, die Möglichkeit bekommen, sich wieder vom traumatischen Material, das aktiviert worden ist, zu distanzieren. Falls es während der Diagnostik zu dissoziativen Phänomenen kommt und dies bemerkt wird, sollten sie freundlich und klar bei der Reorientierung unterstützt werden. Die Diagnostik mit einer Übung zu beenden, die die Klientinnen und Klienten in die Lage versetzt, sich wieder vom traumatischen Material zu distanzieren, sich zu beruhigen oder in die Gegenwart zurückzufinden, könnte ein sinnvoller Abschluss für eine Diagnostikeinheit sein und sollte meines Erachtens zum diagnostischen Standard gehören. Für viele Kollegen und Kolleginnen gehört das dankeswerter Weise selbstverständlich schon dazu: Tresorübung, Klopfen oder was auch immer sich an Werkzeug im eigenen Methodenkoffer befindet und was den Betroffenen in diesem Moment guttut, um sich von intrusivem Erleben wieder zu distanzieren. Gerade bei Begutachtungen für Asylverfahren oder Opferentschädigungen habe ich des Öfteren erlebt, dass Klienten und Klientinnen im Anschluss an die Diagnostik völlig dekompensiert waren und es nicht selten Wochen, manchmal gar Monate brauchte, bis sie sich davon wieder erholt hatten.

Wenn sich Begriffe in Körpern und Köpfen festsetzen

Nach diesem kleinen Ausflug in die Welt der klinischen Diagnostik vollziehe ich jetzt einen Perspektivwechsel. Sie werden beim weiteren Lesen dieses Buches feststellen, dass ich, um Traumafolgen zu benennen und zu beschreiben, auf eine pathologische Zuschreibung verzichte und weitestgehend nicht mehr von »Störung« spreche. Denn Worte sind mächtig und lassen Assoziationen entstehen, die sich in Köpfen festsetzen können. Ich erachte es als wirklichen Vorteil, dass ich inzwischen zwar explizite Diagnosen stellen kann, aber nicht mehr muss. Inzwischen spreche ich nur noch ungern von Traumafolgestörungen, lieber von Traumafolgen. Nach meiner ganz persönlichen Auffassung sind die betroffenen Menschen nicht gestört und sie haben auch keine Störung. Sie leiden an den schwerwiegenden Folgen dessen, was sie in ihrer Vergangenheit ertragen mussten und überlebt haben. Sie verfügen über immense Überlebenskompetenzen, sonst hätten sie es nicht bis zu diesem Punkt in ihrem Leben geschafft, in denen wir ihnen hier und jetzt begegnen. Dazu einige Zeilen von Edith Eva Eger (2019): »Es werden mehr als zwanzig Jahre vergehen, bis ich über die Sprache und die psychologische Ausbildung verfüge, um zu erkennen, dass ich einen Flashback hatte, dass die verstörenden physischen Empfindungen – Herzrasen, schwitzende Handflächen, eingeschränktes Blickfeld–, die ich an jenem Tag erlebte (und die ich viele Male in meinem Leben erneut erleben werde, selbst jetzt noch mit Ende achtzig), automatische Reaktionen auf ein Trauma sind. Deshalb bin ich inzwischen auch dagegen, posttraumatischen Stress zu pathologisieren und ihn als Störung zu bezeichnen. Es ist keine gestörte Reaktion auf ein Trauma – es ist eine übliche und natürliche Reaktion« (S. 236 f.). Ihr wertvolles Buch, das sie im fortgeschrittenen Alter sowohl zu ihrer eigenen Vergangenheitsbewältigung als auch als Plädoyer für alle Betroffenen sowie Therapeuten und Therapeutinnen geschrieben hat, hat mich tief beeindruckt und berührt. Als Ausschwitz-Überlebende hat sie ihre Eltern, Großeltern und andere ihr nahestehende Menschen im Konzentrationslager verloren.

Folgen oder Störung? – ein kleines Experiment

Ich möchte Sie nun zu einem kleinen Experiment einladen. Wenn Sie mögen, machen Sie mit, ansonsten überspringen Sie einfach diesen Absatz. Sie werden gleich eingeladen, die Augen für einen Moment zu schließen. Da es bekanntlich schwer fällt, mit geschlossenen Augen zu lesen, lassen Sie sie vielleicht für einen Moment noch auf, um die Anleitung zu überfliegen.

»Schließen Sie einfach für einen Moment die Augen und lassen Sie sich in Ihrem eigenen ganz persönlichen Raum ankommen. Lassen Sie sich wahrnehmen, wie Sie gerade da sind, wie Sie gestimmt sind, wie Ihr Körper sich anfühlt in diesem Moment … Dann sagen Sie zu sich selbst gedanklich: »Ich habe eine Störung«. Sie können es auch gerne laut aussprechen, das hat noch eine andere Wirkung. Und halten Sie einen Moment inne und beobachten, wie es Ihnen mit diesem einfachen Satz geht, indem Sie sich ja in diesem Fall nur gedanklich sagen, dass Sie eine Störung haben. Was erleben Sie in diesem Moment? Wie reagiert Ihr Körper? Welche Stimmungen tauchen in Ihnen auf? Welche Gefühle? Was denken Sie über sich? Und dann schütteln Sie sich kurz, schütteln Sie diesen gedachten oder ausgesprochenen Gedanken wieder ab. Und dann sagen Sie zu sich innerlich oder laut ausgesprochen: »Ich leide an den Folgen von …«. In unserem Fall also Trauma. Und jetzt nehmen Sie wahr, ob das einen Unterschied zu der vorherigen Aussage macht. Wie reagiert Ihr Körper? Was nehmen Sie wahr an Stimmung, Gefühlen, was taucht gedanklich auf? Wird es mit dieser Aussage schwerer oder leichter? Lassen Sie sich beobachten, welche der Formulierungen wie auf Sie wirkt. Gab es für Sie einen Unterschied?«

Ich mache diese kleine Übung gerne in Seminaren oder bei Vorträgen, um die Erfahrung zu ermöglichen, wie unterschiedlich verschiedene Formulierungen wirken und wie mächtig Wörter sein können. Die Resonanz der Teilnehmenden ist meistens ziemlich eindeutig. Der Begriff der Störung wird als einengend erlebt. Auch als mechanistisch. Da ist etwas kaputt und muss repariert werden. Man braucht nur eine Gebrauchsanweisung und die Störung kann behoben werden. Wir Menschen sind aber keine Maschinen. Auch wird der Begriff der Störung als in die Persönlichkeit eingreifend erlebt, als ob etwas tief im Kern gestört oder zerstört ist. Als ob etwas tief im Innern falsch oder nicht richtig ist. Der Begriff der *Folgen* wird oft als angenehmer, hoffnungsvoller erlebt. Folge von etwas, das ist zunächst einmal weiter weg von dem Menschen als Person, weiter weg von seiner Persönlichkeit. Folgen sind eine Konsequenz von etwas, was dem Menschen widerfahren ist. Folgen sind behandelbar. In dem hier vorliegenden Buch handelt es sich um die Folgen von jahrelang erfahrener Gewalt und Vernachlässigung, die die betroffenen Menschen durch nahe frühere Bezugspersonen erlebt haben.

Opfer oder Meisterschaft im Überleben?

Auch wenn der Begriff Opfer natürlich oft im Kontext mit von Trauma betroffenen Menschen verwendet wird, finde ich die Begrifflichkeit ziemlich ungünstig und verwende ihn wenn eben möglich nicht. Mit diesem Begriff könnte beim Gegenüber als ganz normales Übertragungsgeschehen die Assoziation ausgelöst werden, dass es sich hier um einen bemitleidenswerten Menschen handelt, der unsere Hilfe benötigt. Es besteht zumindest eine gewisse Gefahr, den Menschen auf seine mit der in der traumatischen Situation einhergehenden Erfahrung von Ohnmachtserleben, Kontrollverlust und Hilflosigkeit zu reduzieren. Und was kann in einem Menschen ausgelöst werden, wenn dieser sich selbst als Opfer bezeichnet und vielleicht sogar beginnt, sich damit zu identifizieren? Ich möchte den Menschen zumindest nicht mit dieser eingeschränkten Brille sehen, die allein schon sprachlich ein gewisses Übertragungspotential in sich hat. Ich möchte ihm in seiner Gesamtpersönlichkeit möglichst unvoreingenommen begegnen, als jemandem, der etwas extrem Belastendes erfahren und überlebt hat, etwas, das einem Menschen nicht widerfahren sollte. Für mich gilt es immer wieder aufs Neue, seine Not und sein Leid uneingeschränkt zu würdigen und diesen Menschen ebenso mit all seinen Facetten, Talenten, Stärken und Fähigkeiten wahrzunehmen. Letztendlich begegnen wir Überlebenskünstlern mit gewaltigen Kompetenzen, die es geschafft haben, trotz der jahrelangen und extrem belastenden Erfahrungen, ihr Leben bisher irgendwie gemeistert zu haben. Eine wahre Meisterschaft im Überleben! Und dazu noch einmal Eger (2019): »Wir werden nicht Opfer durch das, was uns passiert. Unsere Opferrolle ist selbst gemacht. Es gibt einen Unterschied zwischen Viktimisierung und Opferrolle. Irgendwann kommen wir in eine Situation über die wir keine Kontrolle haben. Das ist Leben, das ist Viktimisierung, die kommt von außen. Die Opferrolle kommt von innen! Niemand außer Sie selbst kann Sie zum Opfer machen! Wir entwickeln eine Opfermentalität – eine Art zu denken und zu sein, die unbeugsam ist, unversöhnlich, strafend und ohne gesunde Beschränkungen oder Grenzen. Wenn wir beschließen, in den Mauern unserer Opfermentalität zu bleiben, werden wir unsere eigenen Kerkermeister« (S. 28 f.).

1.2 Neurobiologische Reaktion bei Lebensbedrohung – Dissoziation als Strategie zum Überleben

»Wo aber Gefahr ist,
da wächst das Rettende auch.«
Friedrich Hölderlin
(zit. nach Binder, 1967/1968, S. 105)

Die sichere Bindung zu anderen Menschen ist die wichtigste Voraussetzung dafür, dass ein Mensch sich seinem Wesen gemäß in sein Potential entwickeln kann. Evolutionär betrachtet bietet die sichere Bindung zu einer primären Bezugsperson und einer sozialen Gruppe eine verlässliche Basis für Gefahrenabwehr und ist der wirksamste Schutz zum Überleben. In einer geschützten Umgebung und in einer sicheren Bindung durch eine oder mehrere nahe primäre Bezugspersonen erfährt ein Kind Geborgenheit und Nähe und gleichzeitig die Freiheit, seine Umgebung zu erkunden. Die sichere Bindung ist wie ein geschützter Hafen. Von hier aus kann das Kind sich zwischen beiden Bedürfnissen, Nähe und Explorationsdrang, hin- und herbewegen. Die sichere Bindung hat eine ausgleichende Wirkung auf das Nervensystem. Nach einem Schockerlebnis benötigt das Kind ein ihm Sicherheit spendendes Gegenüber und eine geschützte Umgebung, damit das Nervensystem sich wieder regulieren und beruhigen kann (Price et al., 2018). Auch Zanotta (2019) betont die Rolle der sozialen Interaktion hinsichtlich der autonomen Regulierung der Aktivierung: Abhängig von der Bedürfnislage findet im Rahmen einer sicheren Bindung und sozialen Unterstützung eine Beruhigung oder eine Aktivierung in Richtung Spielen statt.

Porges (2017) hat eine von der Traumatherapie viel beachtete und anschauliche »Polyvagaltheorie« postuliert. Das von ihm beschriebene System der »Sozialen Verbundenheit«, das im Hirnstamm entspringt, wird vom Parasympathikus gesteuert und hat zwei Zweige: Einen dorsalen, den phylogenetisch älteren Zweig, und einen ventralen Vagusnerv, einen neueren Zweig. Dieser ventrale Vagusnerv wird in Beziehung zu anderen Menschen aktiviert und sorgt für Beruhigung, Affektregulation und ein Gefühl des Wohlbefindens, indem er den Sympathikus hemmen soll. So kann neurobiologisch aus der Polyvagaltheorie erklärt werden, warum gerade bei Kindern ein Sicherheit und haltgebendes Gegenüber zur Beruhigung so wichtig ist. Im Folgenden orientiere ich mich hauptsächlich an der Theorie der evolutionären Handlungssysteme wie sie bei Panksepp (1998, 2012) oder auch bei Nijenhuis (2016) und van der Hart, Nijenhuis und Steele (2008) beschrieben werden.

Die Bedeutung evolutionärer Handlungssysteme

Menschen verfügen über angeborene Handlungstendenzen und Systeme, die unsere Körperphysiologie, unsere Aufmerksamkeit und unser Verhalten organisieren. Es sind »psychobiologische Überlebenssysteme« (Fanselow u. Lester, 1988). Diese sind nach Panksepp (1998) selbstorganisiert und im Laufe der Evolution entstanden. Sie sind funktional, innerhalb gewisser Grenzen flexibel und angeboren, aber epigenetisch, das heißt, sie entstehen aus der Interaktion zwischen genetischen Faktoren und Umweltfaktoren. Sie helfen uns bei notwendigen Entwicklungsschritten, dabei, im Alltag zurechtzukommen, und schützen uns vor Gefahr. Diese Handlungssysteme verfügen über eigene neuronale Netzwerke und werden durch primäre Affekte und physiologische Bedürfnisse organisiert. Sie stehen dem Menschen von Geburt an zur Verfügung. Evolutionär betrachtet handelt es sich um Systeme, die ganz rudimentär das Aufsuchen von angenehmen und positiven Reizen und die Vermeidung von unangenehmen und bedrohlichen Reizen regeln. Sie beinhalten das »Wissen« und die »Erinnerung« an das, was angenehm und positiv ist und dem man sich nähern sollte, und dem was gefährlich und negativ ist und man meiden sollte (Steele et al., 2017, S. 28). Bei verschiedenen Autoren werden sie unterschiedlich benannt: Motivationssysteme (Cortina u. Liotti, 2007), emotionale Betriebs- oder Motivationssysteme (Panksepp, 1998, 2012) und bei Nijenhuis (2016) werden sie als Handlungssysteme bezeichnet. Im weiteren Verlauf des Buches verwende ich dafür den Begriff der Handlungs- oder Aktionssysteme. Folgende Handlungssysteme machen nach Steele et al. (2017, S. 28 f.) eine adaptive Funktionsfähigkeit im Leben erst möglich:

- *Exploration,* die dem Menschen mit seiner Neugierde ermöglicht, die Umwelt, andere Menschen und sich selbst zu erkunden,
- *Bindung,* die dem Menschen hilft, in Kontakt und in Beziehung zu anderen zu treten und ihm dabei ein Gefühl von Sicherheit und Geborgenheit vermittelt,
- *Fürsorgliches Verhalten,* in Reaktion auf das Bemühen anderer, eine Bindung zu sich selbst und zu anderen zu entwickeln,
- *Sozialverhalten* (»Soziabilität« im Original), das den Menschen befähigt, mit anderen zu kommunizieren,
- *Rangeinstufung,* die den Menschen mit Dominanz, Unterwerfung und Hierarchie in die Lage versetzt, seinen Platz in der sozialen Gemeinschaft zu finden,
- *Spiel und Lernen,* dass die Herstellung einer Verbindung zu sich und anderen begünstigt und Entwicklung ermöglicht,

- *Energiemanagement,* die Fähigkeit, sich das Bedürfnis nach Ruhe und Nahrung angemessen zu erfüllen,
- *Sexualität,* die Fortpflanzung ermöglicht.

Dem gegenüber stehen die Aktionssysteme zur Verteidigung bei Gefahr und Lebensbedrohung. Erlebt ein kleines Kind Schmerz, Unbehagen oder Panik, insbesondere wenn die primäre Bezugsperson außer Sicht ist, macht es sich durch Schreien bemerkbar. Hierbei handelt es sich um eine natürliche angeborene Defensiv- oder Notfallreaktion, eine Bindungssuche intensivster Form, die primäre Bezugsperson dazu bringen soll, die Sicherheit und das Überleben des Kindes zu sichern. Diese wird als »Bindungsschrei« oder »Trennungsschrei« bezeichnet (Ogden, Minton u. Pain, 2010; Steele et al. 2017; van der Hart et al., 2008). Wenn die Gefahr zu groß wird, werden weitere angeborene Defensivmechanismen aktiviert, um das Überleben zu sichern.

Vollgas und Vollbremse

»Der Schock fährt mir in die Glieder«, »in Schockstarre verfallen«, »vor Schock wie gelähmt sein«, »nimm die Beine in die Hand und renn um dein Leben«. Diese umgangssprachlichen Verwendungen drücken aus, dass der Schock und die Reaktionen darauf sich zunächst einmal im Körper abspielen. Dafür ist das autonome Nervensystem verantwortlich, das bei Säugetieren und Menschen auf die gleiche Weise funktioniert. Das autonome Nervensystem besteht aus zwei Teilen, dem Sympathikus und dem Parasympathikus. Bei einem lebensbedrohlichen Ereignis wird als Schutzreaktion in Bruchteilen von Sekunden eine defensive Notfallreaktion vom autonomen Nervensystem aktiviert. Dieser Vorgang der neurobiologischen Notfallreaktion wird auch als *peritraumatische Dissoziation* bezeichnet. Dabei erfolgt zunächst eine vom Sympathikus gesteuert *Kampf- oder Fluchtreaktion* oder aber, wenn das nicht möglich ist, *Erstarrung.* Bei letzterer wird das Tier oder der Mensch absolut regungslos, befindet sich aber in einem Zustand tonischer Immobilität, höchster Anspannung und Wachsamkeit. Nehmen wir als Beispiel ein Rehkitz, das einen Wolf erblickt. Wenn es Glück hat, wird es diesen Moment überleben, wenn es regungslos verharrt. Um dem Organismus die für diese dem Überleben dienenden Handlungen die notwendige Energie zu mobilisieren, sind der Blutdruck und die Herzrate hoch, der Muskeltonus ist angespannt. Neurotransmitter wie Adrenalin, Noradrenalin, Glukose und Cortisol werden kaskadenartig ausgeschüttet und ermöglichen diese Reaktionen. Verdauung, Fortpflanzung, Wachstum und das Immunsystem werden in diesem Moment gehemmt. Alles steht auf Alarm, um zu überleben. Welch ein brillantes evolutionäres Meisterwerk!

Wenn Fliehen oder Kämpfen nicht möglich ist, schaltet sich der Parasympathikus mit einer unmittelbaren *Erschlaffung* des Körpers, dem Einfrieren, *Totstellreflex und Unterwerfungsmodus* ein. Auch diese Meisterleistung des Organismus dient dem Überleben. Fällt das Rehkitz in den Totstellreflex, so verliert es an Attraktivität für das Beuteschema des Angreifers und es besteht zumindest eine gute Chance, dass der Wolf kein Interesse mehr zeigt und von ihm ablässt. Bei der parasympathischen Reaktion werden endogene Opiate ausgeschüttet. Es kommt zu einer Verlangsamung der Herzrate, die Atembewegung ist ebenfalls verlangsamt und kaum noch wahrnehmbar, es treten Schmerzunempfindlichkeit und, im Anschluss daran, völlige Gefühllosigkeit ein. Zanotta (2019) schreibt dazu: »Der psychobiologische Motor der Dissoziation läuft auf Hochtouren als ob die Seele dem Körper entfliehen müsste, um heil zu bleiben« (S. 64). Wird der Mensch oder das Tier verletzt oder gar getötet, so werden in diesem Moment zumindest Schmerzen und Angst gelindert. Was für eine Gnade der Evolution!

Nach Abklingen der Gefahr sinkt der Neurotransmitterspiegel nur allmählich wieder auf das Ausgangsniveau zurück. Gelingt dies nicht in der angemessenen Zeit oder kommt schon die nächste traumatisierende Situation, die wiederum eine Notfallreaktion auslöst, dann chronifiziert die Stressreaktion. Das ist bei komplexen Traumafolgen und dissoziativen Phänomenen der Fall. War ein Mensch in der frühen Kindheit ständigem traumatischen Stress ausgesetzt, so reagiert der Organismus im späteren Leben mit »Daueralarm«. Die Welt und andere Menschen werden als potentielle Gefahr erlebt. Auf jeden aus-

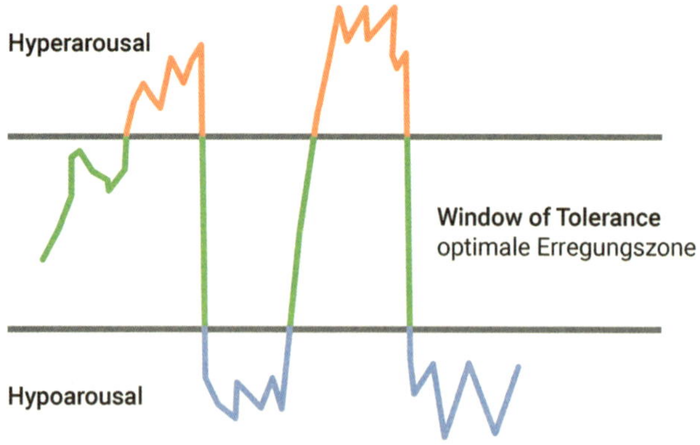

Abbildung 3: Das »Window of Tolerance« in Anlehnung an Ogden et al. (2010) (Grafik: © Nicola Graf, 2024)

lösenden Reiz, der dem der ursprünglichen traumatischen Situation gleicht, folgt eine psychophysiologische Alarmreaktion, auch wenn es keine bewusste Erinnerung dafür gibt (Zanotta, 2019, S. 66). So reagieren die betroffenen Menschen nach dem Modulationsmodell von Ogden et al. (2010) mit einem ständigen Hyper- oder Hypoarousal (siehe Abbildung 3). Das Toleranzfenster ist schmal.

In chronifizierter Form lassen sich dann genau diese extremen Ausprägungen der ursprünglichen Notfallreaktion beobachten. Reagieren Menschen auf Herausforderungen habituell mit hoher Erregung und Hyperarousal, so geht das mit Hyperaktivität, Schreckhaftigkeit, flashbackartigen Intrusionen und sensorischen Erinnerungen, Albträumen und abrupten Stimmungswechseln einher. Es kann sich in verminderter Stresstoleranz, Panik, Angst und psychosomatischen Stressphänomenen zeigen. Im Gegensatz dazu kann der Organismus habituell mit einem Hypoarousal reagieren. Das kann sich in Erschlaffung, Rückzugs- und Vermeidungsverhalten, Depression sowie Gefühlen der Leere und des Abgeschaltet-Seins äußern. Oftmals wechseln sich beide Mechanismen abrupt ab, wie ein An- und Ausschalten des einen oder anderen Zustandes. Diese Art der chronifizierten Stressreaktion hinterlässt seine Spuren nicht nur in der Psyche, sondern auch im Körper. So leiden viele der Betroffenen an einer chronischen Schwächung des Immunsystems, vermindertem Cortisolspiegel, psychosomatischen Beschwerden, somatoformen Schmerzstörungen, Darmerkrankungen, erhöhtem Blutdruck, um nur einige Symptome zu nennen.

Chronifizierte Dissoziation

Wie chronifiziert eine Notfallreaktion und wird zu einer chronifizierten oder chronischen Dissoziation? Beginnen wir zunächst damit, uns dem Begriff der Dissoziation zu nähern. Nach Gast (2004) kommt es unter lebensbedrohlichen Ereignissen zu komplexen psychophysiologischen Prozessen, die mit einer Desintegration und Fragmentierung des Bewusstseins einhergehen. Davon betroffen sind integrative psychische Funktionen wie das Gedächtnis, die Wahrnehmung von sich selbst und der Umwelt sowie das Identitätserleben. Bei Mattheß und Nijenhuis (2006) ist zu lesen: »Das allgemeine Kennzeichen der dissoziativen […] Störung ist der teilweise oder völlige Verlust der normalen Integration von Erinnerungen an die Vergangenheit, des Identitätsbewusstseins, der unmittelbaren Empfindungen sowie der Kontrolle der Körperbewegungen« (S. 113). Nijenhuis (persönliche Mitteilung im Rahmen einer Ausbildung, 2004) beschreibt Dissoziation als »Entkopplung psychobiologischer Funktionssysteme«.

Wenn traumatische Erlebnisse aus der Kindheit nicht integriert werden konnten, entstehen für Steele et al. (2017), metaphorisch ausgedrückt, »Bruchpunkte« (S. 34 f.). Überwältigende negative Emotionen, physischer Schmerz und negative Gedanken (z. B. »Ich bin ein Nichts«) führen zum Entstehen eines Bruchpunktes, einer Art von physiologischem und psychologischem Leitungsschutzschalter, der aktiviert wird. Diese können sowohl bei Erwachsenen als auch bei Kindern auftreten. Aber Kinder sind für diese Bruchpunkte aufgrund ihrer noch unreifen Regulationsstrukturen und ihrer entwicklungsbedingt noch beschränkten *Integrationsfähigkeit* wesentlich anfälliger.

> »*Integration* bezeichnet jene ständig stattfindenden Handlungen, die uns helfen, Erlebnisse sowohl zu differenzieren als sie auch in einer gleichzeitig flexiblen und stabilen Persönlichkeit miteinander zu verbinden. Somit fördert Integration die bestmögliche Funktionsfähigkeit in der Gegenwart und in der antizipierten Zukunft« (van der Hart et al., 2008, S. 28).

Situationen, die besonders schwerwiegend oder dauerhaft sind, können sich zu einer chronifizierten Dissoziation, zu einer »Teilung« der Persönlichkeit entwickeln. Siegel (1999) führt dazu an, dass dem Kind zur Integration schwerwiegender Belastung sowohl die emotionale als auch die kognitive Kompetenz fehle sowie die für die Integration notwendige soziale Unterstützung. Findet die Lebensbedrohung sehr früh nach der Geburt und bis zum zweiten Lebensjahr statt, so wird nach Gast (2004) eine Integration gar nicht erst erreicht. Auch Kluft (1991) und Putnam (2003) vertreten die Auffassung, dass besonders kleine Kinder anfällig für peritraumatische Dissoziation und traumabedingte Psychopathologien sind. Van der Hart et al. (2008) weisen auf den Zusammenhang zwischen dem Lebensalter und der Dauer der traumatischen Einwirkung in frühen Lebensjahren und den daraus resultierenden schweren Formen der strukturellen Dissoziation hin.

Fehlt bei einer traumatischen Einwirkung das sichere Gegenüber oder die soziale Unterstützung, so gibt es für den betroffenen Menschen keine andere Möglichkeit, als weiter zu dissoziieren, um diese schmerzhafte Situation auszuhalten. Die Chronifizierung schreitet voran. Es gibt einen Zusammenhang zwischen fehlender sicherer Bindung und im späteren Leben ausgeprägten chronifizierten dissoziativen Beschwerdebildern. Die untenstehende Abbildung 4 verdeutlicht diesen Zusammenhang.

Bei chronifizierter Dissoziation organisieren sich dissoziative Anteile in den primären defensiven Handlungssystemen wie Kampf, Flucht und Unterwerfung.

Arten von Traumafolgen

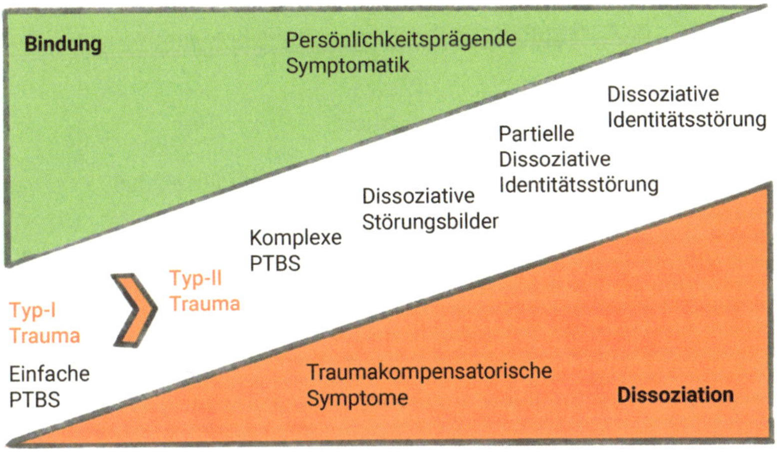

Abbildung 4: Der Zusammenhang zwischen Bindung und chronischer Dissoziation in Anlehnung an Hanswille (2003) (Grafik: © Nicola Graf, 2024)

Die für die Alltagsfunktionalität wichtigen Systeme werden dabei ständig durch die Selbstanteile unterbrochen, die in der früheren Defensivreaktion steckengeblieben sind. Diese können Situationen der Gegenwart nicht zutreffend einschätzen. Ihnen fehlt die Präsentifikation für die Gegenwart. So als bestünde die Gefahr von damals nach wie vor, auch wenn die heutige Situation nach objektiven Kriterien betrachtet äußerlich sicher ist.

Aus der *Ego-State-Perspektive* betrachtet, sehen wir bei chronischer Dissoziation dann unterschiedliche Anteile, die den einen oder anderen Part dieser physiologischen Defensivreaktionen verkörpern. Wenn ein Kind durch eine primäre Bindungsperson traumatisiert wird, so befindet es sich in einem unauflösbaren Bindungskonflikt. Zum einen benötigt es diesen Menschen, der ihm Entsetzliches antut, und zum anderen will es vor ihm fliehen oder gegen ihn kämpfen. So kann es sein, dass zu ein und derselben traumatischen Situation parallel zwei sich voneinander unterscheidende Ego-States entstehen: ein Zustand, der sich unterwirft, und ein anderer, der kämpft oder flieht. Diese können auch bezogen auf die gleiche Situation zu unterschiedlichen Zeitpunkten entstehen. Zum Beispiel entsteht während einer traumatisierenden Situation, als die Klientin vier Jahre alt ist, ein Anteil, der sich unterwirft. Im Alter von acht Jahren entsteht als Bewältigungsstrategie für eine ähnlich traumatisierende Situation ein wütender Anteil. Dieser macht im Folgenden unter anderem der 4-Jährigen massive Vorwürfe, dass sie sich nicht gewehrt hat. Oder es entstehen zu unterschiedlichen Situationen entweder der eine oder der andere Aspekt der Defensivreaktion. Zur Verteidigung des Systems setzt sich reflexhaft immer das durch, was zu dem Zeitpunkt im Dienst des Überlebens sinnvoll erscheint.

Strukturelle Dissoziation als Nicht-Realisation

Das Konzept der Dissoziation ist nicht neu. Sie geht auf Pierre Janet (1935) zurück. Er beschreibt Dissoziation als »Syndrome der Nicht-Realisation« (S. 349) und als Spaltung zwischen »Systemen von Ideen und Funktionen, welche die Persönlichkeit ausmachen« (1907, S. 332). Mit Ideen meint er dabei umfassende psychobiologische Komplexe. Die Theorie der strukturellen Dissoziation (TDSD) basiert auf Konzepten von Janet. Sie postuliert Dissoziation als eine strukturelle Aufspaltung des Selbst oder der Persönlichkeit des Patienten in mehrere Teile, jeweils mit eigenem Selbstempfinden aus einer Erste-Person-Perspektive (Nijenhuis u. van der Hart, 2011), die jeweils verbunden ist mit bestimmten Emotionen, Gedanken, Überzeugungen, Empfindungen, Wahrnehmungen, physischen Handlungen und Verhaltensweisen.

Eine zentrale Aussage der Theorie der strukturellen Dissoziation ist, dass wenn der Mensch nach traumatisierenden Ereignissen keine Möglichkeit hat, diese zu integrieren, die Persönlichkeit dann weiter besteht, in dem derjenige Persönlichkeitsanteil, der die Gefühlserinnerung an das Trauma hält, von der übrigen Person strukturell getrennt wird. Der Anteil, der mit der traumatischen Situation verbunden ist, wird in der TDSD als »emotionaler Persönlichkeitsanteil« (EP) bezeichnet, derjenige, der die Alltagsfunktionalität aufrechterhält, als »anscheinend normaler Persönlichkeitsanteil« (ANP).

Für die Alltagspersönlichkeit (ANP) bedeutet *Nicht-Realisation,* dass sie keinerlei Erinnerung und Zugriff auf das mit dem Trauma verbundene Erleben hat. Für diesen Teil, der den Alltag bewältigt, stellt das, um handlungsfähig bleiben zu können, eine wichtige Schutz- und Überlebensfunktion dar. Ihm fehlt die *Personifikation* des traumatischen Erlebens (»ich habe das erlebt«). Gefangen in der ehemals traumatischen Situation besteht für den *EP Nicht-Realisation* darin, dass er die Gegenwart nicht als solche wahrnehmen kann, ihm fehlt die *Präsentifikation* für die Gegenwart. Unter Umständen hat er auch keinen Zugang zum ANP oder anderen EPs.

Nijenhuis (2016) nimmt später eine weitere Differenzierung vor. Neben dem ANP, der hauptsächlich mit Ignoranz und Vermeidung beschäftigt ist, gibt es emotional-fragile EPs, die die emotionale Traumaerinnerung tragen sowie Kontroll-EPs. Diese bilden sich über die Zeit hinweg und sind damit beschäftigt, innere Erlebensaspekte, die die fragilen Anteile betreffen, zu vermeiden oder zu überlagern. Das kann sich beispielsweise in Suchtverhalten, permanenter Ablenkung, »Sensation Seeking« oder »Numbing«, einem Gedämpft-Sein, zeigen. Auch verhindern sie, dass die Alltagsfunktionalität zusammenbricht, indem der Zugriff auf traumanahe Themen vermieden wird. Diese Anteile können auch diejenigen sein, die gelernt haben, das Verhalten früherer Täter zu imitieren (Leutner u. Cronauer, 2022, S. 48) und gnadenlos gegen sich und andere Anteile vorgehen. Im therapeutischen Prozess geht es in jedem Fall darum, diese Anteile mit einzubeziehen.

Van der Hart et al. (2008) unterscheiden zwischen primärer, sekundärer und tertiärer struktureller Dissoziation. Bei der *primären strukturellen Dissoziation* (siehe Abbildung 5) handelt es sich – in der Regel um eine durch ein einmaliges Trauma – entstandene dissoziative Teilung der Persönlichkeit in einen ANP und einen EP.

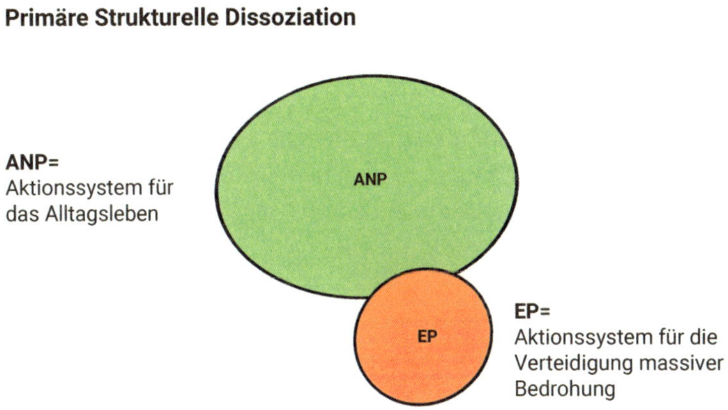

Abbildung 5: Primäre Strukturelle Dissoziation in Anlehnung an van der Hart et al. (2008) (Grafik: © Nicola Graf, 2024)

Zu den Charakteristika einer *sekundären strukturellen Dissoziation,* die sich wesentlich komplexer darstellt und in der Regel auf frühkindliche Traumatisierung zurückzuführen ist, finden sich neben einem ANP mehrere EPs, die in verschiedenen Formen und Ausprägungen präsent und mehr oder weniger amnestisch füreinander sein können (siehe Abbildung 6).

Bei der *tertiären strukturellen Dissoziation* existieren neben vielen EPs und EP-Clustern zwei oder mehrere ANPs, unter denen die Handlungssysteme des Alltagslebens aufgeteilt sind – beispielsweise in Arbeit, Fürsorge und Sexualität (siehe Abbildung 7). EPs können so komplex und autonom sein, dass sie sich im Alltagsleben manifestieren und die Kontrolle übernehmen. Die alltagfunktionalen Anteile können dafür komplett dissoziativ amnestisch sein.

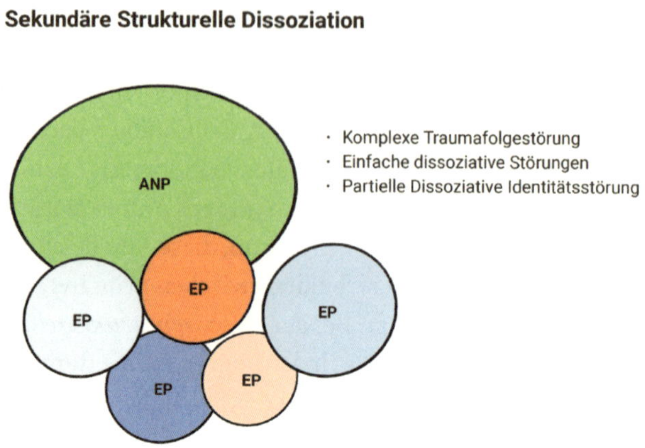

Abbildung 6: Sekundäre Strukturelle Dissoziation in Anlehnung an van der Hart et al. (2008) (Grafik: © Nicola Graf, 2024)

Diese Konzepte haben ihren Eingang in die ICD-11 mit den Klassifikationen der Posttraumatischen Belastungsreaktion, der Partiellen Dissoziativen Identitätsstörung und der Dissoziativen Identitätsstörung gefunden.

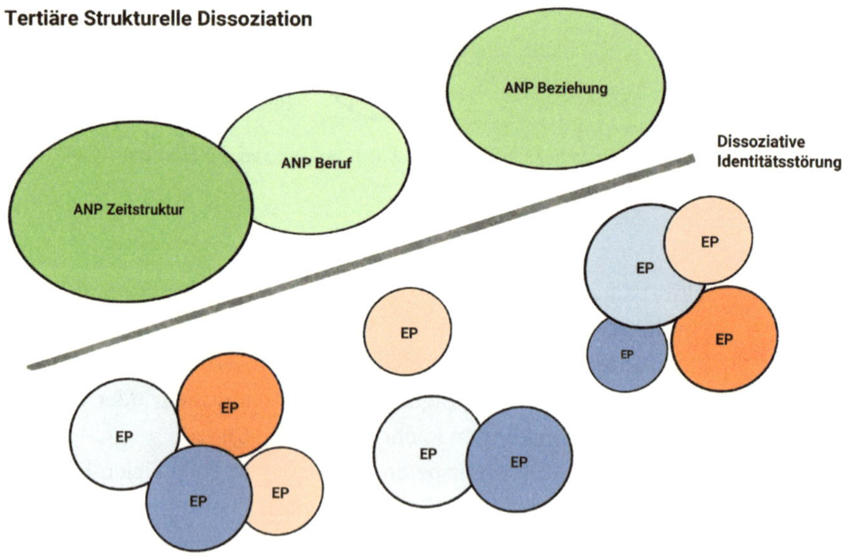

Abbildung 7: Tertiäre Strukturelle Dissoziation in Anlehnung an van der Hart et al. (2008) (Grafik: © Nicola Graf, 2024)

1.3 Traumaspezifische Übertragungsdynamik

»Wie soll ich meine Seele halten,
dass sie nicht an deine rührt?
Wie soll ich sie hinheben über
dich zu anderen Dingen?
Ach, gerne möchte ich sie bei irgendwas
Verlorenem im Dunkel unterbringen.
An einer fremden Stelle,
die nicht weiterschwingt,
wenn deine Tiefen schwingen [...].«
Rilke (2021, S. 432)

Die früheren Beziehungserfahrungen eines Menschen werden in jeder nahen Interaktionssituation aktualisiert und beeinflussen die Beziehungsgestaltung in der Gegenwart maßgeblich. Die Psychoanalyse spricht von der unbewussten Reinszenierung früherer Bindungserfahrungen, die als Übertragung bezeichnet wird. Sehnsüchte, Wünsche, Hoffnungen, Erwartungen, Affekte, Befürchtungen und Verhaltensweisen, die aus den früheren nahen Beziehungserfahrungen kommen, werden als unbewusstes Geschehen in die therapeutische Beziehung mit hineingetragen. Bei komplex traumatisierten Menschen sind wir mit einer Fülle von Übertragungsphänomenen konfrontiert, denn sie haben in ihrer Kindheit extrem unsichere und desorganisierte Bindungserfahrungen gemacht. Diese waren geprägt durch Vernachlässigung, Gewalt in all ihren Formen und Nichtbeachtung der Bedürfnisse des Kindes. Und das spiegelt sich in besonderem Maße in der therapeutischen Beziehungsgestaltung wider.

Zentrale Überlegungen dazu finden sich in der psychoanalytischen Betrachtungsweise bei Wöller (2006): »Die frühen Bindungs- und Beziehungserfahrungen prägen in charakteristischer Weise die Wahrnehmungen wichtiger Bezugspersonen der Gegenwart. Durch die frühe Erfahrung von Gewalt und Misshandlung können aktuelle Bezugspersonen besonders leicht verzerrt wahrgenommen werden, und die auf sie gerichteten Erwartungen, Wünsche und Befürchtungen können leicht die Färbung einer Täter-Opfer-Retter-Dynamik annehmen (S. 344).« Viele Übertragungsphänomene lassen sich als Reinszenierungen früherer kindlicher Bedürfnisse, Erwartungen, Sehnsüchte, Ängste und Impulse verstehen, die durch aktuelle Ereignisse oder Aspekte der therapeutischen Beziehung getriggert werden (Elliot u. Brierre, 1995).

Nach Wöller (2006, S. 347) sind die häufigsten Übertragungsmanifestationen bei traumatisierten Menschen:

- *Täterübertragungen:* Übertragung von Aspekten einer früheren gewalttätigen und vernachlässigenden Bezugsperson auf den Therapeuten. Wenn eine Klientin gelernt hat, dass ihre Wertschätzung davon abhängig ist, inwieweit sie die früheren Verursachenden zufrieden stellt, sich nach deren Bedürfnissen richtet und sich den Wünschen des Gegenübers unterwirft, wird sie heute alles tun, um den Therapeuten zufriedenzustellen. Diese Art von Übertragung äußert sich zum Beispiel im Nichtformulieren eines Auftrages: »Ich weiß nicht, was ich will. Sagen Sie mir, was gut für mich ist.«
- *Opferübertragung:* Mit der unbewussten Identifizierung von Aspekten früherer Verursachender kann die Klientin die Therapeutin durch ihr Verhalten in eine Opferposition bringen, sodass diese sich heute hilflos und ohnmächtig fühlt.
- *Retterübertragung:* Übertragung von Aspekten einer idealisierenden Retterfigur auf den Therapeuten, an die die Klientin sich klammern kann und von der sie versorgt werden möchte. Das kann sich beispielsweise so äußern: »Nur Sie verstehen mich. Niemand versteht mich so gut wie Sie.«
- *Parentifizierung:* Übertragung von hilflosen und versorgungsbedürftigen Aspekten einer frühen Bezugsperson in Form von Parentifizierungsmustern. Dies würde sich in der therapeutischen Beziehung in der Form zeigen, dass die Klientin dem Therapeuten nichts zumuten will, ihn nicht mit ihrer Geschichte belasten will und um dessen Wohlbefinden besorgt ist.
- *Übertragung von Aspekten der Verführung:* Erotisierende Elemente werden in die therapeutische Beziehung mit hineingetragen, was sich in einer Flirtatmosphäre oder dem Wunsch, der Therapeutin sehr nahe zu sein, ausdrücken kann.
- *Flashback-Übertragungen:* Bestimmt Aspekte des Therapeuten – wie Parfum, Stimme, Kleidung, Körperhaltung – oder Elemente der Praxiseinrichtung können flashbackartig eine frühere traumatische Erinnerung bei der Klientin auslösen.

Je ausgeprägter die früheren traumatischen Erfahrungen waren, desto komplexer und diffuser gestaltet sich die Übertragungsdynamik und beeinflusst die Gegenübertragung und damit auch die therapeutische Beziehungsgestaltung. Besonders häufig und ausgeprägt findet sich in der Behandlung von traumatisierten Menschen die *Täter-Opfer-Retter-Dynamik* in der Beziehungsgestaltung wieder (siehe Abbildung 8).

Als Therapeuten geraten wir leicht abwechselnd in die eine oder andere Rolle. Welche Beziehungsdynamik gerade im Vordergrund ist, wird beeinflusst vom generellen Bindungsschema der Klientin, dem aktuellen Thema der Therapie

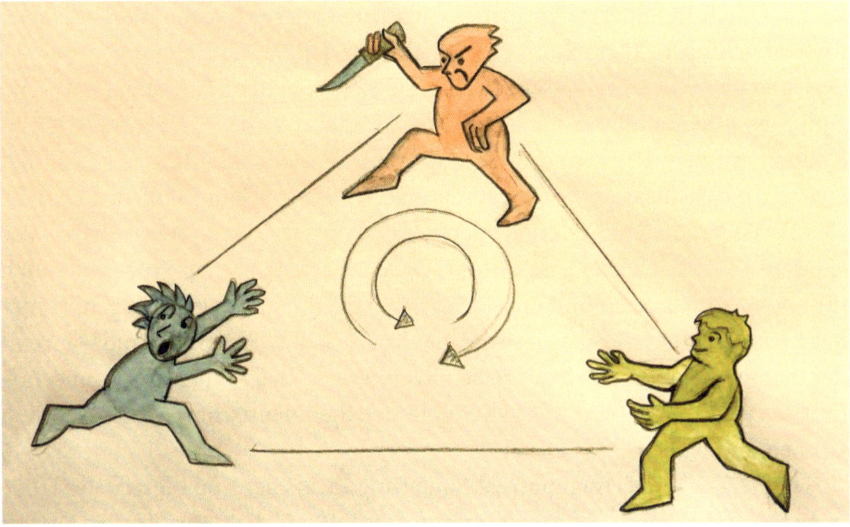

Abbildung 8: »Täter-Opfer-Retter-Dynamik« in Anlehnung an das Dramadreieck aus der Transaktionsanalyse von Karpman (1968) (Grafik: © Wiebke Vormstein, 2022)

oder auch davon, welcher Innenanteil beim Klientensystem gerade aktiviert und im Vordergrund ist. In komplex organisierten Persönlichkeitssystemen mit starken dissoziativen Ausprägungen haben wir es abhängig davon, mit welchem Anteil oder Ich-Zustand wir in Kontakt sind, mit einem sich schnell abwechselnden oder überlappenden Übertragungsgeschehen zu tun. Es gibt Anteile, die vordergründig vom Therapeuten gerettet werden wollen und sich an diesem anklammern wollen wie an eine idealisierte Elternfigur. Anderen ist das Verhalten peinlich und sie schämen sich dafür. Wieder andere sind wütend und wollen die Therapeutin und alles, was sich ihnen in den Weg stellt, bekämpfen. Sie torpedieren die Therapie, geben sich feindselig und boykottieren jegliche Fortschritte im therapeutischen Prozess. Wieder andere unterwerfen sich in der therapeutischen Beziehung und würden alles tun, um zu gefallen und es ihrem Gegenüber recht zu machen. Die Alltagspersönlichkeit hat oftmals keinen oder nur wenig Zugriff auf das komplexe Innenleben. Womöglich vermeidet diese es, damit in Kontakt zu treten und möchte die Kontaktaufnahme dem Therapeuten überlassen.

Alle diese Übertragungsdynamiken spielen sich in der Regel unbewusst im Klientensystem ab. Sich der vielschichtigen Übertragungsdynamik und auch unserer eigenen Gegenübertragungsreaktionen gewahr zu sein, stellt immer wieder eine besondere Herausforderung dar. Diese jedes Mal aufs Neue wohlwollend auch in Supervisionsprozessen zu reflektieren, ist zentrales Anliegen für eine gelungene therapeutische Allianz und den Prozessverlauf.

Unter *Gegenübertragung* lässt sich die Gesamtheit der Emotionen, Wünsche, Fantasien und Handlungsimpulse verstehen, die etwa bei der Therapeutin im Kontakt mit dem Klienten ausgelöst werden. Diese ist natürlich stark von der eigenen, möglicherweise auch traumatischen biografischen Erfahrung geprägt. Uns als Therapeuten unserer eigenen Verletzlichkeit und unserer früheren Verletzungen bewusst zu sein, ist sowohl für den therapeutischen Prozess als auch für unser Wohlergehen und unsere Psychohygiene essenziell. Dazu gehört meines Erachtens, unsere eigenen verletzten Ich-Zustände zu kennen und während der therapeutischen Arbeit gut zu schützen. Wir sollten immer wieder überprüfen, was und wie viel wir uns generell in der therapeutischen Arbeit zumuten können und wollen.

Unsere Gegenübertragungsreaktionen angesichts der Komplexität des Übertragungsgeschehens in der Arbeit mit einem frühkindlich traumatisierten System darauf können vielfältig sein: In Anbetracht des immensen Leids der betroffenen Menschen können wir uns ohnmächtig und hilflos fühlen. Das kann sich unter anderem darin zeigen, dass wir bestimmte Aspekte in der Therapie lieber vermeiden oder eine therapeutische Begleitung komplett ablehnen, wenn wir eine komplexe Traumatisierung nur erahnen. Es kann sein, dass wir den Umgang mit starken, aggressiv anmutenden Anteilen oder auch die Hinwendung zu schambesetzten Thematiken lieber ausblenden möchten. Gerade bei sexueller Traumatisierung können wir Ekel und Scham, auch Ungeduld oder Aggression erleben. Wir könnten das Bestreben haben, der Klientin weiteres Leid zu ersparen und uns sehr ausgeprägt engagieren. Sind unsere Bemühungen nicht von Erfolg gekrönt, könnten wir uns hilflos fühlen oder das Gefühl haben, versagt zu haben. Dann könnten wir möglicherweise eine Klinikeinweisung erwägen oder den Therapieprozess vorzeitig abbrechen. Wir können ungeduldig und abweisend werden, uns emotional zurückziehen, wenn es scheinbar keine Fortschritte in der Therapie gibt oder unsere Interventionen ins Leere zu laufen scheinen. Das könnte sich beispielsweise daran zeigen, dass wir keine Termine mehr finden.

Traumadynamik im Team

Die traumaspezifische Übertragungsdynamik spiegelt sich natürlich in gleicher Weise auch in Teamprozessen wider. Teams, die mit traumatisierten Klienten und Klientensystemen arbeiten, sind in dieser Hinsicht besonders herausgefordert. Immer dann, wenn sich in Teams oder bei einzelnen Teammitgliedern bezogen auf ein traumatisiertes System besonders heftige emotionale Reaktionen oder aber gar keine zeigen, liegt die Vermutung nahe, dass sich gerade Traumadynamiken im Team ausbreiten. Dann wird das frühere Erleben des Klientensystems im Team oder bei einzelnen Teammitgliedern als Gegenübertragungsgeschehen aktiviert. Es lohnt sich, dem auf die Spur zu kommen. Wenn die Dynamiken erkannt und verstanden worden sind, lassen sich oftmals auch Lösungen finden, in jedem Fall aber ein Umgang, der weniger voreingenommen und belastend für alle Beteiligten ist.

Traumaspezifische Übertragungsdynamiken in Teams können sich auch darin zeigen, dass einzelne Teammitglieder bezogen auf einen Klienten völlig unterschiedliche emotionale Reaktionen zeigen und konträre, nicht miteinander vereinbare Positionen einnehmen. Beispielsweise könnten Teammitglieder davon überzeugt sein, dass der Klient unbedingt weiter in der Einrichtung behandelt werden muss, während andere die Gegenposition vertreten und für eine möglichst zügige Entlassung plädieren. Die untenstehende Abbildung 9 veranschaulicht diese Dynamik.

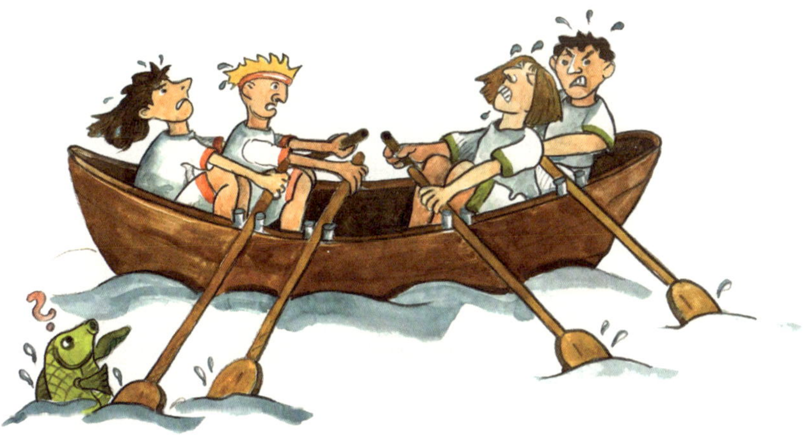

Abbildung 9: Traumadynamik im Team (Grafik: © Wiebke Vormstein, 2022)

Wer hat in Supervisionen oder bei Teambesprechungen nicht schon die Aussage »Klient XY spaltet das Team« gehört? Meines Erachtens ist das nicht möglich. Ein Klientensystem kann ein Team nicht spalten, lediglich zu Gegenübertragungsreaktionen einladen. Ob wir diese Einladung annehmen oder aus einer mitfühlend abstinenten Beobachterposition als Übertragungseinladung wahrnehmen, der wir nicht nachkommen wollen, ist entscheidend. Ich halte aus diesem Grund (und auch für die eigene Psychohygiene) eine regelmäßige Supervision, gerade für Teams, die viel mit traumatisierten Systemen arbeiten, für unverzichtbar.

Settinggestaltung: Der sichere Rahmen

Um die Wucht der Übertragungsdynamik auf der Beziehungsebene einzudämmen und diese erst gar nicht zu befeuern, ist es nach meiner Erfahrung immens wichtig, ein therapeutisches Setting anzubieten, das eine eindeutige Rahmung mit Festlegung von Zielen, Möglichkeiten und Grenzen der Therapie vorgibt. Je klarer das Setting, desto klarer und ruhiger gestaltet sich auch die therapeutische Beziehung. Einen guten Schutz vor Beziehungsverwicklungen bieten zunächst einmal klare Absprachen. So wird die Wahrscheinlichkeit für traumadynamische Reinszenierungen und Dramen auf der Beziehungsebene gesenkt. Auf diese Weise bekommt die vulnerable Ich-Struktur der Klientin mit ihrem als chaotisch erlebten Innenleben und den vielen unterschiedlichen unbewussten Sehnsüchten und Bedürfnissen einen Halt, der Orientierung und Sicherheit bietet. Bei der Settinggestaltung gilt nach Bateson (1981) das Prinzip vom Unterschied, der den Unterschied macht. Es ist von Sicherheit, Transparenz, der Möglichkeit von Kontrolle und Selbstbestimmung für die Klientin geprägt. Zu einem klaren Setting gehören eine klare Zielsetzung und ein Auftrag, den die Klientin formuliert. Damit fokussieren Therapeutin und Klientin auf eine positive Zielsetzung und schauen gemeinsam, wie diese erreicht werden kann. Mehr dazu, warum der Auftrag so wichtig ist, wird im Kapitel »Kein Therapiestart ohne Auftrag und Einverständnis« (3.5) beschrieben.

Ein vorab festgelegtes Setting bietet *Struktur* und Rituale, die Halt geben. Dazu gehören definierte *Absprachen* und *Grenzen,* klare Zeitstrukturen und auch Absprachen und Regeln hinsichtlich des Kontaktes außerhalb des Therapieraumes (z. B. bezogen auf Mailkontakte und Telefontermine). »Weniger ist mehr« kann an dieser Stelle eine hilfreiche Orientierung sein. Denn oftmals ist es so, dass ein »mehr« an therapeutischem Angebot und Hilfestellung für die Betroffenen keinesfalls positiv ist. Ganz im Gegenteil, es behindert sie unter Umständen in ihrer Autonomieentwicklung. Die stimmige Balance zwischen dem zu finden, was dem Klientensystem an notwendigem Kontakt guttut und hilfreich ist, und dem, was zu viel sein könnte, ist eine Gratwanderung. Wichtig ist meines Erachtens dabei, auch für sehr bedürftig erscheinende Klienten keine Ausnahmen zu machen – und wenn wir dies tun, sollten wir uns dessen bewusst sein. Luise Reddemann (2004b) betont die Wichtigkeit von klaren Absprachen und Grenzen gerade bei dissoziativen Patienten und Patientinnen: »[...] und das allerwichtigste – halten Sie sich daran. Deshalb, weil jemand hoch dissoziativ ist, gelten für sie/ihn nicht lauter neue Regeln [...]. Hüten Sie sich davor, von DIS-Patientinnen und -Patienten fasziniert zu sein, bzw. bemerken Sie diese Haltung so früh wie möglich. Das ist eine versteckte Form von Ausbeutung, der man nicht nachgeben sollte, wenn sie einem bewusst ist. Leider bringt sie das im günstigsten Fall keinen Schritt weiter« (S. 179).

Beziehungsgestaltung: Als Coach an der Seite mit den Übertragungsangeboten tanzen

Auch bei der therapeutischen Beziehungsgestaltung gilt es, den *größtmöglichen Unterschied zur früheren traumatischen Situation herzustellen.* Zentrales Anliegen ist die Herstellung eines Sicherheit und Halt vermittelnden Arbeitsbündnisses, getragen von einer *mitfühlenden, abstinenten und humorvollen therapeutischen Grundhaltung,* die Zuversicht, Trost und auch Leichtigkeit vermittelt. Die Wichtigkeit einer wertschätzenden und gleichberechtigten Beziehungsgestaltung, die den Patienten vor dem Hintergrund ihrer früher erlebten Ohnmachts- und Hilflosigkeitserfahrung allzeit die größtmögliche *Kontrolle* über die Prozessgestaltung ermöglicht, wird von vielen Autoren und Autorinnen (Wöller, 2006; Reddemann, 2004a u. b; Leutner u. Cronauer, 2022; Steele et al., 2017) betont, und sollte zum therapeutischen Selbstverständnis dazugehören. Dazu zählt, neben Klarheit und Transparenz im therapeutischen Prozess, das Gesamtsystem zu jedem Zeitpunkt in die Prozessgestaltung mit einzubeziehen.

> Mit einer wertschätzenden systemischen Haltung begegne ich als Therapeutin dem erwachsenen Ich der Klientin und bin zugleich allen inneren Anteilen gegenüber *allparteilich.*

Der Klientin auf *Augenhöhe* zu begegnen und sie allein durch unsere Haltung zu ermächtigen, Expertin für sich und ihren Prozess zu sein, erachte ich als wesentliche Haltung für einen förderlichen therapeutischen Prozess. Damit einher geht auch, Aussagen und Verhaltensweisen des Klientensystems in keinem Fall zu deuten (die Deutungshoheit liegt bei der Klientin!), sondern vielmehr aus einer interessierten, wohlwollenden Haltung heraus zu intervenieren und sich mit der Klientin gemeinsam auf Schatzsuche zu begeben, Fragen zu stellen. Damit wird dieser und ihrem System in kleinen Schritten und in ihrem eigenen Zeitmaß die Erfahrung ermöglicht, bislang reflexhaft ablaufende Schemata vor dem Hintergrund ihrer traumatischen Vergangenheit und ihres Systems allmählich zu verstehen.

Eine Setting- und Beziehungsgestaltung, die nicht die Regression und Dissoziation fördert, halte ich für wesentlich. *»Wir können unsere Klienten nicht retten«.* Diesen wohl wichtigsten Satz für die Beziehungsgestaltung mit hoch dissoziativen Klienten hat mir Ellert Nijenhuis im Rahmen einer Ausbildung (2005) mitgegeben. Das Bewusstsein dafür, dass unsere Klienten ein Leben vor der Therapie hatten – wie auch immer das ausgesehen haben mag – und sie über enorme Überlebenskompetenzen und Resilienzen verfügen, betrachte ich als immens wichtig für eine gelungene Prozessgestaltung – gerade im Hinblick auf komplexe Übertragungsdynamiken. Luise Reddemann (2004b, S. 180) betont, wie wichtig es ist, dem Patientensystem möglichst viel Verantwortung zu überlassen und die erwachsenen Anteile dazu anzuleiten, sich um kindliche Anteile zu kümmern. Und davon auszugehen, dass alles, was gebraucht wird, im System des Klienten vorhanden ist. Es sei nicht die Aufgabe der Therapeuten, alles zu tun, sondern alles im System zu fördern.

Richard Kluft (im Rahmen eines Seminars, 2005) weist mit der Aussage *»be shallow«* auf die Notwendigkeit hin, die Beziehung nicht zu dicht, sondern flach zu gestalten. Therapeutinnen stehen den betroffenen Menschen wie zuverlässige Coaches zur Seite. Dazu gehört auch, empathisch abstinent mitzufühlen, aber nicht in Mitleid zu »zerfließen«. Sonst wird der Klient den Eindruck gewinnen, er könne uns nichts zumuten. Wöller (2006) betont, dass diese Haltung eines Coaches gerade für persönlichkeits- und bindungsgestörte Patienten mit ihrer Selbst- und Selbstwertregulierung besser vereinbar sei. Die therapeutische Präsenz und ein aktiver therapeutischer Interaktionsstil sind dabei hilfreich. Die therapeutische Beziehungsgestaltung gestaltet sich wie ein dynamischer Tanz, bei dem wir uns unserer Tanzschritte zunehmend selbstverständlich bewusst werden. Wir tanzen mit den Übertragungsangeboten und behalten den Überblick, indem wir eine empathische Grundhaltung mit unabdingbarer Wertschätzung und Allparteilichkeit gegenüber dem gesamten Klientensystem einnehmen.

In Kapitel 5 stelle ich ausführlich dar, wie hilfreich und bereichernd das Klopfprozedere allein schon durch seine klare Struktur und Beziehungsgestaltung der vielschichtigen Übertragungsdynamik entgegenwirkt.

Zum Abschluss dieses Kapitels möchte ich einige generelle Überlegungen und konkrete Beispiele zu Umgang und Haltung mit Übertragungsphänomenen geben:

- Übertragungsphänomene sollten nicht als Wiederbelebung der Vergangenheit gedeutet werden, sondern als Zeichen von Ängsten und Erwartungen, in der aktuellen Realität ernst genommen zu werden. In der Regel geben sie einen Hinweis auf etwas, *das Not hat und gesehen werden will.*

- Übertragung birgt in der Regel eine *Schutzfunktion* in sich: die Angst vorm Verlassenwerden, vor neuerlicher Verletzung oder Enttäuschung. Diese gilt es zu respektieren und zu verstehen.
- Oft ist es erst im fortgeschrittenen therapeutischen Prozess möglich, zu einem gemeinsamen Verständnis zu gelangen, *wie frühere Erfahrungen die Wahrnehmung der Gegenwart beeinflussen.*
- Übertragungsphänomene laden ein, die Realität in der therapeutischen Beziehung in der Gegenwart immer wieder mit Fragen zu prüfen, die dabei helfen, die Gegenwart wahrzunehmen und eine *Unterschiedsbildung* zur Vergangenheit herzustellen. Beispielsweise so:

  »Wie ist es hier im Raum? Ist es hier sicher? Kennen Sie mich? Wissen Sie, wer ich bin und wozu ich da bin?«

- Im Behandlungsprozess *transparent* sein, also Interventionen erklären, damit die Klientin die Kontrolle über den Prozess hat. Als Therapeutinnen machen wir Angebote, die das Klientensystem annehmen oder ablehnen kann. Bei Ablehnung unseres Angebotes würdigen wir das ausdrücklich. Zum Beispiel so:

  »Wunderbar, dass Sie wahrnehmen, was Sie brauchen …«.

- Mit Formulierungen von Interventionen achtsam umgehen. Abhängig vom Bindungsschema, und davon, welcher Anteil gerade aktiviert ist, könnten diese als potentiell intrusiv, zurückweisend, übergriffig oder kontrollierend erlebt werden.
- Gemeinsam mit dem Klientensystem verstehen, wie Interventionen erlebt wurden. Explorieren des subjektiven Erlebens der Klientin und ihres Systems nach Interventionen. Beispielsweise mit der folgenden Frage:

  »Wie war das für Sie und alles, was Sie ausmacht? Wie haben Sie das erlebt?«

- Auch auf nonverbale Signale und auf psychische oder somatische Phänomene nach Interventionen achten.
- Emotional heftige Übertragungsreaktionen wie beispielsweise Ärger, Wut und Verzweiflung *bitte nicht persönlich nehmen.* Wir Therapeuten sind in

der Regel nicht gemeint, sondern die früheren nahen Bezugspersonen. Doch das sollten wir in der realen Beziehung klären. Etwa durch Nachfragen:

»Habe ich etwas getan, das Sie verärgert hat?«

Wenn dem so ist, ist eine Entschuldigung von unserer Seite aus unbedingt angemessen. Lässt es sich nicht klären, so können wir auch eine *Ohnmachtserklärung* abgeben:

»Wissen Sie, manchmal liege ich auch daneben. Das tut mir leid«.

- *Grenzüberschreitungen* uns gegenüber, wie beispielsweise aggressives Verhalten, sollten wir nicht durchgehen lassen, sondern aus einer *klaren mitfühlenden therapeutischen Haltung* heraus ansprechen. Zum Beispiel so:

  »Ups! War das beabsichtigt? Wollten Sie mich verärgern?«

  Dabei sollten wir auf die Absprachen zu Beginn des Therapieprozesses hinweisen. Als Therapeutinnen fungieren wir als Vorbilder und sollten auf grenzüberschreitendes Verhalten in jedem Fall aufmerksam machen.

- *Ambivalenz im Klientensystem* machen wir transparent und würdigen diese:

  »Scheinbar gibt es unterschiedliche Ansichten in Ihnen darüber, was Ihnen gut tut, was Sie brauchen. Das ist völlig normal und in Ordnung. Lassen Sie uns gemeinsam herausfinden, was jetzt im Moment für Sie wichtig und stimmig ist. Vielleicht läuft es ja auch auf einen Kompromiss hinaus.«

- Wenn wir *Vermeidungsverhalten* erahnen, hinterfragen wir das freundlich, damit der Klientin ihre eigene Haltung deutlich werden kann:

  »Wozu ist das wichtig? Was würden Sie an dieser Stelle vorschlagen?«

- Und, last but not least, ein Tipp für die eigene *Psychohygiene:*
  Im Sinne eines mitfühlend abstinenten Berufs-Ichs immer wieder eine gesunde Distanz einnehmen. Es kann hilfreich sein, vor und während der Behandlung eigene Schutzrituale durchzuführen. Beispielsweise den Schutzkreis, die Acht, das Rückenstärk-Team oder ähnlich hilfreiche Übungen (siehe Praxisteil in Kapitel 9).

1.4 Schuldgefühle und Scham, das »Aschenputtel« unter den Gefühlen

»Erste Rosen erwachen,
und ihr Duften ist zag
wie ein leisleises Lachen;
flüchtig mit schwalbenflachen Flügeln
streift es den Tag;

Und wohin Du langst,
da ist alles noch Angst.

Jeder Schimmer ist scheu,
und kein Klang ist noch zahm,
und die Nacht ist zu neu,
und die Schönheit ist Scham.«
Rilke (2021, S. 172)

Mit Hilfe von Scham den eigenen Platz im Leben finden

Als »Aschenputtel unter den Gefühlen« bezeichnet Marks (2016) das für die Entwicklung des Menschen so wichtige Gefühl der Scham. Beginnen wir damit, die Entstehung von Scham und deren später vorherrschende und gravierende Auswirkungen im Leben eines traumatisierten Menschen zu verstehen. Scham ist ein wichtiges Gefühl, das dem Individuum in seiner Entwicklung dabei hilft, mit seiner Einzigartigkeit seinen Platz in der Gemeinschaft zu finden. Vorläufer der Scham entwickeln sich nach Kohut (1979) bereits in den ersten Lebensmonaten. Im Kohutschen Sinn, dass das Kind nach dem liebevoll spiegelnden Glanz im Auge der Eltern sucht, ist dieses darauf angewiesen, dass es von den nahen Bezugspersonen liebevoll und verlässlich um seiner selbst willen angenommen und gespiegelt wird. Es braucht Eltern, die Halt und sichere Grenzen geben und wahren, damit sich ein gesundes Selbstwertgefühl, eine gesunde Intimitätsscham und Würde entwickeln können. Nach dem Stufenmodell der psychosozialen Entwicklung nach Erikson (1959) entwickelt sich durch diese Interaktion zwischen dem Kind und seinen Eltern in den ersten 18 Lebensmonaten Urvertrauen oder Urmisstrauen. Die Lebensphase zwischen dem ersten und dritten Lebensjahr bezeichnet Erikson als Phase der »Autonomie versus Scham«. Scham in Verbindung mit bedürfnisgerechter Zuwendung eines wohlwollenden Gegenübers hilft dem Menschen in seiner Entwicklung dabei, sich seiner Einzigartigkeit in der Gemeinschaft bewusst zu werden und dabei gleichzeitig deren Normen und Regeln zu respektieren. Das Schamgefühl ist ein wichtiger Kompass für die Wahrnehmung der eigenen Grenzen und Bedürfnisse. Auch um diese in der Gemeinschaft mit anderen zu wahren und auszudrücken. Scham regelt die Entwicklungskonflikte zwischen Anpassungsleistung und Autonomieentwicklung. Läuft es in der frühen Entwicklung dahingehend gut, entwickelt sich eine Persönlichkeit mit einem vitalen und selbstkritischen Selbstbewusstsein, die sich mit Stolz und Würde ihres Platzes in der Gemeinschaft bewusst ist.

Nathanson (1992) bezeichnet Scham als eine der wichtigsten Emotionen, die grundlegende soziale Aufgaben erfüllt. Scham und Schuldgefühle sind ihm zufolge biologisch sehr sinnvolle und lebensnotwendige Gefühle, die sowohl das soziale Miteinander einer Gemeinschaft regeln als auch ihr Überleben und das Leben des Individuums schützen. Eltern oder ältere Säugetiere im Rudel geben dem Kind oder Tierjungen zu verstehen, dass sein Verhalten nicht akzeptabel ist. Einige Autoren (Boehm, 2012; Gilbert, 1989) nehmen an, dass Scham als Bestandteil einer Unterwerfungstendenz innerhalb des Klassifizierungs- und Konkurrenzsystems entstanden ist, das dabei hilft, sich in der Hierarchie des sozialen Gefüges zurechtzufinden. Scham kann gesund und natürlich sein oder chronifizierte Ausprägungen annehmen, was im Fall von komplexen Traumafolgen zutrifft. Bei Zanotta (2019) finden wir den Begriff der »toxischen Scham«.

Marks (2016) unterscheidet zwischen verschiedenen Formen der Scham:

- Die *Anpassungsscham* dient dazu, Normen zu internalisieren, die für das Leben in der Gemeinschaft lebenswichtig sind und die Grenzen sozial akzeptablen Verhaltens zu verinnerlichen, um ein optimales Verhältnis zwischen angemessener Nähe und Distanz zu finden. Mithilfe des Schamgefühls findet das Kind und ebenso das junge Säugetier seinen Platz in der Gemeinschaft.
- Bei der *Fremdscham* schämt man sich für andere Systemmitglieder, die dem eigenen Empfinden nach nicht der sozialen Norm der Gruppe entsprechen.
- Die *empathische Scham* befähigt uns, die Schamgefühle anderer wahrzunehmen.
- Die *Intimitätsscham* schützt die eigene Privatsphäre gegenüber anderen und befähigt uns, unsere eigenen Grenzen wahrzunehmen und zu wahren.
- Bei sexueller, körperlicher und psychischer Gewalt sowie grober Vernachlässigung werden die Grenzen eines Individuums massiv verletzt. Dann tritt die *traumatische Scham* auf. Man kann sich nicht mehr in gesunder Weise schützen und abgrenzen.

Ein Kind, das beginnt seine Umwelt zu erkunden, muss mitunter in seinem Explorationsdrang gebremst werden, um zu überleben. Auch dafür dient das Schamgefühl. Eine klare Grenzsetzung stoppt das Verhalten des Kindes. Laut Peter Levine (zit. nach Zanotta, 2019, S. 179) beginnen frühe Schamemotionen in der Entwicklung eines Menschen ab dem 15. Lebensmonat. Nämlich dann, wenn sich neurobiologisch ein neues Neurotransmittersystem, das dopaminerge System, entwickelt. Es regelt das Belohnungs- und Bestrafungserleben auf einem hohem Aktivierungsniveau. Die Scham ist ein starkes Gefühl, das unmittelbar einschießt, den ganzen Körper ergreift und den Menschen ausbremst, in dem was er gerade tut. Scham dient als Stop-Signal zum Überleben, wenn sich das junge Wesen in Gefahr begibt. Sie hat eine hemmende Funktion.

Scham ist zunächst immer mit einer starken Aktivierung und einer physiologischen Stressreaktion verbunden (Zanotta, 2019). Steele et al. (2017) nehmen an, dass die mit Scham verbundenen physischen Empfindungen denen des Erstarrens in Notfallreaktionen ähneln und dass Scham abhängig von der jeweiligen Situation sehr individuell empfunden wird. Sie vermuten, dass zunächst ein Hyperarousal eintritt (Erröten, Erhöhung des Blutdrucks und Beschleunigung der Herzrate) und sehr schnell von einem Hypoarousal abgelöst wird, also Zuständen, die mit Ohnmachtserleben, Erschlaffen und Kollabieren verbunden sind. Schore (1994) hat darauf hingewiesen, dass Scham einen schnellen Wechsel von einem positiv aktivierten Hyperarousal zu einem negativ affektiven Hypoarousal ermöglicht, das vom Patienten nicht reguliert werden kann. Scham lässt nicht nur die Bewegung erstarren, sondern hemmt auch positive Emotionen, Gedanken und Verhaltensweisen. Sie hemmt insbesondere Interesse, Begeisterung und Freude – besonders im Kontext von Beziehungen und der Beziehung zu sich selbst. »Sie kann auch Regungen hemmen, von denen der Patient annimmt, sie seien für andere Menschen inakzeptabel, beispielsweise Wut, das Bedürfnis nach Nähe zu anderen Menschen sowie sexuelle Empfindungen und Begierden« (Steele et al., 2017, S. 350).

Zur Veranschaulichung, wie Scham sich auswirken kann, schildere ich mal ein ganz einfaches alltägliches Beispiel aus aus dem Leben eines Kindes: Der kleine Felix läuft los in seinem unbändigen Welterkundungsdrang in Richtung Straße. Er weiß noch nicht, dass durch vorbeifahrende Autos Gefahr drohen könnte. Jetzt braucht der kleine Felix ein sofort wirksames Stop-Signal, das seine Handlung unmittelbar ausbremst. Der Vater von Felix brüllt: »Stop, bleib stehen!« Unmittelbar schießt die Scham in Felix' Körper und lässt ihn in seinem Bewegungsablauf erstarren. Felix weint vielleicht sogar, so erschrocken ist er. Wenn es gut für ihn läuft, bekommt er jetzt Lob und Zuwendung von seinem Vater (»Das hast du toll gemacht!«). Er bekommt Hinwendung in Form von freundlichem Blickkontakt, vielleicht sogar eine Umarmung, und Papa begibt sich auf Augenhöhe mit Felix. So wird er sofort erlöst aus der Erstarrung des Schamerlebens. Unter dem wohlwollenden Blick des Vaters richtet er sich auf, schaut ihn an, spürt seine Zuwendung. Das Belohnungssystem von Felix wird aktiviert und eine Dopamindusche ausgeschüttet. Felix bekommt angenehme Gefühle, Wohlempfinden und erlebt vielleicht Stolz darüber, dass er etwas gut gemacht hat. Das ist gesunde Scham. Gesundes Schamerleben braucht eine wohlwollende, sichere Bindungserfahrung von einem Gegenüber, das sich mit jeder neuerlichen Erfahrung von »Papa ist stolz auf mich« zu einem gesunden Selbstwertgefühl entwickelt und Felix damit die Möglichkeit gibt, zu einem selbstbewussten und selbstkritischen Menschen heranzuwachsen, der die Normen des Zusammenlebens selbstverständlich verinnerlicht. Diese Art von ausbremsender Grenzsetzung braucht Zuwendung. Zanotta (2019, S. 179) schreibt, dass Eltern sich auf einem schmalen Grat zwischen dem Setzen von Grenzen und dem Ersticken der Neugier des Kindes bewegten. Die Reaktion der Eltern sei das Entscheidende, sodass die Regel internalisiert werden könne, aber nicht so überwältigend sei, dass sie zum Kollaps führe.

Wäre der Vater von Felix in diesem einfachen Beispiel nicht in der Lage, im Kontakt mit seinem Sohn dessen Bedürfnisse wahrzunehmen und entsprechend zu reagieren, so sähe die Situation für Felix ganz anders aus. Wird der Junge nach dem Ausbremsen nicht durch die Zuwendung des Vaters aus seiner Schockstarre und Beschämung erlöst, bleibt er in seiner Erstarrung und in seinem Beschämungserleben stecken. Der Vater wendet sich ab und zieht ihn weiter mit sich, statt sich ihm zuzuwenden. Womöglich beschimpft ihn der Vater auch noch, wie Felix überhaupt auf die Straße laufen konnte oder schlägt ihn sogar. Gefühle rasen durcheinander. Felix ist irritiert. Papa ist böse auf ihn. Aber er liebt Papa doch und will alles tun, damit dieser ihn mag. Felix weiß noch nicht, was er falsch gemacht hat, kann es noch gar nicht wissen. Bisher ist es ihm die Geschichte mit der Straße nicht erklärt worden. Und beim nächsten Mal reagiert Papa vielleicht wieder ganz anders und Felix weiß gar nichts mehr und bleibt abermals allein mit seiner Beschämung und Irritation. Er erfährt keinen Halt, weiß nicht, was richtig und was falsch ist: »Was ich auch tue, es ist nicht das Richtige.« Wenn die Eltern die Verbindung und den Kontakt abbrechen, entstehe laut Levine (zit. nach Zanotta, 2019, S. 179) ein Vakuum, das mit Schamgefühl angefüllt würde. Diese Art der Scham sei toxisch und breite sich mit dem Beschämungserleben aus wie in einem Teufelskreis.

Scham ist eine Reaktion auf die Empfindung von Verlassenwerden, auf Zurückweisung oder Kritik. Die setzt dann ein, wenn das Kind ein Selbstempfinden zu entwickeln beginnt, und sich fragt, ob es im Auge des Gegenübers angenommen wird und akzeptabel ist. Viele solcher Beschämungserfahrungen können sich fatal auf die Persönlichkeitsentwicklung auswirken, in der Art, dass eine unsichere Persönlichkeit mit einem brüchigen Selbstkonzept und gemindertem Selbstwert entsteht.

Traumatische Scham

Im Fall von frühkindlicher Traumatisierung und daraus resultierenden komplexen Traumafolgen haben wir es mit gravierenden Formen von Vernachlässigung, desorganisierter Bindung und Gewalt in all ihren Formen zu tun. Besonders bei früher Bindungstraumatisierung entwickelt sich eine tiefgreifende traumatische Scham. Diese hat ihren Ursprung im Erleben von Erniedrigung und Beschämung. Für Marks (2016) entsteht bei frühkindlicher Traumatisierung pathologogische Scham. Sie ist das schmerzhafteste und vernichtendste aller Gefühle (Zanotta, 2019, S. 181). »Ich bin wertlos, ein Nichts, eine Schande.« Diese Form des existentiellen Bedrohungserlebens aktiviert die Urangst des Menschen, aus der Gemeinschaft ausgestoßen zu werden, und ruft die Urscham des Ungeliebtseins hervor (Marks, 2016). Judith Herman (1993) schreibt, dass bindungstraumatisierte Kinder über Beschämung gefügig gemacht werden (»weil du so böse bist, muss Papa das mit dir machen«). Das Schamgefühl des Kindes wird von den Leid Verursachenden genutzt, um ihre Macht auszunutzen. Das Kind wird über Beschämung in der Gemeinschaft bloßgestellt oder es wird ihm angedroht, dass etwas ganz Schlimmes geschehen wird, wenn es etwas erzählt. Die Verursachenden reden dem Kind ein, selbst schuld zu sein, an dem was geschehen ist. Diese Art von Erniedrigung, Beschämung und Bedrohung ist mit einem tiefen Erleben von Energieverlust, Immobilität, Ohnmacht, Hoffnungslosigkeit, Hilflosigkeit und massiver existenzieller Unsicherheit (»wenn ich nicht okay bin, werde ich aus der Gruppe ausgeschlossen«) gekoppelt. Für das Kind ist es ein Teufelskreis: Mit jeder neuerlichen Erfahrung von Gewalt und Erniedrigung verfestigt sich das Bild, ein schlechter und böser Mensch zu sein.

Aus der psychoanalytischen Sichtweise schreibt Wöller (2006), dass die Vernachlässigung und Gewaltanwendung die Degradierung des Kindes zum reinen Objekt beinhaltet. Die damit einhergehende Entwertung stellt eine umfassende Demütigung für das Kind dar. Es entwickelt sich die Selbstrepräsentanz eines »benutzbaren Wesens« (S. 27 f.), dem Respekt und Achtung nicht zustehen. Von den Verursachenden wird verleugnet, dass der Mensch fühlt und berechtigte Wünsche und Bedürfnisse hat. Das führt zu kognitiven Verzerrungen, bei denen die Betroffenen in der Beurteilung der Realität »verdreht bleiben« und Zweifel an der Richtigkeit ihrer Wahrnehmung entwickeln. Die Folge ist eine tief verwurzelte Überzeugung des oder der Betroffenen, nicht nur unfähig und unwert zu sein, sondern auch kein Recht auf eigene Gefühle und Wünsche zu haben. Shengold (1995) hat dafür den Begriff des »Seelenmordes« eingeführt. Durch die anhaltende Instrumentalisierung und Beschämung wird dem Kind die Möglichkeit genommen, seine eigene Identität als Subjekt zu entfalten. Daraus resultieren abgrundtiefe Scham- und Schuldgefühle.

Scham und Schuldgefühle sind für einen frühkindlich traumatisierten Menschen vorherrschende Affekte, die sich in chronifizierter Form auf wohl alle Lebensbereiche, das Lebensgefühl, das Selbstkonzept und die Lebensgestaltung auswirken. Chronifizierte Scham dämpft das Lebensgefühl, bremst die Lebensfreude aus, deckelt die Lust und engt den eigenen Lebensspielraum ein (Zanotta, 2019). Sie kann sich von Verlegenheit, Gehemmtheit und Schüchternheit bis hin zu quälenden Selbstzweifeln und abgrundtiefem Hass gegenüber der eigenen Person erstrecken. Das eigene Selbsterleben und die *Beziehungsgestaltung zu sich selbst* werden davon beeinflusst, in gravierender Ausprägung in Form von Selbstabwertung, Selbstbestrafung und Selbstverletzung. Laut van der Kolk sind »Selbstvorwürfe und Scham bei Traumafolgestörungen das Hauptproblem, nicht das Ereignis an und für sich, sondern die Beziehung des Individuums mit seinem inneren Selbst« (zit. nach Zanotta, 2019, S. 177). Für Peter Levine (2016) haben alle Pathologien, die etwas mit Selbstverurteilung und -abwertung zu tun haben, eine Verbindung zu Scham und Trauma. Wenn die Scham nicht behandelt würde, breite sie sich aus wie ein Geschwür, das sich weiter ausbreite und auf nachfolgende Generationen übertrage. In Abschnitt 6.1 wird beschrieben, wie Schuldgefühle als Selbstvorwürfe mit dem traumaspezifischen Klopfprozedere behandelt werden können.

Vermeidungsverhalten in verschiedenen Ausprägungen ist bei komplexen Traumafolgen ein zentrales Phänomen und hat seine Ursache in traumatischem Schamgefühl und tiefem Beschämungserleben. Nathanson (1992) unterscheidet vier Strategien der Schamabwehr:

- sich selbst angreifen, weil wir uns für schlecht und unzulänglich halten,
- andere angreifen, weil wir diese für schlecht und unzulänglich halten,
- innere Erlebnisse vermeiden, die uns mit dem Gefühl der Scham in Kontakt bringen,
- den Kontakt mit anderen vermeiden, um Beschämung zu verhindern.

Andere Strategien, die Scham nicht zu spüren, sind Dissoziation, Selbstverletzung, Suchtverhalten und Aggression gegen sich und andere. All diese Strategien lösen bei dem betroffenen Menschen noch mehr Beschämung aus. Ein Teufelskreis.

Die *Beziehungsgestaltung* zu sich selbst und zu anderen Menschen wird von Scham und Beschämungserleben geprägt. Chronische Scham wirkt sich negativ auf die Fähigkeit aus, in Beziehungen in der Gegenwart zutreffend zwischen Sicherheit und Gefahr zu unterscheiden (Steele et al., 2017, S. 352). Das kann sich in übermäßigem Schutzverhalten oder der Unfähigkeit, sich in Beziehungen zu schützen, äußern. In der Beziehungsgestaltung kann sich chronifizierte traumatische Scham auf unterschiedliche Art und Weise zeigen: Sie kann abgewehrt werden – entweder durch kontrollierend fürsorgliches Verhalten oder auch durch aggressives Verhalten gegenüber anderen. Durch Vermeidung von nahen Kontakten wird vehindert, dass andere bemerken, was für ein schlechter Mensch man doch eigentlich ist. Nach Lyons-Ruth und Jacobvitz (1999) entwickeln Kinder als Bewältigungsstrategie auf chronische Scham entweder ein übertrieben fürsorgliches Verhalten (Unterwerfungsmodus) oder sind kontrollierend strafend (Kampfmodus) ihren Bezugspersonen gegenüber. Das bedeutet einen massiven inneren Konflikt bezüglich ihrer eigenen Bedürfnisse, für die sie sich zutiefst schämen. Levine (2016) bezeichnet Scham als den Klebstoff der Loyalität: gegenüber der Gemeinschaft, der Familie, der Sippe oder einer nahen Bezugsperson. Aus der unbewussten Angst heraus, die Verbundenheit zu diesen zu verlieren, tut der betreffende Mensch oder der entsprechende Ich-Zustand alles, um nicht aus der Gruppe ausgestoßen zu werden. Mehr zu Loyalität und wie diese »Lösungsblockade«, wie Bohne (2010, 2016a; 2022) sie bezeichnet, auf verschiedenen Systemebenen behandelt werden kann, wird ab Abschnitt 6.2 beschrieben. Dort erfahren Sie außerdem, wie die Scham in den Prozess gebracht werden kann.

Scham im System

Durch Scham wird die *phobische Vermeidung* im System aktiviert und aufrecht erhalten. Nach Steele et al. (2017) können entsprechende Erlebensweisen dann in dissoziierten Anteilen isoliert sein. Es lassen sich verschiedene Formen der phobischen Vermeidung ausmachen:

- die phobische Vermeidung des Innensystems zwischen einzelnen Innenanteilen,
- die phobische Vermeidung des erwachsenen Ich-Zustandes gegenüber Innenanteilen,
- die phobische Vermeidung des erwachsenen Ich-Zustandes gegenüber innerem Erleben, das in irgendeiner Form mit den früheren traumatischen Erfahrungen verknüpft ist.

Scham hält die ehemals funktionale und in der Gegenwart in der Regel dysfunktionale Interaktion im System zwischen Innenanteilen aufrecht. Fast immer gibt es beschämende und beschämte Innenanteile. Die beschämenden Anteile geben sich nahezu ausnahmslos feindselig gegenüber dem erwachsenen Ich-Zustand, anderen Innenanteilen und der Therapeutin, weswegen sie in der Regel lieber vermieden werden: vom erwachsenen Ich-Zustand, von verletzten Innenanteilen und oftmals auch vom Therapeuten.

Aus der *Ego-State-Perspektive* entstehen bei Verinnerlichung des Schamgefühls einzelne oder mehrere innere Kritiker (Zanotta, 2019; Leutner u. Cronauer, 2022). Bei gesunder Scham entstehen notwendige und selbstkritische Persönlichkeitsanteile, bei der traumatischen Scham entwerten diese das System ständig. Jüngere Ich-Zustände verinnerlichen die Botschaft dieser Kritiker. Bei sexualisierter Gewalt sind traumatisierte jüngere Ich-Zustände überzeugt, dass sie Verursacher sind (»weil ich so ein schlechter Mensch bin, macht XY das mit mir«). Das erwachsene Ich versucht, diese inneren Stimmen zu vermeiden und vor anderen zu verbergen. In einer komplexen dissoziativen Persönlichkeitsorganisation können Innenanteile den Part der früheren beschämenden Person übernehmen und andere Anteile abwerten, angreifen, beschimpfen und bestrafen. In komplexen Systemen werden bestimmte Anteile durch andere in Beschämung und Scham gehalten. Die auf diese Weise behandelten Ich-Zustände halten sich für schuldig und verharren im Kollaps. Es gibt andere, die sich selbst für schuldig an den früheren Geschehnissen halten und sich selbst bestrafen: »Hättest du dich anders verhalten, wäre uns das nicht passiert«. Mit dieser Dynamik wird innersystemisch die Beschämung aufrechterhalten. Mit jeder neuerlichen Beschämung verfestigt sich die Erfahrung, ein schlechter Mensch zu sein, der es nicht verdient hat, zu leben.

Steele et al. (2017, S. 348) betonen, dass eine tiefgreifende chronifizierte Scham bei dissoziativen Menschen nahezu allgegenwärtig sei und die Dissoziation sowohl hervorrufe als auch aufrechterhalte (de Young, 2015; Kluft, 2006; van der Hart et al., 2008). Es entwickelt sich ein Selbstkonzept darüber, ein grundsätzlich schlechter, böser, ekelhafter und verabscheuungswürdiger Mensch zu sein – mit einem abgrundtiefen Hass auf sich selbst. Das ist mit extremer Selbstwertminderung verbunden, dem Gefühl, es nicht wert zu sein, es nicht verdient zu haben. Sexuell traumatisierte Menschen empfinden oftmals Scham und geben sich selbst die Schuld an dem, was ihnen in den früheren traumatisierenden Situationen widerfahren ist. Sie geben sich Schuld an den damals reflexhaft ablaufenden Defensivreaktionen, die ihnen in Form von Erstarrung, Unterwerfung oder Kampf das Überleben gesichert haben: *»Wäre ich weggelaufen, wäre mir das nicht passiert«*. Häufig vermeidet das erwachsene Ich die Selbstfürsorge für verletzte kindliche Selbstzustände, weil diesen die Schuld an der eigenen Traumatisierung gegeben wird. Sie werden abgewehrt und dissoziativ abgespalten. Frühere Erlebnisse, die chronische Scham hervorrufen, können amnestisch dissoziiert und den Betroffenen nicht mehr zugänglich sein.

Schuldgefühle sind in Kombination mit Scham vorherrschende Gefühle für einen traumatisierten Menschen. Dazu schreibt Eger (2019): »Ich trage einen Knoten der Finsternis in mir, der sich vom Bauch bis zum Herzen erstreckt, eine Anspannung in meiner Wirbelsäule – es ist ein unerbittliches Schuldgefühl. Ich wurde zum Opfer gemacht, ich war nicht die Täterin. Doch wem glaube ich, Unrecht getan zu haben?« (S. 378). Des Weiteren setzen sie höhere Kognitionen in Bezug auf verinnerlichte Wertvorstellungen und auf der Handlungsebene voraus. Schuldgefühle entstehen laut Zanotta (2019) entwicklungspsychologisch zwischen dem dritten und sechsten Lebensjahr. Es braucht das Bewusstsein darüber, einen Fehler gemacht zu haben. Schuldgefühle sind allumfassend und wir finden sie bei einer komplexen Persönlichkeitsorganisation auf allen Systemebenen: Anteile fühlen sich schuldig für etwas, Innenanteile geben anderen Innenanteilen die Schuld, die Erwachsene gibt kindlichen Anteilen die Schuld für das, was damals geschehen ist, und nicht zuletzt hält sie sich selbst für schuldig. Schuldgefühle können der Abwehr von Trauer und Scham dienen sowie der Abwehr von Ohnmachts- und Hilflosigkeitserleben. Wenn ich mir die Schuld dafür gebe, was damals passiert ist, halte ich die Idee aufrecht, dass ich etwas hätte tun können. Die Aufrechterhaltung von massiven Schuldgefühlen ist oft eine Mischung aus tief im Selbstkonzept verankerten Vorwürfen an die eigene Person und das Innensystem und Loyalitäten an die früheren Verursachenden. Mehr dazu, wie Schuldgefühle, Loyalitäten und Scham im System zusammenhängen und wie sich das mit dem traumaspezifischen Klopfprozedere unter anderem über die Interventionsstrategien der PEP zur Behandlung des Selbstvorwurfes und der Loyalität nach Bohne (2010, 2022) in einen leicht praktikablen und systemförderlichen Prozess bringen lassen kann, wird in den Kapiteln sechs und sieben beschrieben.

1.5 Ego-States bei komplexen Traumafolgen

»Jeder von uns ist mehrere, ist viele, ist ein Übermaß an Selbsten. Deshalb ist, wer seine Umgebung verachtet, nicht derselbe, der sich an ihr erfreut oder unter ihr leidet. In der weitläufigen Kolonie unseres Seins gibt es Leute von verschiedenster Art, die auf unterschiedliche Weise denken und fühlen.«
Pessoa (zit. nach Peichl, 2007a, S. 9)

»Vieles sein« als Ausdruck der Komplexität der Persönlichkeit

Sich selbst und die Welt mit verschiedenartigen Facetten und Gesichtern wahrzunehmen und entsprechend zu handeln, entspricht zutiefst dem Menschsein, denn wir alle kennen das Dilemma *»der eine Teil von mir will dies, der andere das«*. In Goethes »Faust« wird dies wie folgt beschrieben: »Zwei Seelen wohnen, ach! in meiner Brust. Die eine will sich von der anderen trennen.« Hier wird von zwei Neigungen berichtet, die sich gegenseitig ausschließen, aber beide ihre Berechtigung haben. Genau diesem Phänomen widmet sich der Ego-State-Ansatz.

Allgemein ist der Ego-State-Ansatz in Therapie und Beratung eine kaum mehr wegzudenkende Therapieform. Er fördert Verständnis, Selbstentwicklung und Selbstfürsorge für die eigene Person sowie die Entfaltung des Potentials der Gesamtpersönlichkeit. Gerade in der psychotherapeutischen Arbeit bei Traumatisierungen und damit einhergehender komplexer Persönlichkeitsorganisation greift das Ego-State-Konzept die Komplexität des inneren Systems auf und fungiert als ordnendes und sinnstiftendes Element.

> Eine zentrale Aufgabe der Therapie ist es, die Funktion der Ich-Zustände zu verstehen, zu würdigen und bei der Veränderung und Weiterentwicklung in der Gegenwart zu unterstützen sowie die Kommunikation, Koordination untereinander anzuregen und im besten Fall das Gesamtsystem für die übergeordnete Zielsetzung der Klientin, mit allem, was sie ausmacht, zu gewinnen.

Im Fall komplexer Traumafolgen und chronifizierter Dissoziation scheint es allein schon aufgrund des Wesens der Dissoziation und der daraus resultierenden komplexen Persönlichkeitsorganisation in systemdienliche Handlungssysteme, unumgänglich, sich in einer theoretischen und vor allem praktischen

Form dem Ego-State-Ansatz zuzuwenden. Luise Reddemann (2007, S. 111 ff.) schreibt dazu, dass bei Patienten mit einer komplexen Traumafolgestörung die Ego-State-Arbeit das Verfahren der Wahl sei, weil aufgrund der traumatischen Dissoziation Teilpersönlichkeiten existierten und die Patienten mehr oder weniger bewusst ein solches Erleben hätten.

Doch starten wir zunächst mit einigen grundsätzlichen Überlegungen: Die Persönlichkeit in verschiedenen Ich-Anteilen zu sehen, ist nicht neu. In der Psychologie und in unterschiedlichen psychotherapeutischen Ausrichtungen werden schon lange verschiedene Konzepte für Ich-Instanzen, Zustände und Anteile verwendet. Bereits Freud (1925) differenziert in seinem psychoanalytischen Konzept zwischen Ich, Es und Über-Ich. Psychodynamisch ausgerichtete Theorien postulieren internalisierte Objekte und Selbstobjekte (Kohut, 1979; Winnicott, 1974), in humanistischen Schulen finden sich Konzepte von inneren Widersprüchen wie bei Rogers (1959) und Maslow (2013). Bei der »Parts Party« der systemischen Familientherapeutin Virginia Satir (1988) treffen sich die vielen Gesichter einer Persönlichkeit auf einer Party und nehmen Gestalt an. Der Gestalttherapeut Fritz Perls (Perls u. Andreas, 1969) versteht den Menschen als eine Gestalt, die sich aus Teilgestalten zusammensetzt, die miteinander in einer Wechselwirkung stehen. Das Ganze ist damit mehr als die Summe seiner Teile und die Teile verleihen dem Ganzen seine Bedeutung.

Die Heidelberger Schule und insbesondere Stierlin und Schmidt beschäftigen sich mit dem Ansatz des Multiplen Ich. Stierlin (1994, S. 53) postuliert, dass die Annahme, dass das Selbst eine Einheit sei, nicht haltbar wäre. Das Individuum sei analog wie das Atom in der Physik aus vielen Anteilen zusammengesetzt, deswegen benötige die Therapie eine Anteilspsychologie. Beim hypno-systemischen Ansatz des »inneren Parlamentes« von Gunther Schmidt (1986/1989, 2010) verhalten sich innere Anteile wie in einem Parlament. Die erwachsene Person hat die Funktion des Parlamentspräsidenten. Richard Schwartz (1997) lässt in seinem Konzept von der inneren Familie Manager, Feuerbekämpfer und Verbannte entstehen. Im Focusing (Gendlin, 1981) ist eine wichtige Form der Prozessbegleitung das »Partialisieren«. Wenn unangenehme Gefühle, Gedanken, Bilder auftauchen, wendet die erwachsene Person neutrale bis freundliche Aufmerksamkeit dahin und nimmt wahr, dass ein Teil von sich das gerade so erlebt. Durch die bewusste Beobachterposition ist es möglich eine Distanzierung von den belastenden Gefühlen zu erreichen.

Die Arbeit mit dem »Beobachter« gibt es auch in vielen traumatherapeutischen Schulen wie beispielsweise bei Reddemann (2004c; 2004a, 2017). Dabei nimmt die erwachsene Person eine beobachtende Position ein und nimmt aus dieser heraus achtsam wahr, was in ihr oder um sie herum geschieht. Dabei wird zum einen die Achtsamkeit geschult, die eine sehr wichtige Qualität für einen gelungenen traumatherapeutischen Prozess ist, und die unter anderem dabei hilft, sich seiner Gefühle und Empfindungen gewahr zu werden, ohne von diesen überflutet zu werden. Allein dadurch ist der Mensch diesen schon nicht mehr hilflos ausgeliefert. Zum anderen kann die Botschaft vermittelt und die Erfahrung gemacht werden, dass der Mensch mehr ist, als seine Gefühle, seine Gedanken, seine Körperempfindungen und das sich in ihm abspielende »Chaos des inneren Orchesters«. Anzuerkennen, dass es nur ein Teil ist, dem etwas gerade so schwerfällt, ein Teil, der affektiv so überflutet ist, hilft oft schon bei der Distanzierung gegenüber schwierigen Affekten. Es macht einen großen Unterschied, ob der Mensch sich als Gesamtperson verletzt fühlt, oder die Position einnehmen kann, dass das Kind von damals Verletzung erfahren hat und heute immer noch in Not ist. Die Beobachterposition einzunehmen und das Schulen von Achtsamkeit sind wichtige Elemente in der traumazentrierten Ego-State-Arbeit (Reddemann, 2007; Peichl, 2007a; Cronauer u. Leutner, 2022).

Die Entwicklung von Ich-Zuständen aus verschiedenen Blickwinkeln

Aus der Perspektive der Ego-State-Therapie besteht die Persönlichkeit aus verschiedenen Ich-Zuständen, die im Laufe des Lebens entstanden sind, um Entwicklungsaufgaben zu meistern. Ihre Entwicklung und Entstehung geschieht im Wesentlichen unbewusst durch Identifikationsprozesse und Modellernen. Watkins und Watkins (2003) und Fritzsche und Hartmann (2010) sehen normale Differenzierungsprozesse, Introjektion und Traumatisierungen als zentrale Entstehungsmechanismen von Ego-States an. Jeder Ich-Zustand ist in einem spezifischen Erfahrungs- und Verhaltenssystem organisiert. Wenn Menschen großen seelischen Belastungen ausgesetzt waren, können zum eigenen Schutz Ich-Zustände mit rigiden Verhaltens- und Erlebensmustern und starren Grenzen entstehen.

Nach Grawe (2004) dient die Entwicklung von Ich-Zuständen grundsätzlich der Befriedigung von Grundbedürfnissen in einer bestimmten Lebensphase für eine bestimmte Situation und hat eine protektive Funktion für das Gesamtsystem. Für ihn entsprechen Ego-States motivationalen Schemata: »Ego-States sind Mittel zum Zweck, die das Individuum im Laufe seines Lebens entwickelt, um Grundbedürfnisse zu befriedigen oder um vor Verletzung zu schützen« (S. 188). Die Definition von Claire Frederick (2007) gibt wie kaum eine andere einen umfassenden Einblick in das Wesen von Ego-States:

> [Sie sind] Energien der Persönlichkeit, die aus der Interaktion mit der Umwelt entstanden sind und oft der Notwendigkeit entspringen, Probleme zu lösen oder Konflikte zu bewältigen. Sie sind kreative Ausgestaltungen sowohl des Gehirns als auch der Persönlichkeit im Bemühen des menschlichen Organismus, durch die Welt zu kommen, in der er lebt. Jeder Ich-Zustand besitzt seine eigenen, relativ überdauernden Affekte, Körperempfindungen, Erinnerungen, Fantasien und Verhaltensweisen, und er hat auch seine eigenen Wünsche, Träume und Bedürfnisse. Ich-Zustände stehen in ähnlicher Beziehung zueinander wie Familienmitglieder [...]. Wie in Familien kann es auch hier Grüppchen und Allianzen geben und ebenso Feindseligkeiten und Konflikte (S. 19).

Daniel Siegel (1999) vertritt eine neurowissenschaftliche Herangehensweise und beschreibt mit seinem Konzept des »state of mind« Ego-States als komplexe neuronale Netzwerke, die Gefühle, Körpergefühle und Verhaltensweisen in einem bestimmten Augenblick oder über einen bestimmten Zeitraum festhalten, und deren Einheiten voneinander abgrenzbar sind. Bei Peichl (2007b) lässt sich lesen, dass das Ich, das Selbst, Ego-States, Ich-Anteile, ANPs und EPs als »Konstruktionen selbstreferentieller neurobiologischer Systeme, zustandsgenerierte Bezugspunkte der neuronalen Organisation« (S. 88) verstanden werden können. Das ist eine sehr offen gehaltene Arbeitsdefinition, die sowohl neurowissenschaftliche als auch systemtheoretische und konstruktivistische Erklärungsansätze beinhaltet.

Das eigentliche Konzept der generellen Annahme von der Organisation des menschlichen Selbst in eigenständige Ich-Zustände geht zunächst zurück auf Paul Federn (1956) und Leonardo Weiss (1960). Auf dieser postulierten dann später John und Helen Watkins (1991, 2003) – Weiss war ihr Lehranalytiker – ein umfassendes Ego-State-Konzept. Bei Phillips und Frederick (2003) wird das Konzept der Ego-States explizit auf die Behandlung von posttraumatischen und dissoziativen Störungen übertragen und angewendet. Ebenso bei den folgenden Generationen der Ego-State-Therapeuten und -Therapeutinnen wie Peichl (2007a, b), Fritzsche (2021), Zanotta (2019) und Leutner und Cronauer (2022), um nur einige meiner subjektiven Auswahl zu nennen.

Den Ursprüngen auf der Spur

Wichtige Ideen und Inspirationen für die heutige Ego-State-Therapie stammen von Paul Federn (1871–1950), einem Wiener Psychiater und Psychoanalytiker und Schüler von Freud, der als erster mit seiner Ich-Psychologie das Konzept der Ich-Zustände auf die psychodynamische Untersuchung von Verhalten anwendete. Sein Schüler Eduardo Weiss übersetzte die Arbeiten von Federn und arbeitete sie weiter aus. Federn beobachtete, dass das Selbstgefühl variieren kann, abhängig davon, in welchem Zustand sich eine Person in einem bestimmten

Augenblick befindet. Für Federn (1956) stellte das Ich, das sich in der Beziehung zur Umwelt formt, keine Entität dar. Vielmehr bestehe das Ich ihm zufolge aus einer Anzahl von Ich-Zuständen, die in der frühen Kindheit entstünden und durch ein Identitätsgefühl zusammengehalten würden. Jeder Ich-Zustand habe einen eigenen Ursprung, eigene Gedanken und Gefühle. Und bei Peichl (2007a) ist zu lesen: »Nach Federn (1956) ist jeder Ich-Zustand einzigartig und idiosynkratisch. Er hat seine eigene Geschichte, Gedanken und Verhaltensmodi. Die Einzigartigkeit der Ich-Zustände macht es unmöglich, sie zu allgemeinen Kategorien zu reduzieren [...]« (S. 46).

Nach Federns Ansicht enthält ein Ich-Zustand nur Elemente, die eine Ich-Besetzung erfahren haben. Watkins und Watkins (2003) erweitern die Definition dahingehend, dass ein Ich-Zustand Elemente von Objektbesetzung enthalten kann, vorausgesetzt sie sind in einem Muster gemeinsam organisiert. Von ihnen stammt eine heute noch immer bedeutsame Definition von Ich-Zuständen (2003):

> Ein Ich-Zustand kann definiert werden als organisiertes Verhaltens- und Erfahrungssystem, dessen Elemente durch ein gemeinsames Prinzip zusammengehalten werden und das von anderen Ich-Zuständen durch eine mehr oder weniger durchlässige Grenze getrennt ist [...]. Dieses Muster kann eine bestimmte Altersstufe oder eine Beziehung im Leben des Individuums repräsentieren. Oder das Individuum kann dieses Muster entwickelt haben, um mit einer bestimmten Situation fertig zu werden, und von daher seinen spezifischen Charakter erhalten haben. Der Ich-Zustand besteht auf jeden Fall aus einer Ansammlung von Ich- und Objektelementen, die auf irgendeine Weise zusammengehören und eine mehr oder weniger durchlässige Grenze haben (S. 45 f.).

Watkins und Watkins (2003) postulierten das Differenzierungs- und Dissoziations-Kontinuum (siehe Abbildung 10) in Abhängigkeit von der Durchlässigkeit der Grenzen zwischen den Ich-Zuständen. In einer normalen, gut angepassten Persönlichkeit gibt es adaptive Differenzierungsprozesse und fließende Übergänge zwischen den Ich-Zuständen. Die verschiedenen Ich-Zustände nehmen sich gegenseitig wahr und haben vieles gemeinsam. Mit zunehmender Dissoziation sind die Grenzen so undurchlässig geworden, dass zwischen den einzelnen Zuständen keine oder nur eine geringe Interaktion und Kommunikation stattfindet. Wenn ein Ich-Zustand aktiv ist, tritt die Existenz der anderen komplett in den Hintergrund. Das ist das, was heute als DIS diagnostiziert werden würde.

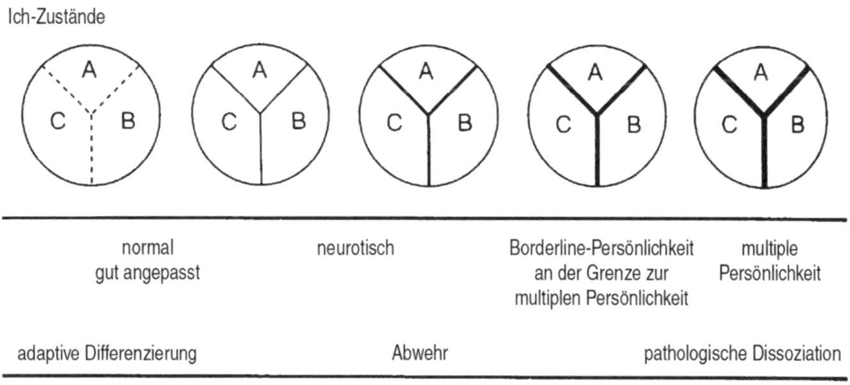

Abbildung 10: Differenzierungs-und Dissoziations-Kontinuum nach Watkins u. Watkins (2003)

Komplexe Persönlichkeitsorganisation bei frühkindlicher Traumatisierung

Wie schon vorher beschrieben, reagiert der Organismus, um lebensbedrohliche Situationen zu bewältigen, mit einer reflexhaft ablaufenden Verteidigungsreaktion. Aus diesen Bewältigungsstrategien heraus entstehen dann im Folgenden mit dem Trauma assoziierte oder traumanahe Ich-Zustände. Sie organisieren sich in den entsprechenden Handlungssystemen dieser ehemaligen Defensivreaktion und um diese herum. Sie bleiben quasi in ihren ehemals funktionalen Verteidigungsreaktionen, die in der damaligen Situation das Überleben gesichert haben, stecken, und werden zu »Experten« in ihrem jeweiligen Fachgebiet. So gibt es Innenanteile, die auf Kämpfen ausgerichtet sind, die sich unterwerfen, die gar nichts spüren, einfach nur abgeschaltet sind, und wieder andere, die vor Angst erstarrt oder immer auf der Flucht sind. Die Ausprägungen können je nach Altersstufe und abhängig von der Situation, in der sie entstanden sind, sehr verschieden und einzigartig sein. Häufig sind sie in Subgruppen organisiert. Oft besteht zwischen den einzelnen Zuständen wenig Wissen übereinander.

Im Falle einer hohen Ausprägung chronifizierter Dissoziation kommt es zur vollständigen Amnesie einzelner Zustände untereinander und zur vollständigen Amnesie der erwachsenen Person für ihre Ich-Zustände. Damit der Teil, der für das Funktionieren im Alltag zuständig ist, überleben kann, trennt er sich von den Teilen, die für das Bewältigen der traumatischen Situation zuständig waren und das Überleben überhaupt gesichert haben (siehe Abbildung 11).

Das kann für den betroffenen Menschen im Laufe seines Lebens immer wieder zu Schwierigkeiten und Konflikten führen. Meistens durch internale oder

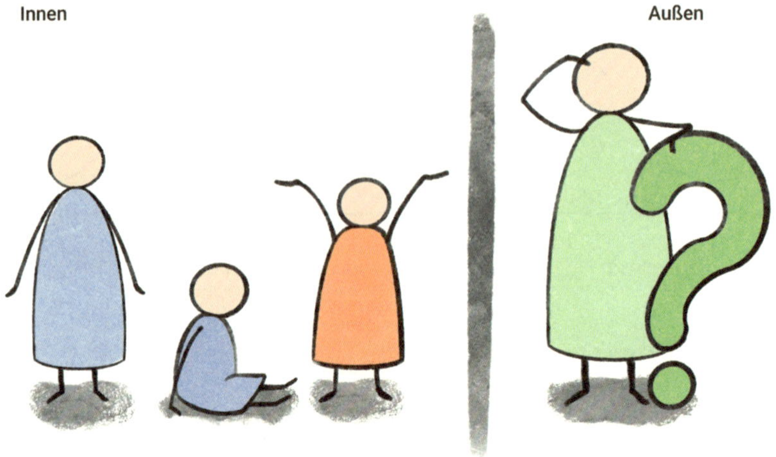

Abbildung 11: Anteile bei Chronifizierter Dissoziation in Anlehnung an Gysi (2021) (Grafik: © Nicola Graf, 2024)

externale Stresssituationen induziert, tauchen diese dann reflexhaft im Leben der Klienten auf und erschweren die Alltagsfunktionalität. Welcher Ich-Zustand oder welche Kohorte von Ich-Zuständen in dem Moment das Ruder übernimmt, ist situationsabhängig. Je ausgeprägter die Dissoziation, desto schwerer ist es für den betroffenen Menschen, die Alltagsfunktionalität aufrechtzuerhalten (siehe Abbildung 12).

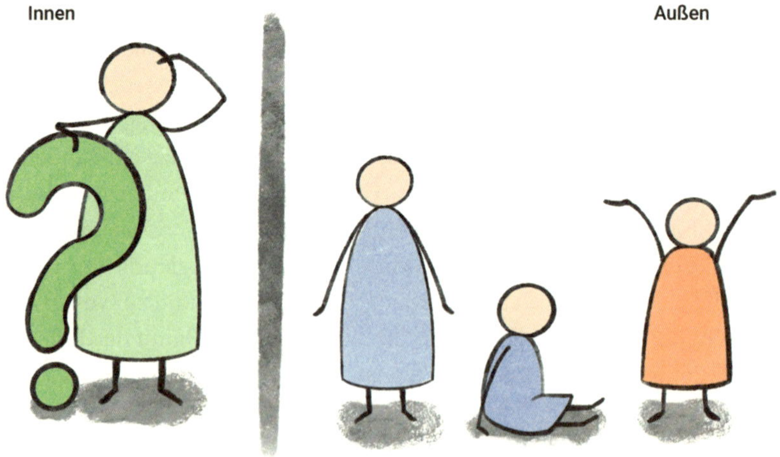

Abbildung 12: Bei chronifizierter Dissoziation: aktivierte Anteile übernehmen die Alltagskontrolle, in Anlehnung an Gysi (2021) (Grafik: © Nicola Graf, 2024)

Viele Autoren und Autorinnen wie Fritzsche (2021), Reddemann (2007, 2017), Zanotta (2019), Peichl (2007a) und Leutner und Cronauer (2022) postulieren, dass sich in komplex traumatisierten Systemen drei Kategorien von Ich-Zuständen unterscheiden lassen:

- ressourcenreiche Ich-Zustände wie innere Helfer oder neutrale Beobachter,
- verletzte, traumatisierte, symptomassoziierte Ich-Zustände,
- verletzende Ich-Zustände mit aggressiven und destruktiven Verhaltensweisen, innere Kritiker oder täternahe Ich-Zustände oder sogenannte Täterintrojekte.

Fritzsche und Hartmann (2010) benennen zudem gesunde Ich-Anteile, ungesunde integrierte Anteile und abgespaltene Ich-Anteile.

Das Innensystem – Ego-States, Ich-Zustände, Persönlichkeitszustände oder Anteile?

Zum inneren System wurden unterschiedliche Konzepte entwickelt. Sie alle beziehen sich, wie oben bereits beschrieben, auf die Idee, dass es kein kontinuierliches Ich gibt, sondern eines, das sich durch Ich-Konstellationen in unterschiedlichen Ausprägungen konstituiert. In den meisten Konzepten ist die entscheidende Frage, ob es ein zentrales Ich oder Selbst gibt und wer oder was die Ich-Anteile steuert. In Abhängigkeit von den theoretischen Konzepten werden Ich-Anteile bei verschiedenen Autoren und Autorinnen dementsprechend unterschiedlich benannt: Reddemann spricht vom »jüngeren Ich« oder auch von »Introjekten« (2004a, 2017), bei van der Hart, Nijenhuis und Steele (2008) findet man die Bezeichnung der »Persönlichkeitsanteile«, ebenso bei Huber (2003). »Ich-Zustände« oder »Ego-States« sind prägende Begriffe in den Konzepten von Watkins und Watkins (2003), Peichl (2007a), Phillips und Frederick (2003), Zanotta (2019), Fritzsche und Hartmann (2010), Fritzsche (2018, 2021) sowie bei Leutner und Cronauer (2022).

Zur Verwendung des Begriffes Ego-State und dem Umgang mit Anteilen in diesem Buch

Im weiteren Verlauf dieses Buches verwende ich die Begriffe *Ich-Zustände, Ego-States, Anteile oder jüngeres Ich frei alternierend und synonym.* Dabei orientiere mich in der Prozessbegleitung an der Wirklichkeitskonstruktion und dem Sprachgebrauch meiner Klienten. Und genau auf diese klientenbezogene Flexibilität möchte ich bei der in diesem Buch verwendeten wechselnden

Terminologie aufmerksam machen. Meines Erachtens ist es für die Praxis irrelevant, wie ich einen Ich-Zustand benenne, denn das Prinzip, wie ich Anteilen oder Ich-Zuständen im therapeutischen Prozess begegne, bleibt ja das Gleiche.

Für den erwachsenen Teil benutze ich den Begriff *erwachsener Ich-Zustand, alltagsfunktionaler Ich-Zustand oder auch erwachsenes Ich.* Auch bei Steele et al. (2017) finden wir eine ähnliche Terminologie beziehungsweise Überlegungen: Sie wenden sich von ANP und EP ab und bezeichnen die ANP als Anteile, die im »Alltagsleben Funktionen erfüllen« und die EP als in der »Traumazeit gefangene Anteile« (S. 13 f.).

Wenn ich im Folgenden von dem *»Innensystem«* oder der *»Inneren Welt«* schreibe, meine ich damit die *Gesamtheit aller Innenanteile bzw. Ich-Zustände.* Als *Gesamtsystem* bezeichne ich die *Gesamtheit aller Anteile* einschließlich des erwachsenen oder alltagsfunktionalen Ich-Zustandes.

Dennoch gilt es meines Erachtens unbedingt, zwischen dem Wesen von struktureller Dissoziation und den daraus resultierenden Anteilen und den aus »normalen« Entwicklungsprozessen entstehenden Ego-States zu differenzieren. Im Falle von chronifizierter Dissoziation organisieren sich spezifische oder unspezifische dissoziative Zustände um die primären defensiven Handlungssysteme herum. Diese werden bei inneren oder äußeren Stressoren reflexhaft limbisch aktiviert. Das erwachsene Ich mit seinen kortikal gesteuerten Handlungs- und Exekutivfunktionen ist in dem Moment abgeschaltet. Ihm fehlt das Identitätsbewusstsein. Außerdem verhindern dissoziativ amnestische Barrieren die Gesamtsicht auf das System. Ihm fehlt das Bewusstsein dafür, dass etwas geschieht, was geschieht, wann es geschieht und warum es zu dieser reflexhaften Aktivierung kommt. Dass das erwachsene Ich Verständnis, Kontrolle, Steuerung und die Hoheit über seine Alltagsfunktionalität erlangt, und lernt, sich in seinem Zeitmaß dem Innensystem zuzuwenden, erachte ich als das zentrale Anliegen im therapeutischen Prozess.

Sowohl das in diesem Buch vorgestellte Ego-State-Konzept als auch das von mir entwickelte Klopfprozedere basieren auf Konzepten und Grundannahmen der Dissoziation und sind aus meinen langjährigen praktischen Erfahrungen in der Begleitung von dissoziativen Klientinnen entstanden. Dieses einfache Konzept lässt sich nach meiner Beobachtung bestens bei allen komplexen Thematiken anwenden, nicht nur bei chronischer Dissoziation.

2 Die therapeutische Haltung – Balsam für die Bindungswunde

Nicht müde werden
»Nicht müde werden
sondern dem Wunder
leise
wie einem Vogel
die Hand hinhalten«
Domin (1987, S. 294)

2.1 Von Haltung, Menschenbild und therapeutischen Tugenden

Unsere therapeutische Haltung, unsere innere Einstellung gegenüber der eigenen Tätigkeit und unserem Gegenüber wird von dem Menschenbild beeinflusst und geprägt, das wir in uns tragen: Welche eigenen Erfahrungen ich als Therapeutin in welcher Gesellschaftsform selbst gemacht habe, wie reflektiert und integriert diese sind. Das zeigt sich in dem, was ich von meinem Gegenüber halte. Mit welchem therapeutischen Geist und in welcher therapeutischen Schule wurde ich als Therapeutin sozialisiert? Betrachte ich seelische Belastungen als Störungen oder Krankheiten, die repariert oder geheilt werden können? Sehe ich den Menschen mir gegenüber als hilfloses Opfer, dem ich helfen will und muss? Will ich ihm etwas ersparen? Traue ich ihm zu, dass die Lösungen für seine Probleme in ihm bereits vorhanden sind? Habe ich die Zuversicht und das Vertrauen, dass der Mensch über Resilienzen und enorme Selbstheilungskräfte verfügt? Wie geht es, eine würdeorientierte Therapie zu gestalten? Was ist eine angemessene therapeutische Haltung? Solche Fragen begegnen mir in der Supervision auch immer mal wieder und bewegen mich. Als wichtig und zentral erachte ich es, mir der eigenen therapeutischen Haltung und meines Menschenbildes bewusst zu sein, und das auch immer wieder zu überprüfen.

Haltung, unsere innere Einstellung, drückt sich auch körperlich aus, aber nicht nur. Mit welcher körperlichen Haltung begegne ich meinem Gegenüber, mit welcher Haltung wende ich mich ihm oder ihr zu? Mit welcher Mimik, welcher Gestik höre ich zu? Und nicht zuletzt, mit welchem gesprochenen Wort gehe ich in Interaktion? Mit welcher Stimmlage ich spreche, welche Wortwahl ich verwende, ist von Bedeutung. Allein schon durch unsere Körpersprache drücken wir bedingungslose Zuneigung, Akzeptanz und Zuversicht aus. Eine haltgebende therapeutische Beziehung anzubieten, ein haltgebendes therapeutisches Arbeitsbündnis zu schaffen, gilt als Basis für eine gelungene Psychotherapie. Halt in der therapeutischen Beziehung zu erfahren, ist wichtig für einen Menschen, der früher meistens wenig davon erfahren hat. Aber was ist eine haltgebende therapeutische Beziehung und mit welcher therapeutischen Haltung begegne ich einem traumatisierten Menschen? Welche Haltung ist eine hilfreiche? Carl Rogers (1983, 2018) schreibt, dass die Einstellung eines Therapeuten mehr sei als eine Haltung und mitentscheidend für eine erfolgreiche psychotherapeutische Beratung und Behandlung.

Zu Beginn dieses Kapitels finden Sie zwei Fallbeispiele von Klientinnen mit der Vordiagnose einer dissoziativen Identitätsstörung. Beide hatten mehrjährige Behandlungen hinter sich, bevor sie zu mir kamen. Beide konnten sich an weite Strecken ihrer Vorbehandlung nicht erinnern, da vornehmlich durch die Therapeutinnen mit inneren Anteilen gearbeitet wurde und nicht mit dem erwachsenen Ich-Zustand. Für beide war es zentral und wegweisend für ihre Genesung, dass ich Ihnen in der Behandlung mit einer komplett anderen Haltung begegnete als sie es durch die Vorbehandlungen gewohnt waren: Ich würdigte ihre Gesamtperson, stärkte beharrlich den erwachsenen Menschen und versuchte, jeden Moment die Kontrollierbarkeit der therapeutischen Situation zu ermöglichen.

2.2 Fallbeispiel: Dem Menschen etwas zutrauen – »Sie sind erwachsen!«

Frau H. suchte mich vor vielen Jahren zu einem Erstgespräch in meiner Praxis auf. Bereits am Telefon hatte sie mir mitgeteilt, dass sie an einer dissoziativen Identitätsstörung leide. Da ihre vorbehandelnde Therapeutin die Behandlung beenden würde, suchte sie nach einer neuen Therapiemöglichkeit. Bereits zu Beginn des Erstgespräches fiel es ihr schwer, einen kohärenten Ich-Zustand aufrechtzuerhalten und sie switchte mehrmals in einen jüngeren, scheinbar unterwürfigen Anteil. Ich begegnete diesem freundlich und wohlwollend, bedankte mich für das Vertrauen und den Mut, da wir uns ja noch gar nicht kennen würden und bat die Erwachsene, wieder nach vorne zu kommen. Ich bedankte mich auch bei der erwachsenen Frau H., dass sie meiner Bitte Folge geleistet hatte und bemerkte wertschätzend, dass sie das im erwachsenen Zustand hatte steuern können.

Im weiteren Verlauf des Erstgesprächs erzählte Frau H., dass sie bereits eine lange Therapiegeschichte von 800 Stunden psychotherapeutischer Behandlung hinter sich habe sowie elf jeweils mehrmonatige Klinikaufenthalte. Seit vielen Jahren sei sie arbeitsunfähig. An die Klinikaufenthalte könne sie sich kaum bis gar nicht erinnern. Es habe ihr irgendwie gutgetan, sie sei insgesamt ruhiger geworden, aber im Folgenden sei es für sie Zuhause sehr schwierig geworden, da ihr dann die emotionale Unterstützung gefehlt habe. Aktuell habe sie ein großes Helfernetzwerk. Mit ihrer jetzigen Therapeutin pflege sie ein freundschaftliches Verhältnis, im Urlaub kümmere sie sich beispielsweise um deren Kaninchen. Umso mehr treffe es sie, dass diese die Behandlung beenden wolle. Auch würde sie regelmäßig in DIS-Communitys chatten. Sie habe insgesamt den Eindruck, so nicht wirklich weiterzukommen. Als Therapieauftrag formulierte sie, wieder arbeiten gehen zu wollen.

Ich sagte Frau H., dass ich diesen Auftrag gerne annehmen würde und mir auch gut vorstellen könne, mit ihr und allem, was sie ausmacht, zu arbeiten. Dass ich hinsichtlich ihrer Zielsetzung vornehmlich stärkend mit der erwachsenen Person arbeiten würde und wir uns gemeinsam ihren jüngeren Ich-Zuständen zuwenden würden. Zur Bedingung für eine Zusammenarbeit machte ich, dass sie nicht weiter in DIS-Communitys chatten solle, nachdem wir zusammen festgestellt hatten, dass diese nicht hilfreich für sie waren. Und dass sie einmal überprüfen solle, wieviel sie für ihre Zielsetzung von dem Helfernetzwerk aktuell und dringend tatsächlich benötigte. An dieser Stelle machte ich eine kurze Psychoedukation, und erklärte, dass die verschiedenen Netzwerke möglicherweise in verschiede Richtungen arbeiteten, was für sie irritierend sein könnte. Das bestätigte sie auch. Ich bat sie, die Informationen mitzunehmen und sich zu Hause in Ruhe zu überlegen, ob eine Zusammenarbeit mit mir für sie in Frage käme. Sie entgegnete mir unmittelbar, dass sie nicht nachzudenken brauche und das in jedem Fall wolle. Ihre innere Welt stimmte dem zu, mit dem Vorbehalt, sich die Therapie erst einmal anschauen zu wollen. Wir steckten zunächst einen Rahmen von zehn Sitzungen ab, damit sie und ihre innere Welt überprüfen könnten, wie sich die Zusammenarbeit mit mir gestalte.

Innerhalb der ersten Sitzungen hatte sie ihr Helfernetzwerk zu einem Großteil reduziert, was sie zwar einerseits ängstigte, aber gleichzeitig stärkte, weil sie sich freier und nicht mehr so abhängig und klein fühlte. Für ihre Innenanteile war das sehr gewöhnungsbedürftig und sie benötigten zunächst viel Unterstützung. Ich arbeitete mit Frau H. mehrere Jahre im Rahmen einer Langzeittherapie, in der es zu keinen weiteren Klinikaufenthalten mehr kam, hauptsächlich mit der Stärkung des erwachsenen Ich-Zustandes. Aus diesem heraus konnte sie sich Schritt für Schritt fürsorglich ihren Innenanteilen zuwenden und ihre traumatische Vergangenheit integrieren. Den Berufseinstieg über berufliche Reha und den erfolgreichen Einstieg auf den ersten Arbeitsmarkt begleitete ich zunehmend niederfrequent.

Frau H. lebt inzwischen selbstbestimmt ihr Leben. Sie hat für sich eine selbstgewählte Lebens-, Arbeits- und Wohnform gefunden, die ihr entspricht, und lebt Beziehungen, die ihr guttun. Für Frau H. war entscheidend, dass ich sie bei aller Würdigung des Innensystems von Beginn an in ihrer erwachsenen Kompetenz angesprochen und gestärkt habe. »Das Wichtigste war, dass Sie total an mich geglaubt haben, dass ich das schaffe, und mich unbeirrt als Erwachsene gestärkt haben. Mein Gott, wie viele Jahre habe ich verloren?«, so die Klientin.

Warum erwähne ich dieses Beispiel am Anfang des Kapitels zum Thema Haltungen? Als die Klientin zu mir kam, hatte sie eine Entscheidung getroffen. Ich fand das angesichts ihrer Vorgeschichte unglaublich mutig, aber auch angesichts der Erfahrungen, die sie in den vorherigen Therapien gemacht hatte. Sie wollte so nicht mehr weiterexistieren, sondern leben. Ihr Leben mit der Entscheidung, irgendwann wieder arbeiten zu wollen, selbst in die Hand nehmen und selbst bestimmen. Für mich kommt bei diesem Beispiel die Frage auf, wie ein kompetentes Helfersystem in das »Retten-Wollen« der Klientin investiert hatte. Die Verführung besteht ja, sich vornehmlich um jüngere, dependente und verletzte Anteile zu kümmern. Als Teil des Helfersystems geraten wir so schnell in die traumaspezifische Übertragungsdynamik (siehe Abschnitt 1.3). Das hat natürlich einen Sog und wird zu einem Selbstläufer, sowohl hinsichtlich der Zunahme der Symptome als auch der daraus resultierenden Engmaschigkeit der Therapie- und Hilfsangebote. Die Gefahr besteht, dass sich im Laufe der Jahre bei Betroffenen eine Opferidentität oder ein ausgeprägter Patientinnenanteil entwickelt, der, wie im oben genannten Beispiel, persönlichkeitsdominierend wird. In dieser Geschichte wird auch ein grenzüberschreitendes Verhalten der früheren Therapeutin deutlich, die die Abstinenzregel überschritten und sich den um Hilfe rufenden und dependenten Ich-Anteilen der Klientin auf unprofessionelle freundschaftliche Weise genähert hatte. Gerade bei Klientinnen mit ausgeprägter dissoziativer Symptomatik ist das nach meiner Erfahrung leider keine Seltenheit.

2.3 Fallbeispiel: »Ich bestimme jetzt wieder, wo es langgeht!«

Nach einer ersten telefonischen Kontaktaufnahme erhielt ich von Frau F. noch vor dem ersten Gesprächstermin einen Brief. Sie wolle mich vorher davon in Kenntnis setzen, dass sie eine dissoziative Identitätsstörung habe und von sich selbst nur in Wir-Form spreche. Anbei lag eine selbst entworfene Postkarte mit der Aufschrift »Gemeinsam sind wir stark«. Als erste Reaktion spürte ich Respekt, aber auch ein wenig Unbehagen aufkommen. Ich fragte mich, ob da wohl in Fragmentierung investiert worden sei. Und ich stellte mir die Frage, ob ich überhaupt Lust auf ein Kennenlernen hatte. Ich entschied mich für eine neugierige und offene Haltung und stimmte einem Erstgespräch zu.

Im Erstgespräch, das kurz darauf erfolgte, erschien eine freundliche, sportlich aussehende Frau, klar, offen und zugewandt. Direkt zu Beginn setzte sie mich darüber in Kenntnis, dass in der Therapie manchmal und spontan »viele« auftauchen würden. Darauf habe sie keinen Einfluss: Ihre »Lüttjen«, wie sie ihre Anteile liebevoll nannte, würden mich dann duzen. Ich bedankte mich zunächst für ihr Vertrauen und den Mut, mir das direkt zu Beginn der ersten Stunde mitzuteilen. Dann würdigte ich, wie gut sie sich kannte und wie respektvoll und wertschätzend sie mit ihren »Lüttjen« umging. Dies löste sichtliche Freude bei Frau F. und auch nach innen aus. Als Nächstes stellte ich die Frage, ob es das sei, was sie in der Therapie wollte: dass Anteile von ihr nach vorne kämen und in den Austausch mit mir gingen, sie selbst das aber nicht kontrollieren könne und ob ihr das guttun würde. Frau F. war sichtlich erstaunt ob meiner Intervention. Darüber habe sie noch nie nachgedacht. Das sei auch in der vorherigen Therapie so nicht angesprochen worden. Sie habe gedacht, es sei normal und therapeutisch sinnvoll, dass die Therapeutin mit ihren Anteilen in Kontakt trete und sie nichts davon mitbekäme. Und nein, wenn sie genauer darüber nachdenke, wolle sie lieber mitbekommen, was sie wann mache und wie sie zu welchem Zeitpunkt reagiere. Auf meine Frage, wie das für ihre innere Welt sei, wenn sie, die Erwachsene, das achtsamer wahrnehmen könnte, erfolgte Zuspruch, sogar große Erleichterung. Das Problem sei bisher gewesen, dass die Erwachsene verschwinde, wenn es um brisante Themen ging. Sie würden das gut finden, wenn die Erwachsene vorne und präsent bliebe, wollten aber auf gar keinen Fall »weggemacht« werden. Dies sicherte ich der inneren Welt über die Erwachsene zu.

Im Folgenden erklärte ich, wie ich normalerweise arbeitete: dass die Erwachsene lernen würde, fürsorglich nach innen zu schauen und die innere Welt gut zu versorgen, dass sie so gestärkt würde, sich den Themen der inneren Welt zuwenden könne und vor allen Dingen lernen würde, achtsam zu bemerken, wann und in welchen Situationen, bei welchen Themen die Erwachsene verschwindet. Frau F. und, gut ersichtlich, auch ihre innere Welt hörten interessiert zu. Es wurde großes

Interesse bekundet, dies lernen zu wollen, sowie Erstaunen darüber, dass das in der vorherigen Therapie nie Thema gewesen sei. Die Idee, dass die innere Welt, ihre »Lüttjen«, in Sicherheit bleiben könnten und gut versorgt wären, während Frau F. arbeiten geht, ihren Haushalt erledigt und anderen Dingen des Erwachsenenlebens nachgeht, fand sie interessant. Sie könne sich vorstellen, dass das ihr Leben entlasten und erleichtern würde. Seitdem sie denken könne, sei es so, dass verschiedene Zustände durcheinander flögen und ihr Leben bestimmten. Es sei für sie anstrengend, sich über einen längeren Zeitraum zu konzentrieren, ihre Wohnung sehe aus, wie ein Messie-Haushalt, da keine Einigung darüber herrsche, was sie behalten solle und was nicht. Auf der Arbeit würde sie manchmal von unerklärlicher Todesangst beherrscht. Dann säße sie nur noch da und wisse nicht, was sie gemacht habe. In Kontakt und in öffentlichen Situationen würde sie stottern. Auch das würde sie weder bemerken noch könne sie es steuern. In der letzten Therapie sei es sehr entlastend gewesen, zu verstehen, dass sie an einer dissoziativen Identitätsstörung leide. Das habe ihr geholfen, sich zu verstehen. Auch habe sie gelernt, mit Hilfe der Therapeutin »Wir« zu sagen. Das habe sie irgendwann auch stolz gemacht und ihr Selbstbewusstsein gestärkt. Auf die Idee, Zugriff auf ihre Anteile und bewusst die Kontrolle zu haben, sei sie bisher nicht gekommen. In der vorherigen Therapie sei sie für die Wechsel gelobt worden. Aber sie habe deutlich gemerkt, dass sie in der letzten Therapie nach fünf Jahren nicht weiterkommen würde und sie deshalb im Einvernehmen mit ihrer früheren Therapeutin beendet. Jetzt wolle sie lernen, nicht mehr zu stottern und auf der Arbeit keine Todesangst mehr erleben, die sie dann völlig lahmlegen würde. Das seien die Hauptaufträge an mich, gerne auch mit Klopfen, das wolle sie kennenlernen. Auf meine Nachfrage hin, ob ihre innere Welt damit einverstanden sei, kam Zustimmung – wieder mit der Bitte, nichts »wegzumachen«. Ich bedankte mich für diese wichtige Info und versicherte, dass mein Interesse nicht sei, irgendwas wegzumachen, sondern vielmehr die innere Welt zu verstehen.

Im Rahmen einer Kurzzeittherapie von knapp zwanzig Stunden, in der Klopfen einen wichtigen Stellenwert hatte, verlief der Behandlungsprozess außerordentlich erfolgreich. Frau F. konnte mit dem Gegenwartsanker (siehe Kapitel 5) dafür sorgen, erwachsen präsent zu bleiben (»Ich bin erwachsen und bleibe es auch. Ich verfüge über reichlich Kompetenzen«). Die innere Welt bekam einen sicheren Ort, die Kooperation untereinander war beachtlich. Die Todesangst wurde mithilfe des Klopfprotokolls integriert, das Stottern verschwand fast vollständig beziehungsweise konnte von ihr wahrgenommen werden, sodass es ihr möglich war, gegenzusteuern. Frau F. beschrieb es am Ende des Prozesses so: Es fühle sich so an, als sei sie mindestens über einen Zeitraum von zwei Jahren hinweg in Therapie gewesen. Entscheidend sei meine Haltung zu Beginn gewesen. Die

Frage, ob es ihr gut tue, wenn sie unkontrolliert »switchen« würde, sei zentral gewesen. Die unmittelbare Erfahrung, dass sie erwachsen bleiben könne und die Freiheit habe, selbst darüber zu entscheiden, sei elementar gewesen. Auch dass man inhaltsabstinent arbeiten könne, ohne ins Detail zu gehen, sei eine bahnbrechende Erfahrung gewesen.

2.4 »Bitte behandeln Sie mich mit Würde!« – würdeorientierte Begegnung

Mit welcher Haltung wir Menschen im therapeutischen Prozess begegnen, ist für eine wirksame Prozessgestaltung von zentraler Bedeutung. Carl Rogers (1983, 2018) gibt dazu hilfreiche Impulse. In seinen Ausführungen zu einer klientenzentrierten Psychotherapie ist die innere Einstellung des Therapeuten mitentscheidend für einen erfolgreichen psychotherapeutischen Prozess. Ein Therapeut soll Sicherheit vermitteln, Verlässlichkeit bieten und dem Gegenüber wertschätzend und empathisch begegnen. In dieser Atmosphäre von aufrichtiger, einfühlender und nicht direktiver Begleitung kann sich ein Mensch nach Rogers zunehmend selbst explorieren und reflektieren. Und sich dadurch persönlich entwickeln und Lösungen für Schwierigkeiten finden. Dabei ermögliche die Begegnung auf Augenhöhe die geteilte Verantwortung für neue Erfahrungen. Rogers postuliert, den Menschen in seiner Einzigartigkeit und Ganzheit zu begreifen, seine Kompetenzen zu erkennen und ihm auch etwas zuzutrauen.

So betont auch Luise Reddemann (2004a, 2017), dass Menschen über selbstregulative Kräfte verfügen und viel mehr seien als die Beschädigungen, die sie erlitten haben, und viel vermögen, wenn es ihnen nur zugetraut würde. Die Stärken eines Menschen wahrzunehmen ist eine ihrer zentralen Grundüberzeugungen. In der von ihr entwickelten psychodynamischen imaginativen Traumatherapie (PITT) gehören neben Mitgefühl der Schutz und die Achtung der Würde eines Menschen zu einer grundlegenden therapeutischen Haltung. Zu einer würdeorientierten Psychotherapie gehöre auch, die Autonomie eines Menschen zu respektieren, ihm nichts aufzudrängen und seine Intimität nicht durch bedrängende Fragen zu verletzen. In dem Buch »Würde – Annäherung an einen vergessenen Wert in der Psychotherapie« gibt Luise Reddemann (2008) grundsätzliche Anregungen, den Begriff der Würde für die eigene psychotherapeutische Arbeit zu überdenken. Sie führt aus, dass Verletzungen gegen die Würde der Patienten und Patientinnen sowohl aus fehlender Empathie und Unachtsamkeit erfolgen können als auch durch das Bedürfnis der Therapeuten nach Selbstschutz. Dass möglicherweise ein professioneller Narzissmus es nicht zulasse, sich eigene Würdeverletzungen oder die Tatsache, Fehler machen zu können, einzugestehen (S. 101). Dass auch eine große Bereitschaft und das Engagement zum Helfen-Wollen auf Seite der Therapeutinnen mitunter zu Fehlern führen können, die die Würde des Gegenübers verletzen können. Sie plädiert für eine würdeorientierte Therapie für Menschen, die Traumata erlitten haben. Dabei nähert sie sich dem Begriff der Würde aus verschiedenen Perspektiven an. Eine relativ einfach zu »handhabende« Arbeitsgrundlage ist die Definition aus Meyers Lexikon (zit. nach Reddemann, 2008): »Würde, die einem Menschen kraft seines inneren Wertes zukommende Bedeutung; auch Bezeichnung für dieser Bedeutung entsprechende achtungsfördernde Haltung (Menschenwürde)« (S. 9). Hüther (2018) beschreibt Würde als eine eigene, dem Menschen innewohnende Eigenschaft, als ein unveränderliches Merkmal, welches nicht abhängig ist von anderen und nicht den Umständen ausgeliefert ist. Für Viktor Frankl (zit. nach Hüther, 2018, S. 58 f.), dem Wiener Neurologen und Psychiater sowie Konzentrationslagerüberlebenden, steht außer Frage, dass der Mensch innerlich stärker sein kann als das äußerliche Schicksal. Dass es Menschen möglich ist, sogar dort ihre Würde zu bewahren, wo das Grauen regiert.

Die Grundprinzipien einer würdeorientierten Traumatherapie wie Luise Reddemann sie vorschlägt (2008, S. 135 ff.), finde ich unbedingt beachtenswert. Sich des eigenen Menschenbildes bewusst zu werden, auch der eigenen Verletzlichkeit, stellt eine gute Voraussetzung dar, den anderen in seiner Würde zu achten. Ob ich das Augenmerk auf pathogene oder aber salutogene Faktoren richte, hat eine Auswirkung auf dieses Menschenbild. Sie plädiert dafür, den ganzen Menschen zu sehen, nicht auf Krankheit, Diagnosen oder seine Traumata fixiert zu sein. Es ist ein Bedürfnis, in positiver Weise wertgeschätzt zu werden und gilt als unspezifischer Wirkfaktor in der Therapie. Vorbehaltloser Respekt gegenüber dem Erleben und der Wahrnehmung der Patienten und Patientinnen sind neben Achtsamkeit, Empathie und Mitgefühl zentrale Qualitäten einer würdeorientierten Therapie.

2.5 Respekt, Respekt, Respekt und Wertschätzung, so viel wie geht

Respekt und Wertschätzung sind wesentliche Komponenten für eine positive Beziehungsgestaltung. Diese wiederum ist ein wesentlicher Wirkfaktor für eine erfolgreiche Therapie. Ich begegne dem Menschen, der mit großem Leid zu mir kommt, zunächst einmal mit allergrößtem Respekt und unabdingbarer Wertschätzung. Eine respektvolle Haltung seiner Person gegenüber ist das, was Menschen, die frühkindlich traumatisiert wurden, am allerwenigsten bekommen haben. Respekt gegenüber dem, was dieser Mensch jetzt erlebt, durchlebt und überlebt hat. Respekt, dass dieser Mensch jetzt dazu in der Lage ist, zu mir in die Therapie zu kommen und etwas verändern will an seiner Lebenssituation. Was mag ihn das gekostet haben, den Schritt zu wagen, in die Therapie zu kommen? Möglicherweise ist es beschämend, es nicht alleine zu schaffen und sich einzugestehen, therapeutische Unterstützung zu benötigen? Mit meiner Haltung von uneingeschränktem, gleichwohl unaufdringlichem Respekt, und Wertschätzung gegenüber allem, was dieser Mensch mitbringt, wirke ich einer neuerlichen Beschämungserfahrung in diesem Moment entgegen. Ich nehme eine Willkommenshaltung und Allparteilichkeit gegenüber allem, was diesen Menschen ausmacht, ein. Mit seinem Leid, seiner Verzweiflung, seiner Scham, seinem Ohnmachtserleben, seiner Freude, seinen Stärken, seinen Talenten, seiner Verletzlichkeit, seinen dunklen Seiten, seinen bestrafenden, seinen verletzenden Seiten und den zarten und verletzlichen auch.

Ich spreche hier zunächst zu Prozessbeginn von Haltung, nicht von dem gesprochenen Wort. Denn traumatisierte Menschen können große Portionen Wertschätzung oft gar nicht vertragen. In der Regel tragen sie unbewusst Widerstand und Misstrauen gegenüber allem, was anders ist, in sich. Unser Gehirn möchte einen Zustand von Kohärenz (Hüther, 2018; Siegel, 1999). Im Fall von frühkindlicher Traumatisierung bedeutet freundliche, wohlwollende und wertschätzende Zuwendung zunächst einmal maximale Inkohärenz für das Gehirn. Denn um ihrer selbst willen wertgeschätzt zu werden, haben Betroffene in ihrer Vergangenheit oft kaum bis gar nicht kennengelernt. Deswegen sollte die Wertschätzung gut portioniert und gewählt sein und ist von vielen Komponenten abhängig: Wie gut ist bereits das Arbeitsbündnis, gibt es schon Vertrauen auch mit dem gesamten Innensystem, was ist gerade das Thema, wie gut bin ich als Therapeutin in Resonanz mit dem Gesamtsystem?

Die meist unbewussten Erwartungen der Klientinnen an die Therapeuten sind in hohem Maße ambivalent. Einerseits besteht eine große Sehnsucht, dass »wir« den betroffenen Menschen sehen und in seinem einzigartigen Sosein annehmen. Dass wir ihn in seinem unaussprechlichen Leid verstehen – und gleichzeitig besteht eine große Angst, dass wir dies tatsächlich tun: ihn um seiner selbst willen wertschätzen. Es herrscht die große Angst, dass wir als Therapeutinnen irgendwann feststellen könnten, dass die Betroffenen doch nichts wert und nicht liebenswert sind, dass sie das Allerletzte sind und wir sie letztlich auch nur fallen lassen werden. Oder aber, dass wir sie in ihrer eigenen Haltung, ein schlechter Mensch zu sein und es nicht anders verdient zu haben, bestätigen könnten. So haben sie es zigmal erlebt. Und das wäre eine neuerliche Beschämungserfahrung.

2.6 Von Respektlosigkeit, Leichtigkeit, Zuversicht und Humor

Dem Menschen gebühren meine unabdingbare Wertschätzung und voller Respekt gegenüber seiner Person in ihrer Gesamtheit, mit allem, was diesen Menschen ausmacht. Den Symptomen gegenüber bin ich wenig bis gar nicht respektvoll, sie beeindrucken mich nicht. Cecchin, Lane und Wendel (2002) schreiben, dass Respektlosigkeit als wichtige therapeutische Grundhaltung ermögliche, flexibel und beweglich zu bleiben. »Es ist uns wichtig zu betonen, dass hier Respektlosigkeit nicht im Sinne der Geringschätzung und mangelnder Achtung von Menschen gemeint ist, sondern ein Sicherlauben und Dazustehen, kreativ von Ideen abzuweichen, wenn es nützlich ist« (S. 12). Traumaspezifische Symptome sind normale Phänomene, die sich als Resultat dessen zeigen, was der Mensch ehemals durchleben musste. Sie weisen auf eine Not hin, die bislang noch nicht gesehen und gelöst wurde, und auf die Notwendigkeit, diese Not zu würdigen und zu wenden. Symptome sind Ausdruck der Folgen der traumatischen Erfahrung und sind in der Regel fast immer behandelbar. Im Übrigen spreche ich lieber von Phänomenen statt von Symptomen. Das Wort Symptom wird allgemein als Merkmal oder Anzeichen für eine Erkrankung benutzt. Das Wort Phänomen kommt aus dem Altgriechischen und bedeutet: »Das, was sich zeigt«. Mir gefällt das besser. Ich möchte durch meine Haltung weder eine Zuschreibung noch eine Pathologisierung vornehmen oder eine solche aktivieren, sondern dem Menschen mir gegenüber unvoreingenommen begegnen. Ein Teilnehmer sagte mir einmal zum Ende der Traumatherapie-Ausbildung: »Ich bin beeindruckt von deiner Haltung. Du bist Respekt und Wertschätzung. Jeder Mensch fühlt sich angenommen und gesehen. Und du hast absolut keinen Respekt gegenüber den Symptomen, die traumatisierte Menschen mitbringen. Du tanzt mit denen. Das fühlt sich leicht und machbar an«.

Genau diese respektlose Haltung und die Zuversicht gegenüber der Behandelbarkeit der Phänomene schaffen Leichtigkeit im Behandlungsprozess. Außerdem erleichtert diese Haltung von Leichtigkeit und Zuversicht es gerade den Klientinnen, sich auf die Arbeit einzulassen, die das Gefühl haben, sich mit der Schwere ihrer Belastung anderen nicht »zumuten« zu dürfen (Nottelmann, 2019). Rudolf (2010) schreibt, dass Menschen durch die Erfahrungen des Lebens versehrt würden. Es sei eine Tatsache, dies zu akzeptieren und mit schmerzlichen Erfahrungen zu rechnen. Das Teilekonzept ermöglicht an dieser Stelle eine hilfreiche Sichtweise. Auch wenn es sich für den betroffenen Menschen so anfühlt, als würde er in seiner Gesamtpersönlichkeit genau dieses Phänomen, zum Beispiel diese Angst, jetzt so erleben, so ist es in der Regel doch nur ein Teil von ihm, der genau das Leid gerade spürt.

Für Klaus Grawe (2004) sind *Hoffnung* und *Zuversicht* mit die wichtigsten Wirkfaktoren in der Psychotherapie. Sie machen eine positive Beziehungsgestaltung aus. Bei Michael Bohne (2016a, 2022) ist *Zuversicht* eine Komponente der therapeutischen Grundhaltung im PEP-Prozess, neben *Leichtigkeit* und *Humor.* Gerade diese Grundhaltung von PEP, eine Mischung aus Zuversicht, Leichtigkeit und Humor, ist bei der Behandlung von Menschen mit komplexen Traumafolgen so hilfreich. Sie wirkt als Antidot gegen die oft anzutreffende »Problemtrance« und die damit einhergehenden traumatypischen Gegenübertragungen auf Therapeutenseite (Nottelmann, 2019). Nach Hanswille und Kissenbeck (2008, S. 154) gehört Humor zu den besten beziehungsgestaltenden Interventionen, über die Menschen verfügen. Neben den vielen guten Auswirkungen auf die Gesundheit fördere Lachen die Möglichkeiten, Neues besser zu behalten. Es hilft dabei, Spannungen abzubauen und Scham aufzulösen. Schiepek (1999) betont, dass der humorvolle Umgang mit Problemen, Themen und sich selbst dazu beitrage, »dass sich Klienten sowohl in der therapeutischen Beziehung wohl fühlen als auch zur eigenen Lebens- und Beziehungsgestaltung etwas mehr Distanz gewinnen. Damit sind Veränderungen leichter möglich (S. 155).«

Zuversicht meint das feste Vertrauen darin, dass etwas eine positive Wendung nimmt, dass etwas gut ausgeht. Ich begegne dem Menschen, mit dem ich arbeite, voller Zuversicht und Vertrauen in seine *Resilienz* und sein *Potential.* Ich glaube unerschütterlich an die jedem Menschen innewohnende Sehnsucht, seinem eigenen Wesen gemäß das ureigene Potential zu entfalten. Dieses Potential ist neben der Überlebenskompetenz allzeit da und da gewesen, denn sonst hätte der betroffene Mensch die schweren Belastungen gar nicht überlebt. Es scheint wie vergraben unter dem Berg der traumatischen Erfahrungen. In der Therapie habe ich oft den Eindruck, dass wir auf gemeinsame Schatzsuche gehen: den versunkenen Schatz, das ureigene Potential jenseits dessen, was der Mensch an Belastung erfahren hat, Schritt für Schritt im eigenen Zeitmaß wieder und neu zu entdecken. Eine Schatzsuche kann beschwerlich sein. Da müssen oft große Erdmengen bewegt werden, um an den Schatz zu gelangen. Es kann kräftezehrend, anstrengend und mit großer Angst verbunden sein, was einem da unterwegs wohl alles begegnen mag. Nicht umsonst ist dieser Aufwand bislang von den Betroffenen vermieden worden. Aber der Aufwand lohnt sich, wenn der Mensch dann nach erfolgreicher Therapie seinen Schatz in den Händen hält.

2.7 Vertrauen in die Resilienz

In der Regel verfügen gerade traumabetroffene Menschen über sehr große Resilienzen. Ursprünglich stammt der Begriff der *Resilienz* (lat. resilire = »zurückspringen«) aus der Physik und bezeichnet die Eigenschaft von Materialien, nach einer Belastung flexibel in ihren Ausgangszustand zurückzukehren (Hanswille u. Kissenbeck, 2008). Walsh (2006) versteht unter Resilienz die Fähigkeit, schwierige Lebenssituationen oder Lebensphasen gestärkt zu bewältigen und Ressourcen zu entwickeln, die sich ohne diese Lebenssituationen nicht entwickelt hätten. Und aus systemischer Perspektive: »Unter Resilienz wird die Fähigkeit von Menschen verstanden, Krisen im Lebenszyklus unter Rückgriff auf persönliche und sozial vermittelte Ressourcen zu meistern und als Anlass für Entwicklung zu nutzen. Mit dem Konzept der Resilienz verwandt sind Konzepte wie Salutogenese, Coping und Autopoiese. Alle diese Konzepte fügen der Orientierung an Defiziten eine alternative Sichtweise bei« (Welter-Enderlin, 2006, S. 13). Und bei Edith Eger (2019), als Ausschwitzüberlebender, lässt sich lesen: »Wir konnten eine Art innere Stärke entdecken, auf die wir zurückgreifen konnten – eine Art, mit uns selbst zu sprechen, die uns half, uns innerlich frei zu fühlen. Die uns in unserer eigenen Moral geehrt hielt, und uns ein Fundament und ein Versprechen gab, selbst wenn die extremsten Gewalten uns zu beherrschen und auszumerzen versuchten. Ich bin ein guter Mensch. Ich bin unschuldig. Irgendwie wird aus dem hier etwas Gutes entstehen« (S. 90).

Mit Resilienz verbinde ich die ureigene jedem Menschen innewohnende Kraft, krisenhafte Situationen zu meistern und auch an ihnen zu wachsen. Der Mensch wäre nicht bei mir in der Behandlung, wenn er sein Leben bisher nicht gemeistert hätte – wie auch immer das bis dahin ausgesehen haben mag. Das erfordert große Resilienz. Und er will an seiner Situation, die ihm seine aktuelle Lebensgestaltung erschwert, etwas ändern. Dies kann manchmal etwas dauern und es braucht Geduld von beiden Seiten. Heute bin ich immer wieder erstaunt, wie vergleichsweise schnell die Prozesse verlaufen – gerade durch den Einbezug von Klopfen in die traumatherapeutische Prozessgestaltung.

2.8 Therapeutische Abstinenz sowieso

Eigentlich versteht sich die therapeutische Abstinenz aus ethischen und moralischen Gesichtspunkten von selbst. Schon Freud beschrieb die therapeutische Abstinenz als empfehlenswerte therapeutische Haltung (zit. nach Fischer und Riedesser, 1999, S. 186). Fischer und Riedesser (1999) bezeichnen

Abstinenz als eine zentrale therapeutische Haltung in der Psychoanalyse und der Traumatherapie. »Die Abstinenzregel beinhaltet die Vermeidung sexueller Kontakte zwischen Therapeut und Patient. Ebenso verlangt die Abstinenzregel vom Therapeuten, dass Handlungen zu vermeiden sind, die überwiegend oder ausschließlich seinen Interessen, Bedürfnissen und weltanschaulichen Ansichten entsprechen. Die Abstinenzregel erweise sich als Korrektiv zum therapeutischen Narzißmus und einer möglicherweise egozentrischen Haltung von Traumahelfenden« (S. 186 f.). Parteiliche Abstinenz wird von den Autoren im Sinne einer klaren Stellungnahme zur traumatischen Situation und einer solidarischen Haltung mit dem Betroffenen als Prinzip der Traumatherapie bezeichnet. Die »parteiliche Abstinenz« lasse in jedem Fall den Betroffenen den eigenen Weg finden und halte sich mit Bewertungen zurück.

Körperliche Berührung durch Therapeuten sollte nach meiner Erfahrung besonders bei erwachsenen Klienten und Klientinnen am besten gar nicht stattfinden, es sei denn, Sie selbst sind Körpertherapeut oder -therapeutin und eine spezifische Art von Berührung ist eine sinnvolle Intervention in Ihrem Behandlungskonzept. Manchmal kann eine leichte Berührung am Arm oder an der Schulter hilfreich sein. Dies kann und darf vorkommen, beispielsweise, um bei der Reorientierung im Fall von Dissoziation zu unterstützen. Das sollte aber vorher in einem alltagsfunktionalen Ich-Zustand besprochen werden. Allein schon deswegen ist das Klopfen eine so wunderbare Interventionsmöglichkeit. Therapeutin und Klientin machen das Gleiche. Beide Seiten klopfen jeweils Punkte auf dem eigenen Körper. Von daher stellt diese Intervention ein ungefährliches Beziehungsangebot dar.

Gerade in multiprofessionellen pädagogischen und therapeutischen Teams halte ich von Institutionsseite her die Sensibilisierung und eine klare Stellungnahme hinsichtlich der *erotischen und sexuellen Abstinenz* für wichtig und wesentlich. Durch die traumaspezifische Übertragungsdynamik begünstigt, geraten vor allem Berufsunerfahrene oft in die Situation, zu flirten oder auf Übertragungsangebote seitens der Klientin einzugehen oder solche zu signalisieren. Das ist nicht nur ethisch und moralisch inakzeptabel. Es wäre kontraindiziert für die Gestaltung eines professionellen Arbeitsbündnisses und würde einen Übergriff in die Privatsphäre der Klientin, einen »Missbrauch« der professionellen Haltung bedeuten. Auch wäre es eine Reinszenierung der früheren traumatischen Situation und Beziehungsdynamik, mit einer neuerlichen Beschämung des Gegenübers – »blame the victim«. Damit ist gemeint, dass es immer wieder passiert, dass die traumabetroffenen Menschen im späteren Leben wieder und wieder beschämt werden. Traumahelfende sind Dienstleister, die den betroffenen Menschen bestmöglich und mitfühlend abstinent in seinem Entwicklungsprozess begleiten sollten.

Ebenso ausgeschlossen sind *Freundschaften oder kumpelhafte Beziehungen* zwischen Teilen des Helfersystems und den betroffenen Menschen. Klientinnen nehmen nicht die Hunde oder Kaninchen der Therapeutinnen, wenn diese im Urlaub sind. Und mähen auch nicht den Rasen oder helfen nicht bei Partys. Hier würden Nähe und eine Bindungsform suggeriert werden, die in keinster Weise der Wirklichkeit des Begegnungsraumes, in dem Therapeutin und Klientin sich bewegen, entspricht. Und es wäre ganz klar eine Grenzüberschreitung und ein »Missbrauch« der therapeutischen Beziehung. Es ist an den Traumahelfenden, den Betroffenen ein angemessenes Modell für Nähe und Distanz zur Verfügung zu stellen.

2.9 Eine gute Mischung: mitfühlend abstinentes Berufs-Ich

Angeregt durch den Begriff der »parteilichen Abstinenz« bei Fischer und Riedesser (1999) habe ich später den Begriff der empathischen oder *mitfühlenden Abstinenz* formuliert. Auch bei Huber (2003, S. 33) finden wir den Begriff der »empathischen Abstinenz«. Dieser meint, traumabetroffene Menschen empathisch, mitfühlend, respektvoll und achtsam in ihrem Entwicklungsprozess zu begleiten und gleichzeitig absolut abstinent zu sein hinsichtlich eigener egozentrischer Bedürfnisse. Verdeutlichen wir uns, dass wir es im Fall von komplexen Traumafolgen in vielen Fällen mit Menschen zu tun haben, die in ihrer frühen Kindheit durch nahe Bezugspersonen sexuelle Gewalterfahrungen oder desorganisierte Bindungserfahrungen erlebt haben. Ihr Bindungssystem ist hochgradig irritiert. Ein Näheerleben wurde oftmals durch sexuelle Handlungen oder andere Gewalterfahrungen hergestellt. So besteht die Gefahr, dass sexuell traumatisierte Menschen in der aktuellen Gegenwart Nähe mit einer Einladung zu erotisierenden oder sexuellen Handlungen und Interaktionen verwechseln. Besonders die traumanahen Ego-States sind häufig in ihrer eigenen Trauma-Realität gefangen. Ihnen fehlt die Präsentifikation für die Gegenwart und damit auch das Wissen über eine der Situation angemessene Kontaktaufnahme. Hier gilt es als Therapeut, eine sehr klare, wohlwollende Haltung einzunehmen, wie beispielsweise mit der Intervention: »Hier passieren nur Dinge, die für Sie und alles, was Sie ausmacht, in Ordnung sind«. Meines Erachtens sollte sich die Abstinenzregel in der Traumatherapie auf jegliche egozentrischen Bedürfnisse auf Therapeutenseite beziehen.

Um den traumadynamischen Übertragungsfallen zu entgehen, finde ich das Einnehmen der professionellen Haltung aus der Ego-State-Perspektive hilfreich. Als Therapeutin begegne ich meinem Gegenüber mit meinem kompetenten, empathisch mitfühlenden, professionellen Ich. Mit diesem bin ich die Geduld in Person, mitfühlend und klar hinsichtlich meiner Rolle. Während ich dies schreibe, tauchen Erinnerungen aus der Zeit meiner traumatherapeutischen Ausbildung bei Luise Reddemann im Jahr 2000 auf. Für mich als damals noch recht unerfahrene Traumatherapeutin war die Empfehlung von Luise Reddemann sehr beeindruckend, unsere verletzten (heute würde ich sagen: unsere noch nicht integrierten verletzten) kindlichen Anteile doch bitte zu Hause beziehungsweise am sicheren Ort zu lassen, wenn wir als Therapeutinnen unserer Arbeit nachgehen. Dieses Bild und meine eigenen Erfahrungen damit waren für mich wegweisend und wichtig im Hinblick auf meine therapeutische Haltung und Arbeit: Würdevoll und respektvoll mit mir als erwachsener Frau und meinen eigenen verletzten Ich-Zuständen umzugehen und natürlich ebenso mit meinen Klienten und Klientinnen sowie deren Systemen. In den folgenden Jahren entwickelte ich daraus eine Haltung, die ich als *mitfühlend abstinente Berufs-Ich-Haltung* bezeichne. Meine eigenen verletzten und bedürftigen Anteile bleiben zu Hause. Aus der Haltung meines Berufs-Ich bin ich empathisch, mitschwingend, in Resonanz mit allem, was die Klientin mitbringt und begleite geduldig jeden Schritt, den sie tut oder nicht tut. Für mich ist das Einnehmen dieser Haltung vor jeder und in jeder Sitzung sehr hilfreich.

Ich vermute, Sie, liebe Leserin und lieber Leser, haben Ihre eigenen Rituale, um sich auf die Begegnung mit ihren Klienten einzustimmen. Mir bieten das Ressourcen-Team (Huber, 2003; Reddemann, 2004a, 2004c) oder das Rückenstärk-Team (siehe Praxisteil in Kapitel 9) eine hilfreiche Einstimmung. Vor jeder Sitzung imaginiere ich mir wichtige Lehrerinnen und Lehrer. Die Teamzusammensetzung ist dabei abhängig von der Klientin, die zu mir kommt, und den entsprechenden Thematiken. Mein Stammteam bleibt seit Jahren konstant und ist in der therapeutischen Begleitung meiner Klientinnen eine großartige Unterstützung. Auch die Imagination der Acht (siehe Praxisteil in Kapitel 9) nach Phyllis Krystal (1999) gehört zu meiner Einstimmung auf mein Berufs-Ich. Sie hilft mir, meinen eigenen Raum einzunehmen und zu wahren und gleichzeitig mein Gegenüber zu ermächtigen, auch einen solchen eigenen autonomen Raum zu haben.

2.10 Psychohygiene der eigenen Person gegenüber

Neben der eigenen Selbsterfahrung ist supervisorische Unterstützung ein essenzieller Bestandteil der psychotherapeutischen Arbeit, gerade bei Traumathemen, und dient neben der eigenen Entlastung und Klärung der Psychohygiene der

Therapeutinnen. Wie gut ich mich selbst kenne und inwiefern ich um meine eigenen Verletzungen weiß und diese integriert habe, ist dabei natürlich wichtig. Mich immer wieder in meiner therapeutischen Haltung zu überprüfen, ist mir, wie wohl allen therapeutisch arbeitenden Kolleginnen und Kollegen, ein wichtiges Anliegen. Nur so bemerke ich, in welche Übertragungsfallen ich gerade tappe, welches Knöpfchen für eigene Verletzungen und entsprechende Reaktionen bei mir in der Zusammenarbeit mit der Klientin ausgelöst werden etc. Ob wir uns trauen, uns in der Supervision zu zeigen, auch mit unseren Ängsten, unserer Besorgnis, möglicherweise von Kollegen und Kolleginnen für Anliegen verurteilt zu werden, hängt natürlich ganz wesentlich davon ab, wie selbstreflektiert wir sind und welche Atmosphäre in der Supervision herrscht. Ob uns dort eine wohlwollende, respektvolle, empathische Lernatmosphäre begegnet, oder eine narzisstisch angehauchte Konkurrenzsituation im Sinne von: »Wer hat den schwierigsten Patienten und wer ist die beste Therapeutin?«

Ich erinnere mich noch an meine ersten Supervisionen als therapeutische Anfängerin. Damals arbeitete noch in der psychiatrischen Klinik. Zu den Supervisionen kamen nur einige Teammitglieder, nämlich diejenigen, die Supervision als wichtig erachteten. Dort wurde dann in aller Ausdifferenzierung die Schwere der Symptomatiken und Traumainhalte der Patienten präsentiert, so, als würde es um einen Wettstreit gehen. Ich fand das damals unglaublich anstrengend, traute mich als Berufsanfängerin aber nicht, das zu sagen. Ich dachte, das sei im klinischen Alltag »normal«. Heute ist es mir in meiner Rolle als Supervisorin wichtig, sowohl eine wohlwollende Arbeitsatmosphäre zu schaffen als auch, wenn eben möglich, darauf zu achten und dafür zu sensibilisieren, dass auf das explizite Ausbreiten von traumatischen Inhalten verzichtet wird. Das dient nicht nur der Psychohygiene der Therapeuten, sondern hat für mich auch etwas mit Respekt und Würde gegenüber der eigenen Person zu tun, sowie damit, die Würde der Klientinnen und Klienten zu wahren. Damit werden diese oder das Klientensystem nicht auf die Symptomatik und die Belastung, die sie erlebt haben, reduziert. Meines Erachtens besteht die Gefahr, dass wir den Blick auf die Gesamtperson, ihr Potential, ihr eigentliches Anliegen und die wesentliche zugrundeliegende Dynamik verlieren, wenn wir uns zu sehr und dezidiert mit den Inhalten beschäftigen.

2.11 Demut – der Mut, zu dienen

Unter Demut verstehe ich die Akzeptanz, dass es etwas gibt, was ich nicht beeinflussen kann, was jenseits meines Einflussbereiches liegt. Der Ausdruck kommt vom althochdeutschen Begriff »diomuoti« und lässt sich auf die Bestandteile

»dienen« und »Mut« herunterbrechen. Den *Mut, zu dienen* finde ich eine sehr schöne Metapher für die therapeutische Arbeit mit Traumabetroffenen. Es braucht Demut gegenüber dem Schicksal des Menschen, den ich begleite, um das in vielen Fällen unermessliche Leid unseres Gegenübers mitzufühlen und anzuerkennen, ohne darin baden zu gehen und immer wieder mutig gemeinsam nach Wegen zu suchen, die gangbar und jetzt in diesem Moment hilfreich sind. Erich Fromm (1976) beschreibt Demut als die der Vernunft und Objektivität entsprechende emotionale Haltung zur Voraussetzung der Überwindung des eigenen Narzissmus.

Es ist unabdingbar, mir meiner eigenen Begrenztheit als Therapeutin gewahr zu sein und zu akzeptieren, dass es Fälle und Situationen gibt, in denen es nicht weitergeht oder nicht weitergehen darf. Ich muss mir eingestehen können, dass das, was ich anzubieten habe, möglicherweise für diesen Menschen und in dieser Situation nicht oder nicht mehr das Richtige ist. Dass ich trotz meiner Erfahrung und therapeutischen Kompetenz längst nicht alles verstehe und begreife. Wer kennt sie nicht, diese Fälle, die einfach nicht weiterzugehen scheinen? In solchen Situationen braucht es Mut, das zu akzeptieren und entsprechend zu handeln. Gemeinsam würdigen, welche Schritte bislang gegangen worden sind, und dann gemeinsam nach anderen Wegen der Begleitung suchen und den Therapieprozess wertschätzend beenden – und sich dann demütig verneigen und akzeptieren, dass der Heilungsprozess bis hierhin gut war und möglicherweise nicht weitergehen kann oder darf.

3 Potentialorientierte Traumatherapie

»Was ich heute bin, ist ein Hinweis
auf das, was ich gelernt habe,
aber nicht auf das, was mein Potential ist.«
Satir (zit. nach Foerster, 2024)

3.1 Am Phänomen ausgerichtet und am Prozess orientiert

In einer am *Potential orientierten Traumatherapie* gehe ich davon aus, dass dieses im Menschen vorhanden ist und sich seinem Wesen gemäß entfalten will, gleich, welche traumatischen Erschütterungen einem Menschen widerfahren sind und wie prägend diese Erfahrungen auch immer gewesen sein mögen.

In der Therapie schaffen wir im Grunde genommen »nur« geeignete Bedingungen und Wege hin zu diesem Potential, die gemeinsam aufgespürt und begangen werden. (Im Sinne von der Gestalttherapeutin Barry Stevens, 2005, S. 1: »Don't push the river, it flows by itself«). Auf gar keinen Fall »stören« wir durch die Therapie diese wesensgemäße Entwicklungssehnsucht, indem wir sie mit unseren eigenen Vorstellungen davon überfrachten, was unserer Ansicht nach in einem gelungenen therapeutischen Prozess passieren müsste. Ich finde es hilfreich, mich dabei am Phänomen auszurichten: an dem, was sich in dem Moment im Prozess zeigt, und darauf hinweist, dass eine Not bisher nicht gesehen wurde. Dieses Phänomen weist auf die Notwendigkeit hin, dass diese Not gewürdigt und gewendet werden will, wenn es sein soll und sein darf. Dabei begleitet die Therapeutin die Klientin und deren Innensystem in ihrem ganz individuellen Prozess. Ich orientiere mich damit an der Wirklichkeitskonstruktion der Klientin und übernehme hinsichtlich dessen, was sich im Prozess zeigt, wortwörtlich ihre Aussagen oder die ihrer Anteile. Mitfühlend abstinent enthalte ich mich in einer am Potential ausgerichteten Therapie – wenn eben möglich – jeglicher Zuschreibung oder Pathologisierung. Ich stelle mit meiner Haltung einen Raum zur Verfügung, in dem diese aktuelle Wirklichkeitskonstruktion der Klientin und ihres Systems wertfrei und mit Interesse und Wohlwollen angeschaut und verstanden werden kann. Mein Verständnis von Gesundheit und Krankheit basiert unter anderem auf Antonowsky (1997). Er versteht beide Komponenten als Kontinuum. Welche Instanz entscheidet, was gesund, ungesund oder pathologisch ist? Was als krank und was als gesund deklariert wird, entsteht letztendlich im Auge des Betrachters oder der Betrachterin. Zuschreibungen sind mächtige Instrumente und gerade komplex traumatisierte Menschen sind sehr suggestibel und empfänglich dafür.

Meines Erachtens sollten wir die Therapie auch nicht mit zu vielen Übungen zur Ressourcenaktivierung oder zur Stabilisierung überfrachten, denn das würde ja bedeuten, dass ich als Therapeutin davon ausgehe, dass die Klientin selbst bislang keine Ressourcen hatte. Hat sie aber, sonst wäre sie nicht da, wo sie heute ist. Aber Ressourcen können sich erschöpfen und ebenso können sie ausgebeutet werden. Also gilt es, eigentlich unglaubliche Ressourcen gemeinsam zu entdecken und Betroffenen einen Zugang zu diesen zu ermöglichen. Ich habe immer wieder die Erfahrung gemacht, dass Klientinnen mit einer großen Zahl von Übungen, wie beispielsweise mit einem Notfallkoffer, in dem sich 36 Zettel mit Übungen befinden, in einem tatsächlichen Notfall gar nichts anfangen können. Das ist, was günstigstenfalls passiert. Im ungünstigen Fall – und der tritt nach meiner Erfahrung leider gar nicht selten ein – verbuchen Klientinnen das dann als Defizit bezogen auf die eigene Person, ganz nach dem Motto: »Wusste ich doch, bei mir hilft nix. Nicht mal das kann ich, dabei strengt sich meine Therapeutin doch so an.« Und die Spirale aus Beschämung, Defizitorientierung und Selbstwertminderung dreht sich weiter.

Ähnlich wie Luise Reddemannn (2004c, 2004a, 2017) und viele andere Autorinnen und Autoren betrachte ich die erwachsene Person als kompetent und ressourcenvoll. Diese Ansicht wird auch in der Systemischen Therapie vertreten (u. a. von de Shazer, 1989, 1992; Sparrer, 2002; Hanswille u. Kissenbeck, 2008). Allparteilich gegenüber dem Innensystem gilt es, diese in ihrer Individualität zu stärken, damit sie sich dem inneren Schrecken in ihrem Zeitmaß zuwenden und ihn integrieren kann. Potentialorientiertes Vorgehen bedeutet für mich inzwischen, eher puristisch oder minimalistisch in meinen Interventionen zu sein. Dabei beschränke ich mich in der Regel auf eine relativ kleine Anzahl zentraler Übungen (sind im Praxisteil in Kapitel 9 zu finden). Das ist meine ganz subjektive Auswahl, die sich im Laufe der Jahrzehnte als essenziell in der

Begleitung der Entwicklungsprozesse herauskristallisiert hat: Wenn scheinbar gar nichts geht im Prozess, mitfühlend die Not zu würdigen (»Ja, das fühlt sich schlimm für Sie an.«) und offene Fragen zu stellen (»Bei allem, was sich für Sie so schlimm anfühlt, wie haben Sie es trotzdem geschafft, heute Morgen aufzustehen und hierhin zu kommen? Erzählen Sie mir davon.«)

> Traumatherapeutische Begleitung bedeutet für mich, einen Menschen auf dem Weg hin zu seinem ureigenen Potential zu unterstützen. Dafür muss zuallererst das erwachsene Ich in einem klar strukturierten Setting in seiner Kompetenz gesehen, angesprochen, gefördert und gestärkt werden.

Von der Eiche, die als Fichte aufwuchs

Abschließen möchte ich diesen Abschnitt mit einer Geschichte von Wolf Büntig zu wesensgemäßer Entwicklung. Wolf erzählte sie zu Beginn der Ausbildung zur Potentialorientierten Therapie im Jahr 1993: Früher fuhr man an einem stattlichen Fichtenwald vorbei, wenn man ins ZIST (Zentrum für Individual- und Sozialtherapie, malerisch im Voralpenland gelegen) wollte. Nachts war ein Sturm über das Land gezogen und hatte den Fichtenbestand komplett entwurzelt. Wo einstmals die Fichten standen, war Kahlschlag zu sehen und ein Bild der Verwüstung tat sich auf. Sie hatten mit ihren flachen Wurzeln dem Sturm nicht standgehalten. Wohl aber ragte mittendrin aus dem Szenario ein merkwürdig aussehender Baum, in seiner Gestalt einer Fichte ähnlich. Unten breit und sich nach oben verschlankend. Bei genauerem Hinschauen ließ sich eine Eiche erkennen, die sich in ihrem Wuchs den schnell wachsenden Fichten angepasst hatte. Das war ihre Überlebensstrategie unter den Fichten. Mehrere Jahre gingen ins Land und nach und nach entwickelte sich die »Eichenfichte« ihrer eigenen Bestimmung gemäß auch in ihrer Wuchsform zu einer Eiche. Jetzt, nachdem sie den Standort nicht mehr mit schnell wachsenden Fichten teilen musste, begann sie auch im oberen Teil ihre Äste zu verzweigen und sich allmählich in Wuchs und Gestalt zu einer Eiche mit einer ausladenden Krone zu entwickeln. Nach einigen Jahren war aus der »Eichenfichte« eine prachtvolle, mächtige Eiche geworden.

Für mich gibt es einige Parallelen zwischen der Geschichte von der »Eichenfichte« und der Geschichte eines traumatisierten Menschen. Unter Bedingungen, die im frühkindlichen Alter traumatisieren, ist das Leben eines Menschen auf das pure Überleben ausgerichtet. Die Bedingungen waren in der Regel verheerend und nicht förderlich für eine wesensgemäße selbstbestimmte Entwicklung. Zum Überleben notwendige Traumaschemata bestimmten die Entwicklung der Persönlichkeit massiv. In der Regel sind die betroffenen Menschen in diesen gefangen, wenn sie zu uns in die Therapie kommen. Und es gilt, sich immer wieder vor Augen zu führen, dass gerade traumatisierte Menschen über unglaubliche Überlebenskompetenzen und Resilienzen verfügen. Sie sind Meister im Überleben. In der Therapie geht es dann darum, dass sie zu Meistern in einem selbstgewählten und selbstbestimmten Leben werden. Dass sie zunehmend bestimmen, wohin der eigene Weg gehen soll, dass sie selbst beginnen, das innere Orchester zu dirigieren, dass sie das Steuer für ihr Leben in die Hand nehmen – oder welches Bild auch immer als hilfreiche Metapher dafür dienen mag. Ulrich Sachsse (2004) betont als ein zentrales Ziel der Traumatherapie, dass »die Patienten Meisterschaft im Umgang mit sich selbst erlangen« (S. 189). Damit bezieht er sich im Wesentlichen darauf, dass die Patienten ein gutes Selbstmanagement über sich selbst erlangen. Als Therapeuten, Beratende und Coaches begleiten wir sie ein Stück auf ihrem Weg dahin, in ihren »posttraumatischen Entwicklungs- und Wachstumsprozessen«.

Das Setting will gestaltet sein

Sachsse (2004) schreibt, dass »jede Form von assoziativer Therapie, die unstrukturiert und unklar ist und regressionsfördernde Elemente enthält«, sich für komplex traumatisierte Menschen verbietet (S. 188). Auch deswegen kommt der klaren Settinggestaltung, wie im Kapitel zur Traumadynamik schon erwähnt wurde, gerade zu Therapiebeginn eine entscheidende Rolle zu – und nicht nur, um die traumaspezifische Übertragungsdynamik zu begrenzen. Ich fasse hier nochmal einige Gedanken zur Settinggestaltung kurz zusammen: Nach dem Prinzip, den größtmöglichen Unterschied zur traumatischen Situation herzustellen (u. a. Bateson, 1981), ist das Setting von Sicherheit, Transparenz, Kontrollmöglichkeit und Selbstbestimmung für den Klienten geprägt. Zunächst geht es um die Herstellung eines Sicherheit und Halt vermittelnden Arbeitsbündnisses, getragen von einer empathischen, abstinenten und humorvollen therapeutischen Grundhaltung, die Zuversicht und Trost vermittelt. Mit einer wertschätzenden systemischen Haltung begegnen wir als Therapeuten dem erwachsenen Ich des Klienten und bleiben zugleich allen inneren Anteilen gegenüber parteilich.

Die klare Formulierung von Therapiezielen und Aufträgen von Seiten des Klienten ist essenzieller Bestandteil des Prozessbeginns ebenso wie Diagnostik und Psychoedukation über die Symptomatik. Therapieziele und Aufträge werden im weiteren Prozessverlauf immer wieder überprüft. Dies dient der Gestaltung des Prozessverlaufes ebenso wie der Autonomieentwicklung und der Stärkung der integrativen Kapazitäten des Klienten. Der primäre Fokus liegt in der Stärkung der erwachsenen Alltagskompetenz – dies erachte ich als den Königsweg im Prozess. Hauptthemen, besonders zu Beginn der Behandlung, aber auch immer wieder zwischendrin, sind Affektkontrolle, Reorientierung, Aktivierung von Ressourcen und Anregung der Selbstfürsorge für versorgungsbedürftige innere Anteile, erste Traumaverarbeitungen und -integrationen. Voraussetzung für Sequenzen der Traumaintegration oder -verarbeitung sind äußere und innere Sicherheit. Der Erwachsene Ich-Zustand hat die Fähigkeit entwickelt, belastende Gefühle auszuhalten, ohne zu dissoziieren, sich selbst beruhigen und trösten zu können und die innere Welt zu versorgen. Er verfügt über die kognitiven Fähigkeiten, sich vom traumatischen Material zu distanzieren, verfügt über genügend Präsentifikation und Bewusstsein. Für die Traumaintgegration eignen sich neben meinem ganz persönlichen Favoriten des traumaspezifischen Klopfprozederes (siehe Kapitel 8) Methoden wie die Beobachter- und Bildschirmtechnik (u. a. Reddemann, 2004c, 2004a, 2017), EMDR (u. a. Shapiro u. Forrest, 2001; Leutner u. Cronauer, 2022) sowie die Pendeltechnik mit fraktionierter Abreaktion (Phillips u. Frederick, 2003; Zanotta, 2019). Die Beobachter- und auch die Bildschirmtechnik lassen sich hervorragend mit dem *Klopfprotokoll Traumaintegration* kombinieren.

Ganz zum Ende des Therapieprozesses geht es um das Betrauern und Abschließen der traumatischen Vergangenheit. Dissoziative Klienten nehmen sich dann oft erstmals als kohärente Persönlichkeit wahr. Eine Neuorientierung findet statt: »Wer bin ich, was will ich, wenn ich das Buch der Vergangenheit zugeklappt habe? Wer bin ich, der da wie ein Phönix aus der Asche steigt? Wie werde ich sein, wenn ich jenseits meiner Traumavorgeschichte mein eigentliches Potential entfalte und sich mein eigentliches Wesen offenbart?«

3.2 Das erwachsene Ich stärken und integrative Kapazität fördern

Menschen mit Traumaerfahrungen fällt es in der Regel schwer, sich kohärent im Hier und Jetzt aufzuhalten. Kohärenz bedeutet »ganz« sein, in sich logisch zusammenhängend. Peter Levine (1998) bezeichnet einen Organismus als kohärent, der im Gleichgewicht ist und sich auf optimale Weise selbst regulieren kann. Ein »gesunder« Mensch kann sich in der Regel selbst regulieren, Traumabetroffene sind dazu oft nicht in der Lage, denn ungelöster traumatischer Stress stört die Fähigkeit, sich selbst zu regulieren (Zanotta, 2019). Auf innere und äußere Stressoren reagieren sie mit eng begrenzten stereotypen Reaktionsmustern und Verhaltensweisen. Insgesamt leiden Betroffene an erhöhtem Arousal, sind in Anspannung, haben Angst, von den überwältigenden traumatischen Bildern, Erinnerungen, Gefühlen und dem traumatischen Erleben eingeholt und überflutet zu werden. Bei reflexhaften limbischen Reaktionen, die sich in spezifischen oder unspezifischen dissoziativen Phänomenen äußern, heftigen Affekten und Impulsdurchbrüchen, verliert der betroffene Mensch in der Regel den Kontakt zu seinem erwachsenen Ich mit entsprechenden kognitiven und exekutiven Funktionen.

Der erwachsenen Person von heute fehlt zu Beginn der Therapie zunächst die Gesamtsicht auf das System. Diese Art von Vermeidung hat natürlich gerade im Fall von chronischer Dissoziation eine Schutzfunktion, denn »da drinnen« ist es chaotisch, traumatisch, belastend. Verletzten traumanahen jüngeren Ich-Zuständen und scheinbar aggressiven, die Gesamtperson abwertenden Ich-Zuständen könnte sie da begegnen. Die erwachsene Person hat in der Regel Angst vor der Hinwendung nach innen und vermeidet alles, was im Entferntesten mit Trauma, aber auch mit Introspektion zu tun hat. Und so lange eine Nichtrealisation besteht, kommt es zum unbewussten Wiedererleben und Reinszenieren der traumatischen Erfahrung, wie Pierre Janet schon 1889 feststellte. Zur allmählichen Realisierung benötigt man aber eine genügend Ich-starke erwachsene Person. Nur diese ist in der Regel dazu in der Lage, heute für Sicherheit zu sorgen, sich fürsorglich und tröstend jüngeren Ich-Zuständen zuzuwenden.

Den kompetenten erwachsenen Ich-Zustand nachhaltig zu aktivieren und geduldig zu fördern, ist meines Erachtens das absolut vorrangige Ziel zu Beginn des therapeutischen Prozesses. Nur erwachsen kann sich die Person der bislang »vermiedenen« inneren Welt in ihrem Zeitmaß zuwenden (siehe Abbildung 13). Nur erwachsen kann der Mensch realisieren, dass es heute sicher ist und für die Sicherheit der inneren Welt sorgen. Geeignete Methoden, um den erwachsenen Ich-Zustand zu aktivieren und damit Kontrolle zu ermöglichen, sind beispielsweise aus dem Klopfszenario (siehe Kapitel 5): der Gegenwartsanker, Klopfen zur Affektberuhigung, Reorientierung und die Selbstfürsorge-Übung. Andere Methoden, die ich gerne zur Stärkung des erwachsenen Ich-Zustandes verwende, sind das »Ressourcen-Team« (Huber, 2003; Reddemann, 2004c, 2017), der »Schutzkreis« zum Schutz der eigenen Person (Krystal, 1999) und »die Acht« zum Behaupten des eigenen Raumes, um nur einige meiner gerne verwendeten subjektiven Auswahl zu nennen (siehe Praxisteil in Kapitel 9).

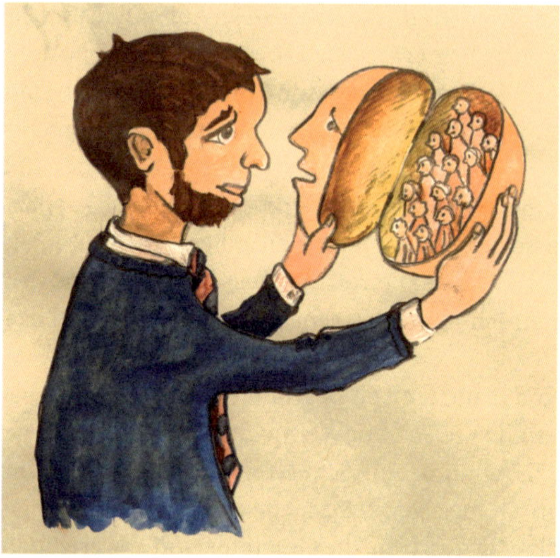

Abbildung 13:
Erwachsen »first!« (Grafik: © Wiebke Vormstein, 2022)

Viele Autoren und Autorinnen (Herrman, 1993; Kluft, 1988; Putnam, 1989; Ross, 1989; van der Hart et al., 2008; Phillips u. Frederick, 2003; Courtois, Ford u. Cloitre, 2011; Reddemann, 2004c, 2004a, 2017) stellen die Notwendigkeit der psychischen Stabilisierung an den Behandlungsbeginn. Stabilisierung in jeglicher Form kann in der Regel aber nur über einen *kompetenten erwachsenen Ich-Zustand* erreicht werden. Gleiches gilt für die Integration und Realisation von traumatischen Erinnerungen, die die jüngeren Ich-Zustände betreffen. Dazu schreibt Luise Reddemann (2004c):

> Nach unserem Konzept handelt es sich in den allermeisten Fällen von heftigen Gefühlen, die nicht zu dem Verhalten einer erwachsenen Person zu passen scheinen, um unaufgelöste Konflikte, Verletzungen oder Traumata aus der Vergangenheit, meist der Kindheit. Die Arbeit mit dem inneren Kind erscheint uns daher als ein sehr wichtiges Instrument, die erwachsene Person von heute in ihrer Funktionsfähigkeit zu stärken, dabei aber gleichzeitig eine innerseelische Regression zu ermöglichen, ohne dass sich die Regression in der Beziehung ausbreitet. Das Arbeitsbündnis zwischen Therapeutin und Patientin bleibt intakt. Im Wesentlichen kann man so auch mit nicht-kindlichen, aber eben jüngeren Teilen, verfahren. Die Person, die in die Therapie kommt, wird als erwachsen und voll funktionsfähig angesehen und behandelt, die Probleme werden dem jüngeren Ich zugeschrieben und die Person von heute eingeladen, sich um den jüngeren Teil zu kümmern. Damit ist die Hilfe suchende Patientin sofort als kompetent und Ressourcen-voll angesprochen. (S. 72 f.)

Einige Autoren und Autorinnen betonen, dass es gerade bei chronifizierter Dissoziation ein wichtiger Therapieaspekt sei, zu lernen, den Fokus mehr auf die Gegenwart, das Hier und Jetzt, zu richten, und den Grad der Präsentifkation zu erhöhen (van der Hart et al., 2008). Steele und van der Hart (2011) beschreiben *Präsentifikation* wie folgt:

> Dies bedeutet, als ganze Person präsent zu sein und adaptiv handeln zu können, nicht mehr gezwungen auf bestimmte stereotype Weise auf innere und äußere Trigger zu reagieren, dass sie nicht mehr unter mangelndem Gewahrsein leiden, die willentliche Kontrolle über mentale und behaviorale Handlungen haben, bezüglich ihrer Erlebnisse keine Phobien mehr hegen und sie auch nicht mehr vermeiden. (S. 191)

Maggie Phillips (2003) stellt die Ich-Stärkung und eine Verbesserung der *integrativen Kapazitäten* als zentrale Anliegen von Therapiebeginn an in den Vordergrund. Gerade damit, so Philipps, steige bei einem zunehmenden Grad von Komplexität der Traumafolgen, Fragmentierung und Dissoziation die Möglichkeit, eine Ganzheit und Integration zu erreichen. Bei van der Hart et al. (2008) ist zu lesen: »Integration bezeichnet jene ständig stattfindenden Handlungen, die uns helfen, Erlebnisse sowohl zu differenzieren als sie auch in einer gleichzeitig flexiblen und stabilen Persönlichkeit miteinander zu verbinden. Somit fördert Integration die bestmögliche Funktionsfähigkeit in der Gegenwart und in der antizipierten Zukunft« (S. 20).

> Zentrales Anliegen der Therapie ist, dass die erwachsene Person mit therapeutischer Unterstützung lernt, in der Gegenwart zu leben und zu bleiben und die integrativen Kapazitäten zu fördern. Dabei können Elemente aus dem Klopfprozedere, wie sie in Kapitel 5 beschrieben werden, sehr hilfreiche und selbstwirksame Interventionen bieten.

3.3 Das Phasenmodell unter der Lupe

Phasenmodelle gelten seit vielen Jahren als Standard in der Traumatherapie. Die Idee bei Phasenmodellen ist, dass Klientinnen irgendwann über genügend Stabilität verfügen, um den Risiken, die eine Traumaverarbeitung mit sich bringt, etwas entgegensetzen zu können. Auf gar keinen Fall sollte eine Traumaverarbeitung zu Retraumatisierung führen oder aber dissoziativ amnestische Barrieren aufreißen. Das gilt meines Erachtens nach wie vor als handlungsleitend für die Begleitung von traumatherapeutischen Prozessen. Dem Phasenmodell folgend, steht die Aktivierung von Ressourcen am Beginn jeder Behandlung. In vielen traumatherapeutischen Schulen wurde das Phasenmodell etabliert, was schon auf Janet (1989) zurückgeht und von Judith Herrman (1993) aufgegriffen wurde. Eines dieser Modelle ist das *SARI-Modell.* Dies wurde besonders bei dissoziativen Störungen angewendet (Courtois, Ford u. Cloitre, 2011; Herrman, 1993; Putnam 2003; Ross, 1989) und beschreibt folgende Phasen:

- Phase 1: Safety and Stabilization – Sicherheit und Stabilisierung
- Phase 2: Accessing – Schaffung eines Zugangs zum Trauma
- Phase 3: Resolving and Restabilization – Auflösen der traumatischen Erinnerung und Restabilisierung
- Phase 4: Integration and Identity – Integration der Persönlichkeit und Schaffung einer neuen Identität

In dem hierarchisch aufgebauten integrativen Behandlungsmodell bei Butollo, Hagl und Krüsmann (1999, 2002) werden ebenso vier Phasen – Sicherheit, Stabilität, Konfrontation und Integration – beschrieben. Ein im wesentlichen dreiteiliges Phasenmodell findet sich bei Steele et al. (2017), van der Hart et al. (2008) sowie bei Gast (2004), um nur einige wichtige Vertreter und Vertreterinnen namentlich zu nennen. Im deutschsprachigen Raum wurde das dreiphasige Modell von Luise Reddemann (2004c, 2004a, 2017) wohl zur Legende, in dem die Phase der Stabilisierung oberste Priorität hat. Das dreiteilige Phasenmodell beinhaltet im Wesentlichen:

- Phase 1: Etablierung von Sicherheit, Stabilisierung und Symptomreduzierung
- Phase 2: Verarbeitung der traumatischen Erinnerungen
- Phase 3: Integration der Persönlichkeit und Neuorientierung

Die Behandlung nach den Phasenmodellen führte in der Praxis zu einigen Schwierigkeiten und Irritationen und warf Fragen auf: Wann sind die Klientin und ihr System stabil genug für eine Traumaintegration? Was genau heißt denn stabil sein? Was genau bedeutet Stabilität für ein komplex organisiertes Persönlichkeitssystem? Das führte auch auf Seite der Kollegen und Kolleginnen immer wieder zu Verunsicherung: Wann darf ich denn mit der Traumaverarbeitung beginnen? Was darf, kann oder sollte ich meiner Klientel zu welchem Zeitpunkt zumuten? Und es fehlte eine hinlängliche präzise Operationalisierung, was denn zu den einzelnen Phasen erreicht sein musste oder sollte.

Für Klientinnen hatte das nicht selten zur Folge, dass sie in der Therapie über die Stabilisierungsphase nicht hinauskamen oder teilweise leider auch in eine fortschreitende Chronifizierung »hineinstabilisiert« wurden. Natürlich beinhaltet jede gute Stabilisierung an sich schon eine Ich-Stärkung sowie eine Ressourcenaktivierung und kann oftmals an sich schon eine deutliche entlastende Wirkung bei traumaspezifischen und intrusiven Symptomatiken haben. Denn mit jedem stabilisierenden Entwicklungsschritt verändert sich bereits das

Selbstkonzept und damit einhergehend auch das Traumaschema. Aber oftmals lässt sich eine nachhaltige Ressourcenaktivierung im therapeutischen Prozess schwerlich erreichen, nämlich dann, wenn eine unaufgelöste traumatische Erinnerung immer wieder aktiviert wird und sich in den Vordergrund drängt. Für die betroffenen Menschen ist das ein extrem anstrengender Teufelskreis, zumal sie schnell das Gefühl bekommen können, dass egal wie sehr sie sich auch anstrengen, es nicht ausreicht, sie es sowieso nicht schaffen und damit die Gefahr besteht, dass sie wiederum in ihrem Traumaschema (»Ich bin ein Loser, ich schaff es sowie so nicht.«) bestätigt werden könnten und abermals beschämt werden. Die Gefahr der Stagnation, der Chronifizierung, des Beschämungserlebens und einer weiteren Selbstwertminderung, auch in der Therapie, kann damit zunehmen.

Martin Sack (2010) hat sich schon früh mit dieser Thematik auseinandergesetzt und ein differenziertes Behandlungsmodell ausgearbeitet. Sein Vorschlag ist, die klassische Aufteilung in Phasen aufzugeben und die Ziele Stabilisierung, Traumabearbeitung und »Wiederanknüpfung« lediglich für das Erreichen von Teilzielen zu verwenden. Auch Leutner und Cronauer (2022) haben sich mit ihrem Prozessmodell und Begegnungsraum vom reinen Phasenmodell wegentwickelt. Sie positionieren sich dazu wie folgt:

> Wenn man das Phasenmodell wörtlich nähme, könnte man niemals oder erst sehr spät ein Trauma bearbeiten […]. In der Praxis zerteilen sich die Phasenmodelle in einzelne Bausteine von Stabilisierung, Konfrontation und Integration, die wie in einer spiralförmigen Entwicklung immer wiederkehren. Hier wird die Realität in ein Modell gepresst. Und eine Kontinuität von Entwicklung suggeriert, die nicht existiert. Wir vertreten die These, dass es in einer traumaverabeitenden Therapie eine Dialektik zwischen Stabilisierung und Durcharbeiten gibt. Diese Prinzipien treten auch bei komplex traumatisierten Menschen in ein Wechselspiel und fördern die integrative Kapazität der Klientin. Das Ziel für die therapeutische Begleitung besteht darin, die passenden Interventionen für die Begegnung mit dem Schrecken zu finden, die einerseits zum Bearbeiten der Traumatisierung verhelfen, andererseits auch zur weiteren Stabilisierung der Person beitragen. (S. 31 f.)

Leutner und Cronauer (2022, S. 198 ff.) entwickelten aus den Überlegungen und Erfahrungen heraus ein schlüssiges und, wie ich finde, sehr ansprechendes Modell: Sie führen die Begriffe »Prozessmodell« (Leutner) und »Begegnungsraum« (Cronauer) ein. Bezogen auf ein aktuell zu behandelndes Thema oder Problem verwenden sie den Begriff der »Zone der nächsten Entwicklung«. Im Prozessmodell wird ein aktuelles Thema im Begegnungsraum deutlich. Dann wird in diesem gemeinsam geschaut, ob auf der biologischen, psychischen und sozialen Ebene genügend Können und Ressourcen da sind, um die Zone der nächsten Entwicklung zu betreten. Ansonsten erfolgen entsprechende stabilisierende Interventionen, die für die nächste Entwicklungszone wichtig sind.

3.4 Am Phänomen und am Prozess orientierte Wegbegleitung

Entwicklung verläuft nicht linear und lässt sich nicht in strikte Phasen unterteilen, auch nicht und gerade nicht bei Menschen, die an komplexen Traumafolgen leiden. Entwicklung vollzieht sich prozesshaft, in Sprüngen, Schüben und Spiralen. Es gibt Fortschritte und Rückschritte, Ausfallschritte und Riesenschritte, beschwerliche und beschwingte Schritte, Stillstand, Verschnaufpausen, Lauflernschritte und Tanzschritte. Ähnlich wie die zitierten Autorinnen und Autoren und aus den oben beschriebenen Erwägungen heraus, die das Resultat aus meinen eigenen Praxiserfahrungen in Therapien, Supervisionen und in der Begleitung von Ausbildungsteilnehmenden sind, bin ich in den letzten Jahren ebenfalls zunehmend vom reinen Phasenmodell abgewichen. *Entwicklung prozessorientiert* und am *Phänomen ausgerichtet* hinreichend in ihrer *organischen Dynamik* zu berücksichtigen, erscheint mir ein zentrales Anliegen. Das Kennenlernen von PEP bei Michael Bohne im Jahr 2016 und der Anwendung des umgewandelten Klopfprozederes in der Begleitung meiner traumatisierten Klientinnen hat mir den Weg dahin erleichtert. Denn mit keiner anderen Methode hatte ich bis zu dem Zeitpunkt erlebt, dass die Klientinnen schon von Prozessbeginn an so unmittelbare Selbstwirksamkeitserfahrungen machen konnten und genau diese selbstwirksame Erfahrung dann auch zu Hause als effektives Selbsthilfemanagement anwendeten.

Inzwischen beginne ich in der Potentialorientierten Traumatherapie mit ersten Traumaverabeitungen und Traumaintegrationen oft schon recht früh im therapeutischen Prozess. Dabei liefert das Phasenmodell nach wie vor eine wichtige Orientierung für die Prozessgestaltung bei der Traumaintegration. Ähnlich wie Martin Sack (2010) es beschreibt, dient es mir bei jedem Teilziel oder bei jedem nächsten Entwicklungsschritt zur Überprüfung. Folgende Anhaltspunkte sind dabei für mich wichtig:

- Kann die Klientin in ihrem erwachsenen Ich-Zustand bleiben und Dissoziation stoppen?
- Kann die Erwachsene sich tröstend nach innen wenden oder können Stellvertreterinnen (Innenanteile, innere Helferwesen) das für sie tun?
- Verfügt die Klientin über hinreichende Distanzierungs- und Selbstregulationsfähigkeiten, um sich auch zu Hause beruhigen zu können?
- Gibt es das Einverständnis des Innensystems für den nächsten Schritt?
- Gibt es hinreichend innere Kooperation für den nächsten Schritt?
- Sind – gerade im Fall der Integration von traumatischen Erinnerungen – die körperlichen und mentalen Kräfte ausreichend?

- Ist die äußere Sicherheit gegeben und die aktuelle soziale Situation gerade so, dass die nächste Hürde auf dem Weg zum Ziel genommen werden kann?

Sequenzen von Stabilisierung und Traumaintegration oder -verarbeitung wechseln sich in einem organischen Prozessverlauf ab. Zu den Sequenzen von Stabilisierung gehören der Einbezug des Innensystems, das Versorgen von Innenanteilen, Selbstfürsorge diesbezüglich anregen und aktivieren, Ressourcenaktivierung und die Vermittlung von Selbstregulationstechniken. Das ist wichtig, damit »die Geister, die dabei gerufen werden«, auch zu Hause gebändigt werden können.

Ich spreche gerade im Fall von chronifizierter Dissoziation auch gerne von »Inseln der Entwicklung«. Denn insbesondere im Fall von ausgeprägter Dissoziation handelt es sich oft um ein *Inselwissen.* Diese komplex und dissoziativ organisierte Persönlichkeit nehme ich oft als ein Archipel aus einzelnen Inseln oder Inselgruppen wahr. Einzelne Anteile oder Gruppierungen von Anteilen leben wie auf Inseln. Zwischen den Inseln gibt es oft wenig oder gar keinen Austausch und wenig oder kein Wissen der Inselbewohner auf verschiedenen Inseln voneinander und übereinander (Fragmentierung). Ebenso wenig weiß die Erwachsene um die Inselbewohner (dissoziative Amnesie, phobische Vermeidung). Das Thema einer Insel meldet sich (Phänomen). Jetzt ist die Frage, ob die Erwachsene über die Kompetenzen verfügt, um sich diesem Phänomen auf der Insel über eine Brücke zu nähern, mit dem Schiff oder digital (erwachsenes Ich stärken, Affektregulation, Beobachtertechnik, innere Konferenz). Wenn das Thema einer Insel hinreichend gut bearbeitet wurde, die Erwachsene jederzeit selbstbestimmt zu dieser Insel gelangen und Kontakt mit den Inselbewohnern aufnehmen kann (innere Konferenz, innerer Dialog, Beobachterposition), diese zur Ruhe kommen können (sicherer Ort, innerer Dialog, Klopfen zur Affektberuhigung) und gut versorgt sind, womöglich deren traumatische Erinnerungen integriert wurden (Traumaintegration oder- verarbeitung), die Infrastruktur auf der Insel bestmöglichst ausgebaut wurde – dann melden sich oftmals auch die Bewohner einer anderen Insel, die bisher noch im Verborgenen waren. Jetzt haben sie womöglich aus der Ferne beobachtet, dass es für die Inselbewohner der aktuellen Insel ganz gut gelaufen ist und die dort inzwischen ein ganz gutes Leben führen. Oder es meldet sich Protest (Phänomen), von einer anderen Insel oder aus dem Hinterland der aktuellen Insel, der dann aufgegriffen und verstanden werden kann. So nimmt das erwachsene Ich allmählich Kontakt zu seinem Inselreich auf (direkte oder indirekte Kontaktaufnahme).

Ich zeige im Folgenden den Ablauf der *phänomen- und prozessorientierten Vorgehensweise,* wie ich sie praktiziere:

1. Ein Phänomen meldet sich im Prozess oder wird als Teilziel benannt, beispielsweise so: »einen Umgang mit der Angst finden«,
2. Auftrag und Einverständnis auch von der inneren Welt einholen (siehe Abschnitt 3.5), daran zu arbeiten,
3. Würdigung der Not und Psychoedukation darüber,
4. kurze Exploration, wann die Phänomene aktuell auftreten und ob sie früher schon mal aufgetreten sind mithilfe von geschlossenen Fragen (siehe Abschnitt 3.8),
5. den erwachsenen Ich-Zustand diesbezüglich stärken (für »Klopfen« siehe Kapitel 5, Ressourcenexploration: »Was hat bisher in ähnlichen Situationen geholfen?« mit offenen Fragen, Ressourcen-Team),
6. Selbsthilfemanagement für den erwachsenen Ich-Zustand für zu Hause (für »Klopfen« siehe Kapitel 5),
7. Kontakt mit innerer Welt bezogen auf das Phänomen oder Teilziel über innere Konferenz, inneren Dialog, direkte oder indirekte Kotaktaufnahme,
8. Versorgen der inneren Welt bezogen auf das Phänomen über sicheren Ort, innere Helfer, Trost, Selbstfürsorge-Übung (siehe Kapitel 5),
9. Integration der traumatischen Erinnerungen über den erwachsenen Ich-Zustand oder Traumaverarbeitung mit einem jüngeren Ich-Zustand (siehe Kapitel 8), wenn induziert.

3.5 Kein Therapiestart ohne Auftrag und Einverständnis

Zu Therapiebeginn erachte ich es als extrem wichtig, dass der Klient uns Therapeutinnen einen Auftrag gibt und Ziele formuliert, die er in der Therapie erreichen möchte. Die Ausrichtung an Therapiezielen ist in den meisten Schulen unumstritten (Hanswille u. Kissenbeck, 2008). Diese Art von Fokussierung ist für einen gelungenen therapeutischen Prozess in vielerlei Hinsicht von zentraler Bedeutung. Nach Grawe (2004, S. 49 ff.) werden nur dann, wenn für die Person bedeutsame Ziele im Fokus sind, auf neuronaler Ebene Dopaminrezeptoren aktiviert, die für Veränderungsprozesse relevant sind und für eine entsprechende motivationale Ausrichtung sorgen. Laut LeDoux (1998) wird dadurch eine »Second-Messenger-Kaskade ausgelöst, die mit dafür sorgt, dass wichtige neuronale Prozesse aktiviert werden« (S. 234 f.). Von daher sollten die angestrebten Therapieziele eine wichtige Bedeutung für die Klienten haben. Grawe (2004) führt weiter dazu aus: »Wenn es in einer Therapie nicht gelingt, wichtige Annäherungsziele des Patienten zu aktivieren und sie zum Motor des Veränderungsprozesses zu machen, sollte man die Behandlung des betreffenden Problems lieber sein lassen« (S. 55).

Eine positive Zieleaktivierung bedeutet für die betroffene Klientin, dass sie in der Zukunft einen Möglichkeitsraum mit positiven Inhalten antizipieren kann. Mit einer Zielsetzung erfolgt eine Ausrichtung, die *Sicherheit und Orientierung* gibt. Wie ein Kompass navigiert die Zielsetzung durch den weiteren therapeutischen Prozess. Fehlt diese Ausrichtung auf das Ziel oder die Ziele, so besteht die Gefahr, dass wir uns im Strudel der Alltagskrisen, die es in einem komplex traumatisierten System natürlich immer gibt, verlieren, und damit Veränderungsprozesse und notwendige Entwicklungsschritte vermieden werden könnten. Dann werden Therapeutinnen und Therapeuten zu Brandmeistern, die, wie mit einem Feuerlöscher, die Alltagsbrände löschen, oder meinen, diese löschen zu müssen. Natürlich beschäftigen wir uns auch mit den Alltagskrisen, denn durch deren erfolgreiche Bewältigung entsteht ja auch Wachstum. Aber eben nicht nur. Wurde eine Zielsetzung formuliert, so können wir bei jeder aktuellen Thematik, die der Klient mitbringt, erfragen, ob das für seine Zielsetzung hilfreich ist, wenn wir uns jetzt mit diesem Thema beschäftigen. Ebenso, ob es auch für das Innensystem okay ist, wenn wir uns jetzt damit beschäftigen. Und dann holen wir uns in der aktuellen Stunde dafür den Auftrag ein.

Natürlich kann es gerade für komplex traumatisierte Klienten schwierig sein, einen Auftrag zu formulieren. Luise Reddemann (2004a, S. 20) gibt zu bedenken, dass es Menschen gibt, die sich durch die Formulierung der Ziele unter Druck gesetzt fühlen könnten, und schlägt in solchen Fällen eine Metapher aus dem Zen-Buddhismus vor: »Der Weg ist das Ziel«. Darüber hinaus müsse gemeinsam überlegt werden, wie dieser Weg beschaffen sein könnte. Nach meiner Erfahrung lohnt es sich, unter Umständen auch mehrere Stunden darauf zu verwenden. Die Auftragseinholung kann auch, wenn nicht anders möglich, durch geschlossene Fragen geschehen, die sich auf das bisher Gesagte beziehen, wie beispielsweise:

»Wäre es gut, wenn Sie weniger Durcheinander erleben oder verstehen würden, wo das herkommt?«

»Hätten Sie Interesse daran, Ihre extremen Gefühle besser steuern zu können?«

Ein Auftrag kann auf jeden Fall auch in negativer Formulierung erfolgen. Beispielsweise so: »Ich will mich nicht mehr verletzen«. Das »Nicht« sollten wir unbedingt stehen lassen und auf gar keinen Fall intervenieren. Denn es handelt sich um eine positive Ausrichtung, wenn jemand sagt, genau »das« nicht mehr tun zu wollen, und »das« über viele Jahre hinweg ein wesentlicher, quälender und beschämender Bestandteil im Leben des betroffenen Menschen war. Dann wäre der nächste Schritt, zu schauen, welche Veränderungen und welche Teile des Innensystems dafür nötig sind, das Ziel zu erreichen, und im weiteren Prozessverlauf immer wieder zu überprüfen, wie es mit der Annäherung an eben jenes aussieht.

Hier einige Ideen, was bei der Formulierung von Zielen in komplexen Systemen meines Erachtens nach wichtig ist:

- Ziele werden konkret und handlungsbezogen formuliert.
- Ziele werden so formuliert, dass sie erreichbar sind.
- Ziele sollten für die Person attraktiv und für ihr System relevant sein.
- Das Innensystem ist mit der übergeordneten Zielsetzung und den formulierten Aufträgen einverstanden. Sonst müssen Kompromisse ausgehandelt werden.

Einen Auftrag zu geben und Ziele zu formulieren, fördert wie von selbst die *Autonomientwicklung* der Klientin. Wir geben ihr damit die Ermächtigung, Expertin für sich und ihre Thematik zu sein. Indem sie ihre Ziele formuliert, bestimmt sie, wo es langgehen soll und gibt die Inhalte der therapeutischen Weggestaltung vor. Das ist nicht nur zur vergangenen traumatisierenden Situation konträr. Denn in der Vergangenheit konnte sie in keinster Weise bestimmen und war dem Szenario hilflos ausgeliefert. Eine Zieleformulierung richtet sich auch auf die Hoffnung und das Selbstwirksamkeitserleben aus (»das will und kann ich erreichen«) und aktiviert salutogene Faktoren (»ich werde heilen«).

Zum *»Wie« der Weggestaltung* machen wir Vorschläge, indem wir dazu an jeder Stelle des Prozesses Interventionen anbieten, die zur Erreichung der übergeordneten und der aktuell formulierten Zielsetzung hilfreich sein könnten. Bei jedem Schritt wird erfragt, ob der Klient und sein System damit einverstanden sind. Beispielsweise so: »Was möchten Sie heute mit meiner Hilfe erreichen? Wobei kann ich Ihnen heute behilflich sein? Ist alles, was Sie ausmacht, damit einverstanden, dass wir heute diesen Schritt gehen?« Auch damit erfolgt eine Einladung zu *Autonomie und eine Ermutigung zur Selbstermächtigung.* Wir verwerfen unsere Vorschläge sofort, wenn der Klient und sein System das Vorgehen ablehnen. Es gibt meines Erachtens eine Ausnahme: Wenn wir ahnen, dass es um *Vermeidung* gehen könnte, thematisieren wir das in etwa so: »Wie wunderbar, dass Sie merken, was Sie nicht wollen. Was könnte Ihrer Meinung nach an dieser Stelle ein hilfreiches Vorgehen sein?«

Dass der Klient uns einen Auftrag gibt, ist aus traumadynamischer Betrachtung von zentraler Bedeutung, um nicht zu sehr in die *traumadynamische Beziehungsgestaltung* hinein zu geraten (siehe Abschnitt 1.3). Klientensysteme geben die Verantwortung unbewusst gerne an die Therapeuten ab, zum Beispiel, indem sie keinen Auftrag formulieren. Damit wird die Dynamik der ehemals erlebten Hilflosigkeit und Unterwerfung in der therapeutischen Beziehung reinszeniert. Wenn kein expliziter Auftrag existiert, an dem wir arbeiten sollen, können wir als Therapeutinnen leicht in die sogenannte »Täterdynamik« hineingeraten. Die Verführung dazu ist allgegenwärtig. In diesem Fall würden wir dann vorgeben, wo es langgeht. Wir bieten aus unserem gut gefüllten Therapiekoffer Interventionen an, von denen wir meinen, dass sie bestimmt hilfreich seien und von deren Nutzen wir natürlich überzeugt sind. Aber damit stülpen wir dem Klientensystem etwas über und sind nach meinem Verständnis schlicht und ergreifend übergriffig. Wir reinszenieren die frühere traumaspezifische Beziehungsdynamik. Natürlich meinen wir es gut und natürlich wollen wir der Klientin und ihrem System weiteres Leid ersparen. Mit einem derartigen Vorgehen steuern wir möglicherweise auch unserem eigenen Hilflosigkeitserleben angesichts des sich uns darstellenden Leids entgegen.

Wenn wir uns das »Dramadreieck« der Beziehungsgestaltung (Täter – Opfer – Retter) von Stephen Karpman (1968) vor Augen führen, sind wir als Therapeuten (oder zumindest bestimmte Anteile von uns) tendenziell eher in dem Modus »Retten-Wollen« unterwegs. Andernfalls hätten wir uns wohl kaum für diesen Beruf entschieden. In Supervisionen frage ich bei scheinbaren derartigen Verwicklungen mit Klientensystemen manchmal folgendes: »Kann es sein, dass Sie gerade ein wenig mit der Unicef-Flagge unterwegs sind?«. Damit wird der Blick humorvoll auf diese Dynamik gerichtet. Uns immer wieder achtsam und freundlich darin zu überprüfen, wo wir uns gerade im Hinblick auf komplexe Übertragungs- und Gegenübertragungsphänomene befinden, ist für eine traumatherapeutische Prozessgestaltung von zentraler Bedeutung, auch im Hinblick auf unsere eigene Psychohygiene.

Während ich dies schreibe, erinnere ich mich an die Arbeit mit einer zum damaligen Zeitpunkt schwer dissoziativen Klientin, die ich auf ihrem Weg zu einem guten und selbstbestimmten Leben begleitet hatte. Sie kam damals aus einer sehr guten Klinik und suchte im Anschluss daran nach einer für sie stimmigen ambulanten therapeutischen Begleitung. Im Erstgespräch fragte ich sie unter anderem nach ihrem Auftrag an mich. Sie wollte darüber zunächst nachdenken und brachte in die nächste Sitzung einen Zettel mit, auf dem sie akribisch ihre Ziele notiert hatte. Es waren an die zwanzig, von denen ich hier einige nenne, die mir jetzt spontan noch einfallen: sich selbst beruhigen können, keine Selbstverletzung mehr, wieder in einer für sie stimmigen Weise arbeiten können, sich um ihre innere Welt kümmern wollen, ein besseres Gefühl zu sich finden, sich selbst mehr zutrauen, ihren Körper mehr spüren können. Zum Ende eines sehr erfolgreichen Therapieprozesses gingen wir zusammen ihre Zieleliste durch, die sie während des gesamten Prozesses begleitet hatte. Sie war unglaublich stolz und erstaunt, dass sie das alles wirklich erreicht hatte.

Das System mit ins Boot holen

»Wollen Sie hier in der Therapie sein? Ist alles, was Sie ausmacht, damit einverstanden, dass Sie hier sind? Ist alles, was Sie ausmacht, damit einverstanden, an der Zielsetzung von Frau X zu arbeiten?« – Diese Fragen stelle ich der Klientin und ihrem System zu Behandlungsbeginn und fahre nicht fort, bevor es nicht zumindest einen Kompromiss mit dem gesamten Innensystem gibt. Das kann manchmal etwas dauern. Der Einsatz lohnt sich in jedem Fall in vielerlei Hinsicht. Ebenso frage ich bei jeder weiteren Intervention im Prozessverlauf, ob das Innensystem auch mit dieser einverstanden ist. Und nach erfolgter Intervention exploriere ich, wie diese vom inneren System erlebt wurde. Damit wird von Anfang an nicht nur der *innere Dialog* gefördert, sondern es werden auch ganz selbstverständlich *integrative Kapazitäten* gebahnt. Zu Beginn frage ich über das erwachsene Ich in das System hinein, damit dieses mich, wenn möglich, auch hören kann. Ich will bis in den letzten Winkel des Systems die Botschaft »hinein senden«, dass ich alle Anteile als wichtig erachte und ihre Meinung zählt. Auch wenn sich mir, gerade am Anfang des Prozesses, noch nicht alle Zustände zeigen, und eine bilaterale Kommunikation noch nicht möglich ist, so kann ich auf diese Art und Weise doch beginnen, mit ihnen in Kontakt zu treten. Wenn ich diese Fragen stelle, achte ich auf jede noch so kleine physiologische Reaktion, die sich im System zeigt: ein kaum merkliches Nicken, eine leichte Veränderung der Gesichtsfarbe oder der Kopfhaltung, eine winzig kleine Bewegung der Augen, eine Regung im Körper. Sollte sich bei einer Frage Widerstand in irgendeiner auch noch so kleinen Ausprägung regen, so thematisiere ich das, damit dieser Umstand für das System transparent werden und gemeinsam nach Lösungen gesucht werden kann.

Ich höre in Supervisionen immer mal wieder: »Ja, aber es wird doch bei dir auch nicht so sein, dass immer alle Teile des Systems mit der Therapie einverstanden sind?« Nein, natürlich nicht. Aber in einem solchen Fall thematisiere ich das von Anfang an auf der *inneren Bühne,* über die *Innere Konferenz,* über *inneren Dialog.* Ohne Einverständnis beziehungsweise einen ausgehandelten Kompromiss lässt sich nach meinem Verständnis nicht traumatherapeutisch arbeiten. Im Sinne einer Unterschiedsbildung in Abgrenzung zur traumatisierenden Situation in der Vergangenheit sollte in der Therapie nur geschehen, was für alles, was zum System der betroffenen Menschen gehört, in Ordnung ist. Denn sie haben bereits zigmal in ihrem Leben eine schwere Missachtung ihrer Bedürfnisse erlebt – und das sollte sich in der Therapie nicht wiederholen. Wenn nicht das gesamte System der Klientin oder des Klienten einverstanden ist, stellt das in jedem Fall ein Problem dar.

Insbesondere bei Menschen mit ausgeprägten dissoziativen Phänomenen haben wir es oft mit einer sehr komplexen Persönlichkeitsorganisation zu tun. Zum einen haben Teile im System oft unbewusst chamäleonartige Anpassungsfähigkeiten entwickelt. Sie versuchen, alles für die Therapeutin oder den Therapeuten zu tun, um zu gefallen und so die Beziehung zu stabilisieren, selbst wenn sie ein Vorgehen ablehnen oder es ihnen Angst macht. Die Anteile befinden sich im Unterwerfungsmodus der ehemaligen Defensivreaktion. Zum anderen gibt es Anteile, die oftmals vehement gegen eine Therapie sind. In der Regel sind das diejenigen, die das System in der Vergangenheit geschützt haben. Sie befinden sich im Aktionssystem »Verteidigung« oder »Kampf«. Sie wehren all das ab, was ihrer Meinung nach die Kohärenz des Systems bedrohen könnte. Diese extremen Ausprägungen spiegeln das intrapsychische Dilemma des Kindes wider: zwischen hilfloser Abhängigkeit und dem daraus folgenden Festhalten an Bindung zu den früheren Verantwortlichen und dem qualvollen Opfererleben, das wiederum zu einem zu einem »Doublebind« wird (Paulsen, 2014). Zwei unüberwindbar scheinende Aspekte sind durch amnestische Barrieren im System voneinander getrennt. Starke Anteile wollen verhindern, dass eine Klientin ihre Geschichte erzählt und damit möglicherweise Geheimnisse preisgibt. Sie wollen verhindern, dass sie sich einem Fremden anvertraut und dem System so weitere Enttäuschungen ersparen (um nur einige der zugrunde liegenden Dynamiken zu nennen). Mehr dazu wird im siebten Kapitel, »Klopfen mit dem Innensystem«, beschrieben.

Watkins und Watkins (1984) schreiben, dass destruktiv wirkende Anteile den therapeutischen Prozess blockieren und gefährden können, wenn sie nicht mit ins Boot geholt werden. Und Paulsen (2014) betont, wie wichtig es ist, den »Boss« von Beginn an mit anzusprechen. Das entspricht absolut meiner Erfahrung, sowohl als Therapeutin als auch als Supervisorin. Bei Prozessen, die über viele Jahre, manchmal sogar Jahrzehnte hinweg zäh und nicht wirklich gut laufen, sind nach meiner Beobachtung eben nicht alle Anteile mit im Boot und dies wurde oft genug auch nicht hinreichend im und mit dem System kommuniziert. Diese Ich-Zustände, die mit der Therapie nicht einverstanden sind, torpedieren dann bei jedem »drohenden« Entwicklungsschritt den Prozess, indem sie andere Anteile verletzen und bestrafen, Interventionen ins Leere laufen lassen, Informationen zurückhalten oder in anderen Formen den Fortschritt boykottieren. Machen wir uns klar: Das ist ihr Job und den machen sie wirklich gut! Sie stecken fest in ihren sehr rigiden und stereotypen Erlebens- und Verhaltensweisen, oftmals auf einer sehr frühen Entwicklungsstufe. Abhängig von dem Zeitpunkt und der Situation, in der sie entstanden sind, um die damalige traumatische Erfahrung zu überleben, erträglicher und vorhersagbarer zu gestalten. Möglicherweise schützen sie die Klientin vor neuerlichem Ohnmachtserleben, Beschämung und Überflutung und wollen ihr erneutes Leid ersparen. Oft verfügen sie nicht über die Fähigkeit, zu symbolisieren, Objektpermanenz oder Objektkonstanz zu erfahren (Frederick, 2016). Sie befinden sich in einem limbischen Aktivierungsniveau in einem sehr schmalen Toleranzbereich und haben oft keinen Zugriff auf kortikale Funktionen. Ihre Handlungsweise ist reflexhaft. Es gilt, allmählich durch inneren Dialog zu verstehen, dass die damalige Situation heute im Hier und Jetzt vorbei ist. Das wäre dann eine allmählich einsetzende Präsentifikation (van der Hart et al., 2008). Außerdem gilt es zu realisieren, dass innere Anteile entstehen mussten, damit das System überleben konnte, und dass diese ihre absolute Berechtigung haben, ihre Vorgehensweise heute aber in der Regel nicht mehr adaptiv im Sinne der Bedürfnisse der Gesamtpersönlichkeit ist. Genau diese Anteile im besten Fall zu gewinnen, ist für die gemeinsame übergeordnete Zielsetzung der Klientin essenziell.

> Allen Anteilen als Therapeutin oder Therapeut empathisch, würdigend, wertschätzend und respektvoll zu begegnen, ist das zentrale Anliegen für eine gelungene therapeutische Allianz und einen gelingenden Therapieprozess.

Nach Frederick (2016) ist eine erfolgreiche Behandlung nur dann möglich, wenn die Therapeutin mit allen Anteilen, auch mit den destruktiv wirkenden, eine sichere, interaktive und kooperative Beziehung aufbauen kann. Dies ist oftmals herausfordernd, denn die starken Anteile, die das System in der Vergangenheit vor weiterer Gefahr, Ausgeliefertsein, Ohnmacht und Schmerz geschützt haben, können in ihrer Ausprägung in der Gegenwart nicht nur stark, sondern geradezu zerstörerisch wirken. Ihre Verhaltensweisen können irritieren und hochgradig dysfunktional wirken, nicht nur auf die Klientin, sondern auch auf die Therapeutin. Kein Wunder, dass es im System Vermeidungstendenzen ihnen gegenüber gibt. Um diesen Tendenzen von Anfang an entgegenzuwirken, begegne ich jedem Anteil mit allparteilicher, wohlwollender, freundlicher Hinwendung. Jeder von ihnen ist wichtig, von Bedeutung und – wie auch immer sich dieser darstellen mag – ich unterstelle ihm grundsätzlich positive Absichten für das Überleben des Gesamtsystems.

Und noch einmal: Reinszenierung der Traumadynamik im Helfersystem

Die Wucht der Übertragungsdynamik insbesondere gegenüber traumanahen und destruktiv wirkenden Anteilen im System ist enorm. Die Erwachsene oder alltagsfunktionale Ich-Zustände vermeiden diese wie Pest und Cholera, einige Innenanteile ebenso. Die Erwachsene möchte lieber nicht wahrhaben, dass es diese Aspekte in ihr gibt, negiert deren Existenz und will sie, wenn sie schon da sind, am liebsten loswerden. Auf Seite der Therapeuten kann leicht eine ähnliche Gegenübertragungsreaktion entstehen, indem die fraglichen starken Anteile ebenfalls am liebsten vermieden beziehungsweise im therapeutischen Prozess ausgeblendet werden. Es findet gewissermaßen eine Reinszenierung der Traumadynamik durch das Helfersystem statt.

Wenn wir Anteile übergehen oder ausblenden, also nicht ihr Einverständnis für die Therapie oder anstehende Interventionen einholen, befinden wir uns mit unserer Vermeidungshaltung ihnen gegenüber streng genommen in der »Täterdynamik«. Auch wir tun damit den vom System nicht so geliebten Anteilen etwas an: Wir sehen sie nicht, wir schätzen sie nicht wert und ihre Meinung interessiert uns scheinbar auch nicht. Früher, in der traumatisierenden Situation, wurde auch etwas ohne die Zustimmung der Klientin und ihres Systems gemacht. Damit wiederholen wir genau das Vermeidungs- und Ablehnungsverhalten des erwachsenen Ich-Zustandes gegenüber diesen Anteilen. In unserem Bestreben, die Klientin und ihre verletzten Anteile »retten« zu wollen, besteht die Gefahr, dass wir die starken Anteile ausblenden. Sind wir systemisch einmal in dieser Dynamik gefangen, werden wir natürlich irgendwann zu hilflosen »Opfern«. Spätestens dann, wenn wir feststellen, dass all unsere Bemühungen nicht wirklich zu Fortschritten führen beziehungsweise von innen sabotiert werden. Dann landen wir mit unseren Gegenübertragungsreaktionen in einer Position, die sich wie Hilflosigkeit anfühlt. Wir sind als Therapeuten nie hilflos, wir können immer etwas tun.

Phillips und Frederick (2003) betonen die Bedeutung von Sicherheitserleben und Vertrauen in der therapeutischen Beziehung. Neben der Entwicklung eines Bewusstseins für die eigenen Übertragungs- und Gegenübertragungsmechanismen schlägt Frederick (2007) folgendes Vorgehen mit Anteilen vor:

- Wohlwollender Umgang mit destruktiv wirkenden Anteilen, die normalerweise die Therapie und Therapeuten ablehnen. Hilfreich sei, sich mit kognitiver Empathie in die Lage dieses Zustandes zu versetzen.
- Beharrliche Kommunikation über direktes Hineinsprechen mit allen Anteilen, sodass diese hören, dass sie wichtig sind, auch wenn noch keine direkte bilaterale Kommunikation mit ihnen möglich ist.

- Die Therapeutin bzw. der Therapeut wird zu einem sicheren Modell für alle Anteile und das Gesamtsystem, indem unbewusste Ressourcen genutzt werden.

Fallbeispiel: Einverständnis einholen im System

Im Folgenden skizziere ich an einem kleinen Fallbeispiel, wie sich das Einholen des Einverständnisses über *direktes Hineinsprechen* und in diesem Fall eine *indirekte Kontaktaufnahme mit Innenanteilen über das erwachsene Ich* am Phänomen orientiert gestalten kann:

TH: »Ist alles, was Sie ausmacht, Frau X, damit einverstanden, dass Sie hier in der Therapie sind? Denn mir ist wichtig, dass hier nur Dinge geschehen, die für alles, was Sie ausmacht, in Ordnung sind.«

K: (Zögert. Schaut scheinbar nach innen und rutscht auf ihrem Stuhl hin und her. Windet sich, schnelle Augenbewegungen.)
»Es wird unruhig. Da meldet sich etwas. Es ist sehr laut da drinnen. Es geht durcheinander.«

TH: »Okay. Wie gut, dass sich da etwas meldet, auch wenn es unruhig wird und es sehr laut da drinnen ist und durcheinander geht. Das scheint ganz wichtig zu sein. Lassen Sie uns gemeinsam verstehen, was das, was sehr laut ist und durcheinander geht, zu sagen hat. Das ist wichtig. Ist es möglich, dass wir das hören dürfen?

K: (Konzentriert sich, schließt kurz die Augen.)
»Es gibt Stimmen, die möchten nicht, dass wir hier sind, auf gar keinen Fall«.

TH: »Vielen Dank, dass die Stimmen Ihnen und mir das mitteilen. Mmh. Was machen wir denn jetzt? Frau X möchte hierhin kommen, damit ihr Leben besser wird. Und Stimmen da drin wollen das auf gar keinen Fall. Dafür werden sie einen wichtigen Grund haben. Das ist ein Dilemma. Auf gar keinen Fall möchte ich etwas tun, was für die Stimmen da drin nicht okay ist. Gibt es Ideen von Ihnen und den Stimmen dazu?«

K: (Wirkt sehr konzentriert, der Fuß wippt.)
»Einer sagt, dass sie doch alle gleich sind. Sie tun so, als würden Sie es gut meinen. Da drin haben welche Angst weggemacht zu werden, wenn Sie erstmal feststellen, wie schlimm die sind.«

TH: »Danke für die so wichtige Info. Ja, ich finde ihre Besorgnis sehr berechtigt. Sie scheinen sehr unangenehme Erfahrungen gemacht zu haben mit jemandem wie mir. Das tut mir leid. Meine Absicht ist, Sie, und alles was Sie ausmacht, bei dem Auftrag zu unterstützen, den Sie mir geben. Nicht mehr und nicht weniger. Sie bestimmen, wo es langgeht. Und ich würde hier nur Dinge tun, die für alles, was

Sie ausmacht, okay sind. Und es liegt nicht in meiner Absicht, etwas in Ihnen wegzumachen. Ich bin der Ansicht, dass alles, was zu Ihnen gehört, wichtig ist, und nehme an, dass einiges in Ihnen vermutlich Schlimmes erlebt hat.«

K: (Hört konzentriert zu, lauscht nach innen.)
»Ja, aber über das Schlimme soll nix gesagt werden. Hier soll gar nix gesagt werden.«

TH: »Ich danke Ihnen für diese wichtige Information. Sie müssen hier gar nichts sagen. Sie und alles, was Sie ausmacht, bestimmen zu jeder Zeit, was Sie sagen wollen und was nicht. Wissen Sie, in der Therapie muss man wirklich nicht alles sagen. Wir können auch inhaltsabstinent arbeiten. Und wirklich, es wäre hier Ihre Zeit, wenn Sie hierhin kommen. Ihre Therapie und Sie bestimmen, wie die gestaltet wird, was gesagt wird und was nicht.«

K: (Schaut skeptisch.)
»Das ist mir jetzt unangenehm.«

TH: »Klar, so fühlt sich das erstmal an, unangenehm. Ich danke Ihnen für Ihr Vertrauen. Sie wissen, Sie müssen nichts sagen. Sie bestimmen.«

K: »Doch, will ich aber. Ist irgendwie gut und okay. Ich traue mich. Die da drinnen sagen, Sie können ja viel erzählen. Therapeuten quatschen immer viel.«

TH: »Ich danke Ihnen für Ihr Vertrauen. Ja, das ist die bisherige Erfahrung. Ich finde es gut, dass die da drinnen misstrauisch sind. Das ist total angemessen nach Ihren bisher gemachten Erfahrungen. Haben die da drin vielleicht Interesse an einem Versuch, möglicherweise eine andere Erfahrung zu machen?«

K: (Pause. Schließt die Augen und wirkt konzentriert.)
»Mmh, Versuch klingt ganz okay. Auf einen Versuch würden die sich einlassen. Wie könnte der aussehen?«

TH: »Was schlagen Sie vor, was fänden Sie gut?«

K: »Das hat uns noch niemand gefragt.«

TH: »Ich frage Sie mit allem, was Sie ausmacht, denn Ihre Meinung finde ich total wichtig. Und haben Sie eine Idee?«

K: »Mmh. Einfach erstmal anfangen. Und wir müssen immer wieder gefragt werden. Das würden wir gut finden, dass wir gefragt werden.«

TH: »Danke für Ihren Vorschlag. Finde ich gut. Das verspreche ich, dass ich Sie immer wieder frage und mit einbeziehe, in das, was wir hier machen. Sie bestimmen in jedem Fall mit, wo es langgeht. Sollen wir erstmal fünf Stunden ausmachen und dann schauen, wie es so läuft?«

K: »Okay, aber wenn es läuft, schicken Sie uns dann etwa nach fünf Stunden weg? Weil Sie gemerkt haben, wie schlimm und böse wir eigentlich sind?«

TH: »Ich meinte, erstmal fünf Stunden festzulegen, könnte ein ganz überschaubarer Rahmen für den Versuch sein, Ihre Erfahrungen mit mir zu überprüfen. Ob Sie das okay finden, wie wir das hier machen. Und Sie entscheiden, ob Sie dann Lust haben, mit mir weiterzumachen. Wie finden Sie das?«

K: »Das ist okay. Das finden die gut. Die sind misstrauisch, aber auch gespannt, ob Sie Ihr Wort halten.«

TH: »Das finde ich gut. Ich schreibe mir das auf, dass ich Sie bei allem mit einbeziehe.«

K: (Nicken und Faust geht nach vorne.)
»Ist okay.«

3.6 In Resonanz mit der »inneren Welt«

Paul Federn (1956) betont die Einzigartigkeit der Ich-Zustände und dass es von daher unmöglich sei, sie auf allgemeine Kategorien zu reduzieren. Diese Annahme teile ich unbedingt. Ich betrachte *Ich-Zustände wie einzigartige Individuen,* die gesehen und gewürdigt werden wollen. Das kann ein spezifischer Ich-Zustand sein, der sich klar umgrenzen lässt oder auch nicht. Es gilt, sie im gesamtsystemischen Kontext in ihrer Einzigartigkeit zu verstehen und diesen Anteil zunächst einmal uneingeschränkt willkommen zu heißen: Zu verstehen zu versuchen, warum er da ist, wann er entstanden ist, was sein Verständnis von der Welt ist. Was ihn antreibt, was ihn ausmacht, was seine Funktion damals zum Zeitpunkt seines Entstehens war und was seine Funktion heute ist. Wie es ihm in dem System geht, welche Innenanteile er kennt, und vor allem auch, wie seine Beziehung zum erwachsenen Ich ist und was er für Wünsche und Bedürfnisse an dieses hat. Jeden Ich-Zustand in seiner eigenen Wirklichkeitskonstruktion abzuholen und ihm bei der Präsentifikation in der Gegenwart zu helfen, ist für mich ein zentrales Anliegen.

Grundsätzlich begegnen wir als Therapeuten der Klientin und ihrem System mit einer *allparteilichen* Haltung. Aus einem mitfühlend abstinenten Berufs-Ich heraus gehen wir in *Resonanz* mit allem, was zu dem Klientensystem gehört – man könnte das auch als »mitschwingen« mit dem System bezeichnen. Als Therapeutinnen gehen wir auch zu dem innerem Erleben desjenigen Anteils in *Resonanz,* der mit uns zu dieser Thematik in Kontakt tritt. Nach Brown und Fromm (1986) sei es für den Therapeuten bei der Kontaktaufnahme mit Innenanteilen wichtig, minimale nonverbale Hinweise wahrzunehmen. Nur durch ständiges Beobachten dieser Anzeichen sei es möglich, sich mit der Patientin in Einklang zu begeben. Wenn dann, nach Watkins (1978), noch Empathie hinzukäme, entstehe *Resonanz.* Wenn ich mit einem kindlichen oder einem anderen Anteil in Kontakt trete, verändern sich meine Stimme und meine Haltung wie von selbst. Mein System schwingt sich ein auf denjenigen Anteil, dem ich da begegne.

> *Resonanz* meint mehr als die achtsame Wahrnehmung von Veränderungen hinsichtlich der physiologischen Körperreaktionen (Gesichtsfarbe, Körperspannung, Muskeltonus sowie Veränderungen hinsichtlich der Gestik, Mimik und Sprache). Resonanz ist ein feines atmosphärisches Wahrnehmen jeder kleinen Regung im Klientensystem in Verbindung mit Mitgefühl.

Auch bei der Arbeit mit dem System übernehme ich hinsichtlich des Sprachgebrauchs weitestgehend die Terminologie und damit auch die Wirklichkeitskonstruktion der Klientin und des entsprechendes Anteils, damit die Gefahr, dass durch meine Intervention »künstliche« Ich-Zustände entstehen, eingedämmt wird. Außerdem finde ich es hilfreich, mich am geäußerten oder sichtbaren *Phänomen,* das die Klientin gerade zu diesem Zeitpunkt im *Prozess* zeigt, zu orientieren. Konzepte und Klassifizierungen wie beispielsweise »verletzter, verletzender und ressourcenvoller Anteil« können wichtig und hilfreich sein, um Problematiken zu erkennen und zu verstehen. Zu stark auf diese fokussiert, können sie den therapeutischen Prozess aber auch blockieren oder festlegen. Wenn eine Klientin bezogen auf ein Problem von ihren »Anteilen« spricht, übernehme ich genau diese Formulierung; wenn sie von ihrer »6-Jährigen« oder von ihrem »jüngeren Ich« spricht, greife ich diese Formulierung für den weiteren Prozess auf. Wenn eine Klientin von »Ambivalenzen« oder »beunruhigenden Stimmen« in ihrem Inneren redet, übernehme ich genau diese Formulierung.

Ganz so wie Watkins und Watkins (2003) vertrete ich entschieden die Ansicht, dass die Klienten nicht alle ihre Anteile kennenlernen müssten oder sollten, sondern nur mit dem Anteil oder den Ich-Zuständen in Kontakt treten sollten, die bei der Behandlung der aktuellen Thematik wichtig sind. Wozu sollte es gut sein, 396 oder gar 1200 Anteile kennenzulernen? Das wäre ein wahrhaft lebensfüllendes Werk und hat leider eine ziemlich schlechte Prognose. Das Ehepaar Watkins (2003) positioniert sich dazu wie folgt und rät: »[…] nur mit jenen Ich-Zuständen in Kontakt zu treten, die mit einem bestimmten Problem, das der Patient lösen möchte, in Zusammenhang stehen. Und nicht nach möglichen Ich-Zuständen eines Individuums zu forschen, das könnte leicht künstliche Ich-Zustände hervorbringen« (S. 144).

Am Phänomen und am Prozess orientierte Kontaktaufnahme mit dem Innensystem

Ich stelle an dieser Stelle diejenigen Methoden zur Kontaktaufnahme mit dem Innensystem vor, wie sie in der Ego-State-Therapie üblich sind und von den Pionieren und Pionierinnen wie Watkins und Watkins (2003) und Phillips und Frederick (2003) entwickelt und beschrieben worden sind. Es handelt sich hier um meine ganz persönliche Auswahl von Methoden, die ich vorwiegend verwende, um mit Innenanteilen in Kontakt zu treten.

Eine *Kontaktaufnahme mit einem Innenanteil* erfolgt in der Regel nach einer ähnlichen Struktur. Unter anderem finden sich auch bei Zanotta (2019), Peichl (2013) und Paulsen (2014) beschriebene Abläufe der Kontaktaufnahme. Ich mache dabei keinen Unterschied in der Begegnung mit destruktiv erscheinenden, starken Anteilen. Allen Ich-Zuständen begegne ich interessiert, freundlich und wohlgesonnen auf die gleiche Art und Weise. Der Unterschied in der Kontaktaufnahme richtet sich im Wesentlichen nach meiner eigenen Systemresonanz. Im Folgenden liste ich meine eigene Vorgehensweise der Kontaktaufnahme mit Ich-Zuständen auf:

- Ein Phänomen taucht auf,
- Würdigen und Benennen des Phänomens,
- wenn möglich, den erwachsenen Ich-Zustand in der Gegenwart orientieren (z. B. mit dem Gegenwartsanker, siehe Kapitel 5),
- überprüfen, ob dieses Phänomen zu dem erwachsenen Ich-Zustand gehört,
- gemeinsam verstehen, warum dieses Phänomen gerade in diesem Moment im Prozess aufgetaucht ist,
- wenn es sich um einen Innenanteil handelt, Erlaubnis und Einverständnis einholen, mit dem entsprechenden Anteil direkt oder indirekt in Kontakt zu treten,
- würdigen, wertschätzen, bedanken für sein Erscheinen,
- dem Innenanteil Interesse und Verständnis entgegenbringen,
- seine Funktion und seine Rolle im System verstehen,
- seine Bedürfnisse und Wünsche explorieren,
- seine Kooperationsbereitschaft im Hinblick auf die Therapieziele des Gesamtsystems erfragen (besonders bei starken Anteilen),
- Absprachen treffen hinsichtlich des weiteren Vorgehens in der Therapie und hinsichtlich dieses Ich-Zustandes und dann auch daran halten,
- Möglichkeiten und Grenzen der Therapie aufzeigen,

- bedanken,
- bei direkter Kontaktaufnahme mit einem Innenanteil unbedingte Rückkopplung mit dem erwachsenen Ich-Zustand.

Beispiele der Kontaktaufnahme mit Innenanteilen

Im Fall von »beunruhigenden Stimmen«, die der Klient hört, könnte die Intervention in Form der *indirekten Kontaktaufnahme* wie folgt lauten:

> »Ja, Herr X, sie hören beunruhigende Stimmen in sich. Wie gut, dass Sie das bemerken. Und ich kann gut verstehen, dass sich das für Sie beunruhigend anfühlt. Wäre es für Sie und die Stimmen in Ihnen interessant, dass wir hören dürfen, was diese zu sagen haben? Ich vermute, dass es ziemlich wichtig sein könnte, was diese zu sagen haben. Und möglicherweise könnte es dann auch etwas ruhiger in Ihnen werden, wenn die Stimmen gehört werden würden. Denn sie wissen ja, alles, was in Ihnen ist, ist wichtig und hat seine Berechtigung.«

Bei einer Klientin taucht Angst in einem spezifischen Kontext im Prozess auf. Dabei wird sie sichtlich kleiner und bekommt eine leise zarte Stimme. Da jetzt bereits eine deutliche Veränderung in der Phänomenologie des Ego-States wahrnehmbar wird, erfolgt die Intervention anders, nämlich indem die Wahrnehmung der *Altersregression als Phänomen* im Konjunktiv aufgegriffen wird:

> »Ah, da meldet sich Angst. Wie gut, dass Sie das bemerken und benennen können. Wenn Sie solche Angst spüren, ist das Ihre Angst? Die Angst der Erwachsenen? Oder könnte die Angst zu etwas Kleinem, Jüngerem gehören?«

Die Klientin könnte antworten:

> »Nein, dann bin ich viel jünger. Ungefähr vier Jahre alt. Eine ängstliche 4-Jährige meldet sich.«

Dann würde im weiteren Prozess zunächst die Begrifflichkeit der Klientin übernommen werden: »Eine ängstliche 4-Jährige«. In diesem Fall wäre es ein spezifischer Ich-Zustand. Wenn wir die Erlaubnis auch vom Innensystem und der 4-Jährigen dazu bekommen, würden wir diese dann kennenlernen. Das geht zum einen über die *indirekte Kontaktaufnahme* über die Erwachsene, was für mich der Königsweg ist. Dazu braucht es allerdings schon eine gewisse Ich-Stärke. Diese wird beispielsweise mit dem Gegenwartsanker aktiviert (siehe Kapitel 5). Oder aber es erfolgt eine *direkte Kontaktaufnahme* mit der 4-Jährigen. Ihre Bedürfnisse, ihre Not, ihre Funktion früher und heute wollen verstanden werden. Wenn möglich, bekommt sie dann mit Hilfe des erwachsenen Ichs einen inneren sicheren Ort (mehr dazu im nächsten Kapitel), wird im besten Sinne versorgt und getröstet, beispielsweise über innere Helfer.

Im Folgenden finden Sie einen beispielhaften Ablauf bei *spontanem Auftauchen* eines Innenanteils mit *direkter Kontaktaufnahme:*

> »Ups, was passiert denn da gerade? Kann es sein, dass da soeben etwas ganz Junges nach vorne gekommen ist?«

Bei Bejahen gilt es, die Ansprache zu klären, zum Beispiel so:

> »Ist es okay, wenn ich ›du‹ sage? Oder wie darf ich dich ansprechen?«

Anschließendes Bedanken für das entgegengebrachte Vertrauen, weil er sich zeigt, etwa so:

> »Danke, dass du gekommen bist. Das ist aber mutig. Wir kennen uns ja noch gar nicht wirklich.«

Dann klären, ob die direkte Kontaktaufnahme mit dem entsprechenden Ich-Zustand weitergehen soll oder über das erwachsene Ich, beispielsweise so:

> »Ist es okay, dass du jetzt gerade hier vorne bist? Ist das dein Wunsch? Oder willst du lieber, dass die Erwachsene weitermacht?«

Bei Bejahen durch Nicken etc. gilt es, sich zu bedanken und wertzuschätzen, zum Beispiel so:

> »Danke für deine Antwort. Wie wunderbar, dass du mir das sagen kannst.«

Sollte der Anteil unsicher sein, übernehmen wir das Ruder, beispielsweise so:

»Danke, dass du gekommen bist und dich mir gezeigt hast. Wäre es gut, wenn wir uns in den nächsten Stunden wiedersehen? Und ich dich besser kennenlernen darf? Hast du bei der Erwachsenen schon einen sicheren Platz? Wäre es gut, wenn du so einen bekommen würdest, zum Beispiel in der nächsten Stunde? Dann würde ich dir und der Erwachsenen dabei helfen, dass es für dich wirklich sicher wird. Dann schauen wir mal, ob die Erwachsene jetzt wieder nach vorne kommen kann. Ich danke dir sehr, dass du so mutig warst und dich hier gezeigt hast. Frau X, würden Sie bitte wieder nach vorne kommen?«

Dann mit der Erwachsenen klären, ob sie mitbekommen hat, was da geschehen ist, etwa so:

»Frau X, haben Sie das mitbekommen? Da kam plötzlich eine Kleine. Haben Sie eine Ahnung, wie das passieren konnte? Was war da los bei Ihnen? Haben Sie eine Ahnung, wozu das wichtig war, dass da gerade eine Kleine kam? Kennen Sie die Kleine? Die hat großes Interesse daran, beim nächsten Mal einen sicheren Ort zu bekommen. Wäre das für Sie in Ordnung? Und für alles, was Sie ausmacht, auch?«

Wenn der jüngere Ich-Zustand ganz klar sagt, dass er da sein möchte, bedanke ich mich zunächst für sein Vertrauen und die Erlaubnis und beginne damit, ihn kennenzulernen. Zum Beispiel durch folgendes Vorgehen mit einigen Fragen zur Orientierung und zum Anregen von Präsentifikation:

»Weißt du, wer ich bin? Weißt du, wo wir hier sind und was wir hier machen? Wie soll ich Sie/dich ansprechen? Ist es okay, was wir hier machen? Fühlst du dich hier sicher? Ist es okay, wie wir sitzen?«

Dann geht es weiter wie oben im Ablauf der Kontaktaufnahme mit Innenanteilen beschrieben.

Kontaktaufnahme mit einem scheinbar »destruktiven«, starken Anteil

Zeigt sich beispielsweise als Phänomen im Prozess unmittelbar und direkt ein wütender Anteil, möglicherweise auch einer, der das System verletzt, sich schneidet oder andere Anteile verletzt und den Therapieprozess boykottiert, so nehme ich das als Phänomen zur Kenntnis und begegne ihm mit Offenheit und Interesse mit *direkter Kontaktaufnahme* und dann weiter wie oben beschrieben:

»Danke, dass Sie mit mir in Kontakt treten. Herzlich willkommen. Wie darf ich Sie ansprechen? Sie hören sich wütend an. Ich vermute, Sie haben allen Grund dazu, dass Sie sich so wütend anhören ...«

Ich unterstelle ihm grundsätzlich *positive Absichten im Sinne des Überlebens des Systems* (mehr dazu im Kapitel »Klopfen mit dem Innensystem« und im Kapitel »Einverständnis«). Diese von ihm gezeigte Reaktion war in der ehemaligen Situation funktional und hat das Überleben gesichert. Ihm fehlt die Präsentifikation für die Gegenwart und er weiß in der Regel nicht, dass sein Verhalten heute ungünstig ist und er damit vielleicht sogar das Verhalten eines früheren Verursachers, also Täters, imitiert. Dass sein Verhalten im Innensystem möglicherweise für noch mehr Schmerz sorgt, die Alltagsfunktionalität außer Kraft setzt und die gemeinsame Zielsetzung unterwandert. Dies gilt es im *direkten oder indirekten Dialog* zu benennen, zu würdigen, gemeinsam und geduldig zu verstehen. Dazu schreibt Wolfgang Wöller (2006):

> Eine bedeutsame Erkenntnis aus der Arbeit mit Persönlichkeitsanteilen ist, dass aggressive Ego-States unter den Bedingungen der Traumatisierung oft die Funktion der starken Beschützer oder Retter und insofern eine Überlebensfunktion innehatten. Vielfach haben sie ihre Stärke vor allem durch die Identifikation mit Tätern bezogen. Bei angemessener Würdigung ihres protektiven Ursprungs können sie im weiteren Verlauf wieder zu mächtigen Beschützern werden. (S. 376)

Wenn das erwachsene Ich *bedrohlich erscheinende Ich-Zustände ablehnt,* sollten wir als Therapeuten nicht mit in die Vermeidung gehen, sondern könnten beispielsweise mit *indirektem Hineinsprechen* intervenieren:

»Ich kann so gut verstehen, dass Sie so empfinden. Wer möchte schon gerne in Kontakt gehen mit etwas, was als bedrohlich erlebt wird? Niemand, glaube ich. Und: Dieser Zustand, den Sie als bedrohlich erleben, gehört ja zu Ihnen, ist irgendwie ein Teil von Ihnen, auch wenn Sie das am liebsten anders hätten. Das kann ich so gut verstehen. Und: Vermutlich wird er einen wichtigen Grund haben, da zu sein, auch wenn Ihnen dies fremd und bedrohlich vorkommen mag. Vermutlich will er auf irgendwas Wichtiges hinweisen, vielleicht auf eine Not aufmerksam machen. Lassen Sie uns gemeinsam verstehen, worum es da geht. Lassen Sie uns diesen Teil in Ihnen kennenlernen, damit das, wozu er da ist, verstanden werden kann. Alles, was Sie ausmacht, ist wichtig. Indem Sie ihn besser kennenlernen, finden wir möglicherweise Möglichkeiten, wie dieser Teil Sie heute unterstützen kann bei dem, was Sie erreichen möchten. Dürfen wir mit diesem Teil in Kontakt treten?«

Wann immer der Eindruck entsteht, dass die Behandlung *stagniert* oder nach einer vorhergegangenen Intervention eine Verschlechterung des Zustandes der Klientin eintritt, könnte dies eine Indikation für ein *direktes Hineinsprechen* oder eine *Innere Konferenz* sein. Mit dem direkten Hineinsprechen werden jene Zustände gezielt angesprochen, die sich im aktuellen Prozessgeschehen vielleicht bislang noch im Verborgenen halten, die aber zur Lösung des gerade anstehenden Problems wichtig sind. Das direkte Hineinsprechen zielt oftmals auf die *destruktiv wirkenden Anteile* ab, die möglicherweise den Therapiefortschritt boykottieren wollen. Dadurch wird der Klientin bewusst, dass es in ihr etwas gibt, das am Aufrechterhalten des Konfliktes und der Symptome beteiligt ist. Und es besteht damit die Chance, mit diesem Anteil in Kontakt zu treten.

> »Frau X, ist es okay, wenn wir jetzt weiter darüber sprechen, was möglicherweise geschehen ist, dass es Ihnen nach der letzten Stunde schlechter gegangen ist? Danke, dass Sie mir das sagen. Dürfen wir damit auch in Kontakt gehen mit Ihrer inneren Welt? Ist das für alles, was Sie ausmacht, in Ordnung? Kann es sein, dass es etwas in Ihnen gibt, das darüber etwas weiß? Ich vermute, dass dieser Teil vermutlich eine ganz wichtige Funktion hat und dass er etwas sehr Wichtiges beitragen kann. Und ich vermute, dass es einen Grund hat, dass er sich bisher nicht direkt gezeigt hat. Das finde ich wirklich wichtig. Ich würde gerne verstehen, was dieser Teil zu sagen hat. Was er zu sagen hat, könnte sehr wichtig sein. Er wird es wissen und sollte unbedingt gehört werden. Darf ich/dürfen wir mit diesem Teil in Kontakt treten? Ganz Herzlichen Dank!«

Oft besteht gerade bei dissoziativen Klientinnen eine ausgeprägte *phobische Vermeidung* vom erwachsenen alltagsfunktionalen Ich gegenüber inneren Zuständen. Mit dem indirekten Hineinsprechen haben Therapeutinnen und Therapeuten die Möglichkeit, darauf hinzuweisen, dass alles, was da ist, wichtig ist, zu der Klientin dazugehört und einen Grund hat, da zu sein. Die Methode des *indirekten Hineinsprechens,* auch als *»talking through«* (Phillips und Frederick, 2003) bekannt, ist eine gängige Praxis bei Menschen mit dissoziativen Phänomenen. Die Therapeutin wendet sich mit dieser hypno-imaginativen Methode an das Gesamtsystem. Indem sie scheinbar mit der erwachsenen Alltagspersönlichkeit redet, nimmt sie gleichzeitig Kontakt zum Gesamtsystem auf. Die Kunst ist, dabei nicht suggestiv zu sein. Beispielhaft, in Anlehnung an Phillips und Frederick (2003, S. 99 f.), könnte das wie folgt lauten:

> »Wissen Sie, Frau X, jede menschliche Persönlichkeit besteht aus vielen Facetten. Das ist bei Ihnen so, das ist bei mir so und bei allen anderen auch.

Diese verschiedenen Zustände in uns sind meistens in unserer Kindheit entstanden, um uns in schwierigen Situationen zu unterstützen, und vieles von dem, was uns damals geholfen hat, ist heute möglicherweise gar nicht mehr so nützlich. Es kann sein, dass einige Probleme, die Sie heute haben, dadurch zustande kommen, dass ein Zustand versucht, Ihnen zu helfen, der möglicherweise selbst Hilfe benötigt. Vielleicht ist es gut, gemeinsam eine Möglichkeit zu finden, die für Ihr heutiges Leben gut ist ... Und manchmal benötigen diese inneren Zustände einfach Hilfe, damit sie einander verstehen lernen und ihren Austausch miteinander verbessern. Aber wie auch immer wir hier arbeiten werden, Frau X: Nur Sie und alles, was Sie ausmacht, bestimmen, was wir hier tun. Alles, was Sie ausmacht, ist wichtig. Wir tun hier nur das, was für alles, was Sie ausmacht, in Ordnung ist.«

Innere Konferenz oder »Workspace«

Eine weitere wichtige und von mir oft eingesetzte Möglichkeit der Kontaktaufnahme mit Innenanteilen ist die *innere Konferenz,* die bei verschiedenen Autoren und Autorinnen unterschiedlich interpretiert und eingesetzt wird (Reddemann, 2004c, 2017; Peichl, 2007a; Huber, 2003). Fraser (2003) hat die kreative »Dissociative Table Technique« entwickelt, um Ego-States rund um einen Konferenztisch miteinander in Kontakt zu bringen und innersystemische Konflikte gerade bei chronifizierter Dissoziation zu lösen. Ziel bei allen Varianten ist es letztendlich, Innenanteile, die zu einem bestimmten Thema oder für das Erreichen eines Teilziels wichtig sein könnten, kennenzulernen und damit den *inneren Dialog* zu fördern. Die Klientin wird dabei beispielsweise angeleitet, sich einen freundlichen hellen Raum vorzustellen, in dem alles, was für das entsprechende Thema wichtig ist, eingeladen wird. Bei Forgash (2002, 2005) hängt noch ein Kalender mit dem aktuellen Datum an der Wand, um *Präsentifikation* und die Unterschiedsbildung *»früher – heute«* bei Innenanteilen zu begünstigen. Man kann dabei das Bild eines Tisches vorgeben, mit einladenden Sitzgelegenheiten drumherum. Insbesondere bei einer ausgeprägten Dissoziation bleibt der erwachsene oder alltagsfunktionale Ich-Zustand außerhalb dieses Begegnungsraumes, schaut zu wie von einem Regiepult mit Ton- und Bildregler, oder beobachtet durch ein Fenster. Damit nimmt der erwachsene Ich-Zustand eine beobachtende Position ein, um sicherzustellen, dass diese wirklich präsent in der Gegenwart bleiben kann und weder in das innere Durcheinander hineingezogen wird noch dissoziiert. In der inneren Konferenz werden die unterschiedlichen Meinungen zusammengetragen und Lösungsvorschläge gesammelt. Wenn es sehr chaotisch und durcheinander ist, kann man bitten, dass entweder ein Innenanteil die Gesprächsführung übernimmt, oder dass nacheinander geredet wird, damit alles gehört werden kann, was im Innensystem wichtig ist. Die innere Konferenz fördert die Ambiguitätstoleranz. In der Regel tritt Beruhigung ein, wenn unterschiedliche Positionen nebeneinander stehen dürfen. Dazu schreibt Peichl (2007a): »Der geringste Stress im System ist dann erreicht, wenn unterschiedliche Haltungen und Bedürfnisse nebeneinander existieren dürfen (S. 170)«. Die innere Konferenz dient auch dazu, zu untersuchen, ob alle Ich-Zustände gut versorgt sind, oder ob Zustände mehr Fürsorge und Schutz brauchen. Ich setze die *innere Konferenz* regelmäßig ein, um zu überprüfen, wie die innere Kooperation läuft, ob innen alles gut versorgt ist, wie Interventionen im System angekommen sind, ob Traumaintegrationen erfolgen sollen, und wenn ja, für welchen Anteil.

Carol Forgash (2002, 2005) hat gerade für die Behandlung von Dissoziation eine, wie ich finde, wunderbare Methode entwickelt, die sie »Homebase/Workspace«-Technik (siehe Abbildung 14) nennt. Diese dient dazu, insbesondere bei chronifizierter Dissoziation eine stabile und sichere Struktur für das Management des Alltags zu schaffen, die aber auch für die therapeutische Arbeit und die Traumaintegration genutzt werden kann. Die »Homebase« bietet für alle jüngeren und bedürftigen Innenanteile einen »sicheren Ort« (siehe Abschnitt 3.7). Der »Workspace« ist ein Arbeits- und Begegnungsraum, indem die innere Welt untereinander im inneren Dialog sein kann. Ebenso ermöglicht es dem alltagsfunktionalen Ich einen kontrollierbaren Kontakt mit dem Innensystem. Einmal etabliert und für gut befunden, gehört sie zum festen Bestandteil des Alltagsmanagements insbesondere für Menschen mit ausgeprägter Dissoziation. Über die Homebase bleiben die jüngeren traumanahen Anteile in Sicherheit, wenn die Erwachsene ihrem Leben nachgeht. Im Konferenzraum findet ein alltäglicher Austausch über die jeweiligen Bedürfnisse, Wünsche, Nöte und Notwendigkeiten statt.

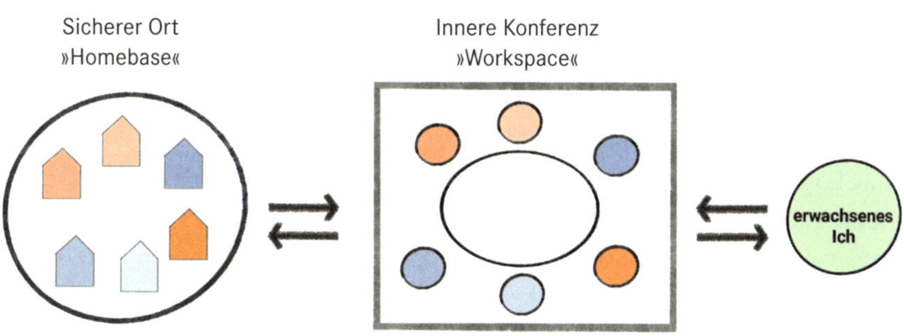

Abbildung 14: »Homebase/Workspace« in Anlehnung an Forgash (2002, 2005)
(Grafik: © Nicola Graf, 2024)

> Die innere Konferenz in Verbindung mit dem Konzept des sicheren Ortes ist für mich ein unverzichtbares Element – vor allem in der Begleitung von Menschen mit ausgeprägten dissoziativen Phänomenen in der potentialorientierten Prozessbegleitung.

3.7 Mehr als nur eine Übung: Der sichere Ort als Haltung – die »Homebase« mit einem Fallbeispiel

In Anlehnung an Forgash (2002, 2005) sind der *sichere Ort* und die *innere Konferenz* in Kombination miteinander für mich zentrale Elemente in einer potentialorientierten Prozessbegleitung. Wie oben schon erwähnt, fungiert die innere Konferenz als Arbeitsraum und Begegnungsraum, in dem sowohl in der Therapie als auch zu Hause gearbeitet und mit dem Innensystem kommuniziert werden kann. Der innere sichere Ort ist der »Heimathafen« für jüngere Ich-Zustände. Die Übung »sicherer Ort« gehört wohl zum Standard jeder traumatherapeutischen Fortbildung und wird in nahezu allen Schulen angewendet (Reddemann, 2004c, 2004a, 2017; Huber, 2003; Leutner u. Cronauer, 2022). Die Idee dabei ist, dass es wenigstens in der Vorstellung der Klienten einen Platz gibt, an dem es heute sicher ist, und an dem Schutz und Geborgenheit erfahren werden können. Bei einigen Autorinnen und Autoren (u. a. Huber, 2003) finden wir später den Begriff des »Wohlfühlortes«, der dem Rechnung trägt, dass es für Menschen mit komplexen Traumaerfahrungen nie wirklich sicher war, es kein Sicherheitserleben gab. Aufgrund dessen können sie mit dem Begriff der Sicherheit kaum etwas anfangen, geschweige denn gerade zu Therapiebeginn so etwas wie Sicherheit erleben.

Ich wende den sicheren Ort im Sinne von Forgashs »Homebase/Workspace« (2002, 2005) schon seit vielen Jahren an, gedanklich geleitet durch das Konzept der primären defensiven Handlungssysteme bei Dissoziation. Er ist für mich ein essenzieller Bestandteil jeder Prozessbegleitung in vielerlei Hinsicht: Jüngere Ich-Zustände können hier eine sichere Heimat finden und endlich zur Ruhe kommen. Dort können sie Unterschiedsbildung erfahren: »Heute ist eine andere Zeit als damals, hier ist es sicher«. Der sichere Ort hat sichere Grenzen, niemand kann dort hinein, der oder die es nicht soll. Am sicheren Ort, so wie ich ihn verstehe, findet jeder Ich-Zustand gemäß seiner individuellen Einzigartigkeit, mit all seinen Facetten und individuellen Bedürfnissen seinen ganz eigenen Platz. Ein kleines Kind benötigt etwas anderes als ein Jugendlicher, und eine junge Erwachsene etwas anderes als ein Baby. Das kann ein Land mit vielen Inseln sein, ein großer Kontinent, ein Strand mit vielen Strandhäusern, ein schöner großer Garten mit Baum- und Gartenhäusern oder eine Villa mit vielen Räumen. Mir ist wichtig, dass unterschiedliche Anteile nicht verschiedene Plätze an ganz unterschiedlichen Orten haben, denn das könnte die Fragmentierung weiter voranschreiten lassen. Alle Kernbedürfnisse (von Witzleben, 2019) – Beziehung, Sicherheit und Orientierung, Freiheit und Autonomie – werden am sicheren Ort für jeden Innenanteil angesprochen und etabliert. Denn diese wurden in der früheren traumatisierenden Situation auf das Gröbste missachtet. So bietet der sichere Ort nicht nur maximale *Sicherheit,* sondern auch maximale *Freiheit* und *wohlwollende Beziehungen.* Jedem jüngeren Ich-Zustand wird ein *hilfreiches Wesen* zur Seite gestellt, manchmal sind es auch mehrere hilfreiche Wesen. Oftmals handelt es sich um Vierbeiner, da Zweibeinern nicht getraut wird. Auch unter den Innenanteilen wird geschaut, ob sie sich gegenseitig unterstützen können. Im Sinne von Winnicott (1974) findet dort Nachbeelterung im besten Sinne statt. Der sichere Ort aktiviert traumaferne Handlungssysteme. Hier kann getobt, gespielt und gelacht werden, all das, was sich jeder einzelne jüngere Ich-Zustand wünscht, und was dieser braucht, ist dort anwesend. Es gibt Ruheoasen für jeden Anteil, es gibt Trost, wohlwollende Zuwendung um ihrer selbst willen. Damit kann allmählich Beruhigung eintreten, das Bindungssystem beruhigt sich ebenfalls. Der sichere Ort wird mit allen Sinnesmodalitäten (Sehen, Hören, Schmecken, Riechen, Körperempfindung) exploriert. Er kann mit Klopfen auf dem Brustbein (siehe Kapitel 5) verankert werden oder mit einer Geste oder Umarmung. Auch mit der Schmetterlingsumarmung (u. a. Peichl, 2007a) aus dem EMDR ist dies möglich.

Für mich ist der sichere Ort eine *Haltung der Selbstfürsorge.* Er ist nicht einfach eine Übung. Er ist vielmehr immer da – 24 Stunden bei Tag und bei Nacht – und er bleibt auch da. Die erwachsene Person wendet sich durch das Nach-Innen-Schauen fürsorglich den jüngeren Anteilen zu. Den sicheren Ort wendet sie dann bestenfalls immer wieder auch in ihrem Alltag an. Besonders dann, wenn Sie das Haus verlässt und sich in vermeintliche »Gefahrensituationen« begibt, sorgt sie dafür, dass ihre jüngeren Anteile in Sicherheit bleiben. Oder weit bevor sie schlafen geht, damit die Wahrscheinlichkeit steigt, dass die erwachsene Person einschläft und nicht jüngere traumatisierte Anteile durch das Einschlafritual getriggert werden.

Der sichere Ort kann im Gespräch entwickelt werden oder aber in Imagination erfolgen. Über das erwachsene Ich mit einem Anteil oder auch für mehrere Ich-Zustände gleichzeitig. Je höher die Dissoziationsneigung, desto weniger Hypnoimagination sollte meines Erachtens erfolgen. Auch hier gilt es, wie bei allen anderen Interventionen, das Einverständnis aller Anteile einzuholen. Mit den starken Anteilen muss manchmal zäh verhandelt werden, damit sie jüngere Anteile dort in Ruhe lassen. Die Verhandlungsbemühungen lohnen sich aber in jedem Fall.

> Der sichere Ort ist meines Erachtens nach in gar keinem Fall für das erwachsene Ich gedacht – jedenfalls nicht bei ausgeprägter Dissoziations- oder Regressionsneigung. Stattdessen bietet er jüngeren Ich-Zuständen eine Beheimatung.

Für das erwachsene Ich gibt es andere schöne Möglichkeiten der Beruhigung und des Sicherheitserlebens (siehe Abschnitt 3.2, Kapitel 5). Denn seine Tendenz, innere oder äußere Stresssituationen reflexhaft zu vermeiden und bei diesen zu »verschwinden«, ist bei einer hohen Dissoziations- oder Regressionsneigung ohnehin extrem ausgeprägt. Innenanteile, die sich um traumassoziierte defensive Handlungssysteme organisiert haben, übernehmen dann das Ruder in der Gegenwart. Meiner Ansicht nach würde damit die unbewusste Vermeidungsstrategie des erwachsenen Ich-Zustandes noch befeuert werden.

So sehr der sichere Ort als Übung in der Traumatherapie verbreitet ist, so unterschiedlich ist er sowohl in seiner Anwendung als auch in der Wahrnehmung der Klientinnen und Klienten. Folgende Schwierigkeiten mit dem sicheren Ort sind mir in der Praxis aufgefallen:

- Der sichere Ort wurde für den erwachsenen Ich-Zustand eingerichtet. Für diesen ist er dann zwar eine schöne Oase der Ruhe, aber in inneren und äußeren Stresssituationen werden jüngere dissoziative Anteile aktiviert. Diese können die Realität nicht angemessen einschätzen.
- Jüngere Anteile haben das Gefühl, weggesperrt zu werden und am sicheren Ort gefangen zu sein. Wir erinnern uns: Der Erwachsene vermeidet die Hinwendung nach innen wie Pest und Cholera. Die jüngeren Anteile erleben damit abermals Einsamkeit, fühlen sich wieder verlassen, beschämt und nicht verstanden. Unmut, Trotz und Wut darüber können weitere Reaktionen sein. Der innere sichere Ort wird dann nicht als hilfreich, sondern als weiterer Zwang beziehungsweise erneut als traumatisch erlebt.
- Der sichere Ort wird in der Therapie als reine Übung im Sinne von »das kann man ja mal machen« verstanden, der eigentliche und wirklich große Nutzen davon aber nicht gesehen. Ich sah mal ein Lehrvideo als Supervisorin, in der die Kollegin wirklich schön für einen jüngeren Anteil einen sicheren Ort eingerichtet hatte. Man sah, wie sich die Klientin entspannte, sich

ein Lächeln auf ihrem Gesicht ausbreitete und wie es atmosphärisch ruhig wurde. Am Ende der Imagination sagte die Kollegin, dass die Übung nun zu Ende sei und begleitete in keinerlei Hinsicht den Transfer in den Alltag. Die Klientin war erschrocken und extrem verunsichert.

Im Folgenden finden Sie noch ein Fallbeispiel mit dem sicheren Ort zum Ankommen jüngerer Ich-Zustände:

Herr D., ein 63-jähriger Mann, suchte mich zum Erstgespräch auf. Er habe schon mehrere ambulante Therapien und auch mehrere stationäre Aufenthalte hinter sich, vor kurzem erst einen teilstationären. Nach wie vor würden ihn abwechselnd massive Ängste und eine immense Wut quälen. Die Angst fresse ihn auf. Das sei für ihn unglaublich anstrengend. Er habe Mühe, seinen Alltag geregelt zu bekommen und würde nur das Nötigste schaffen. Morgens erwache er früh mit Ängsten und quälenden Gedanken, den Tag nicht zu schaffen. Dinge wie beispielsweise Joggen, die ihm eigentlich guttäten, machten ihm Angst. Deswegen vermeide er diese schon seit langem. Seit Jahren schon wolle er eine neue Terrasse bauen, die Bretter lägen da unberührt, aber er schaffe es nicht, sich dazu aufzuraffen.

Im Erstgespräch wurde eine frühe Bindungstraumatisierung deutlich, der frühe »Bindungsschrei« nach der Mutter scheint allgegenwärtig. Die Mutter habe wenig Zeit gehabt, als kleiner Junge sei er viel weggegeben worden. An diese Zeit habe er keine wirklichen Erinnerungen. Da Herr D. schon viel therapeutische Vorerfahrung hat, frage ich ihn direkt im Erstgespräch, ob das denn die Angst und die Wut des Erwachsenen sei. Dies verneint er und benennt einen 3-Jährigen, der zur Mutter wolle und alleine sei, und einen 8-Jährigen, der total wütend sei auf die Erwachsenen, die ihn nicht sehen und gleichzeitig immer etwas von ihm verlangen und ihm Druck machen würden. Über einen inneren Dialog dürfen wir über den Erwachsenen mit »den beiden« wie Herr D. seine jüngeren Ich-Zustände nennt, in Kontakt treten. Der Wutanteil bekundet, dass es für ihn und besonders für den Ängstlichen total anstrengend sei, immer da zu sein. Aber sie müssten das tun, weil sie sonst nicht gesehen würden und die Angst da sei, weggemacht zu werden. Dann würden sie gar nicht mehr gesehen. Auf meine Frage, wie es denn wohl wäre, wenn sie in Sicherheit, Freiheit und gleichzeitig geborgen sein könnten, bekundet der wütende Anteil Interesse, aber gleichzeitig auch Angst, dann weggemacht zu werden. Das sei schon oft passiert. Auch in Therapien. Sie seien am sicheren Ort weggesperrt und nicht mehr beachtet worden. Meine Frage, ob denn der Erwachsene dort nicht mit ihnen in Kontakt gegangen wäre und nach ihnen geschaut hätte, wird verneint. Auf die Frage, wie es denn wohl sein würde, wenn der Erwachsene das in Zukunft tun würde, leuchteten die Augen kurz auf. Gleichzeitig wurde Skepsis bekundet, das habe noch nie geklappt. Wenn der Große aber lernen würde, erwachsen zu bleiben und sich um sie zu kümmern, fänden sie das gut. Sie wollten endlich »ankommen und geborgen sein«. Das wird mit dem Erwachsenen besprochen. Für diesen ist die Vorstellung, erwachsen und kompetent zu bleiben, neu, aber auch reizvoll. In der Stunde machten wir für den Erwachsenen den Gegenwartsanker (siehe Kapitel 5) mit der Formulierung: »Ich bin groß und stark. Erwachsen helfe ich euch beim Ankommen«. Klopfen auf dem Brustbein funktioniere bei ihm nicht, das wühle ihn zu sehr auf. Aber die Hand auf das Brustbein zu legen, tue ihm sehr gut und helfe ihm, sich erwachsen zu spüren.

In der kommenden zweiten Stunde wurde berichtet, dass der Gegenwartsanker ein Erfolg gewesen sei. Er habe ihn morgens und zwischendurch immer wieder gemacht und sei damit auch in Kontakt mit »den beiden« gewesen. Das habe ihn beruhigt. Über inneren Dialog bekunden »die beiden«, dass es gut sei, dass der Erwachsene jetzt öfter da sei. Beide äußerten den Wunsch, an einem »geborgenen Ort« anzukommen und das jetzt noch einmal zu versuchen. Dieser wurde im Gespräch und im inneren Dialog über den Erwachsenen entwickelt, mit einem Helferwesen für jeden »der beiden«. Der Erwachsene verankerte den »geborgenen Ort«, indem er die Hand auf das Brustbein legte und seinen Gegenwartsanker laut aussprach. »Die beiden« waren sehr zufrieden und es wurde ruhig innen drin. Im Anschluss folgte ein Gespräch darüber, wann und wie Herr D. den »geborgenen Ort« zu Hause einsetzen könne.

In der nächsten Stunde bekundete er, dass er mit dem »geborgenen Ort« wirklich gut klarkäme. Es sei erstaunlich für ihn. Er habe mehr Antrieb, sei Rad gefahren, mehr draußen gewesen und er sei zur Freude seiner Frau dabei, die Bretter für die neue Terrasse zu verlegen. »Die beiden« seien erstmal zufrieden mit ihm.

3.8 Fragen, die den Deckel drauflassen, und Fragen, die bei Lösungen anklopfen

Fragen sind wohl mit die wichtigsten Wegbegleiter in der therapeutischen Prozessgestaltung. Hanswille und Kissenbeck (2008) schreiben, dass Fragen das »Hauptnahrungsmittel« für eine Therapie seien. Durch Fragen erfahren wir, wie es einem Menschen geht, was ihn bewegt, was er möchte, wie es in seiner inneren Welt ausschaut. Mit Fragen explorieren wir den aktuellen Befindlichkeitszustand eines Menschen ebenso wie Veränderungsprozesse. Mit ihnen öffnen wir Räume zur Erkundung, fokussieren die Blickrichtung und regen Perspektivwechsel an. Stimmige Fragen zur rechten Zeit in Resonanz mit dem System zu stellen, ist auch eine gewisse Kunst. Bei Sparrer (2002, S. 35) lässt sich lesen, dass die Therapeutin die Expertin für die Fragetechnik ist und die Klientin Expertin für die inhaltliche Entwicklung von Lösungen. Fragen sollten meines Erachtens nach so formuliert sein, dass jederzeit die Würde und auch die Privatsphäre und die persönlichen Grenzen der Klienten gewahrt werden, sodass zu keinem Moment der Eindruck von »ausgefragt werden« entsteht. Im Wesentlichen gibt es zwei Arten von Fragetypen: geschlossene und offene Fragen.

Geschlossene Fragen sind Fragen, die auf eine Thematik abzielen. Bereits in Kapitel eins wurden geschlossene Fragen erwähnt. Und auch in diesem Kapitel wurden sie schon verwendet, um das Einverständnis des inneren Systems einzuholen (»Ist alles, was Sie ausmacht, damit einverstanden?«). Wenn die Vermutung besteht, dass der betroffene Mensch an spezifischen Folgen einer Traumatisierung leiden könnte, so kann die entsprechende Vermutung explizit mit darauf abzielenden geschlossenen Fragen exploriert werden. Mit dieser Art von Fragetechnik wird die Gefahr eingedämmt, dass sich traumaspezifisches Material unkontrolliert ausbreitet und das damit einhergehende Erleben für den betroffenen Menschen getriggert wird. Geschlossene Fragen fokussieren und grenzen das Thema ein. Sie öffnen nicht das ganze Problem- oder Traumanetzwerk. Dieses Vorgehen kann die Menschen, die zu uns in die Therapie kommen, auch von der Vorstellung entlasten, sie müssten uns ihre komplette Lebensgeschichte erzählen. Für die Betroffenen kann diese sehr gezielte Art zu fragen ebenso den Eindruck erwecken, dass sie es mit einem kompetenten Gegenüber zu tun haben, das sich scheinbar mit ihrer Problematik auskennt. Dann ist es für die Klienten möglicherweise auch leichter, sich den Therapeuten mit der Schwere ihrer Thematik zu zumuten (»Okay, der scheint sich auszukennen«).

Auf geschlossene Fragen lässt sich nur mit Ja oder Nein antworten. Wenn eine Frage bejaht wird, kann detaillierter nachgefragt werden. Ich benutze am Anfang des therapeutischen Prozesses manchmal gerne einige Leitfragen, um festzustellen, ob die Betroffene möglichweise an komplexen Traumafolgen leidet. Dabei orientiere ich mich weitgehend an den Kriterien des ICD-11. Ich gebe dazu zur Veranschaulichung eine kleine Auswahl an Beispielen:

»Haben Sie schon einmal Gewalt erlebt? Emotionale, körperliche oder sexuelle? Dauert diese Gewalt heute immer noch an? Ging die Gewalt von nahen Bezugspersonen aus? Von Ihren Eltern? Von Ihrem Vater?«

»Haben Sie manchmal intensive belastende Bilder aus der Vergangenheit, die Ihnen immer wieder in den Sinn kommen und die Sie kaum oder gar nicht kontrollieren können?«

»Stehen Sie oft unter innerem Druck? Sind Sie schreckhaft und können sich schlecht konzentrieren?«

»Können Sie gut schlafen? Haben Sie Probleme mit dem Einschlafen? Wachen Sie nachts durch Albträume auf?«

»Haben Sie starke Stimmungsschwankungen?«

»Haben Sie Erinnerungslücken, das heißt, fehlt Ihnen manchmal eine Erinnerung an einen Teil des Tages? Passiert Ihnen das oft? Mehrmals täglich?«

Durch diese Art von erstem Screening kann man eine Vorstellung davon bekommen, ob und um welche Art von Traumafolgen es gehen könnte. Bei Dissoziation frage ich dann spezieller weiter beziehungsweise greife die Phänomene auf, die sich im weiteren Prozess zeigen. Eine ausgezeichnete Fragenübersicht für alle Traumafolgen einschließlich ausgeprägter Formen chronischer Dissoziation findet sich bei Gysi (2021, S. 301 ff.). Gysi betont, dass diese Fragen nicht die standardisierten diagnostischen Instrumente ersetzen.

Offene Fragen hingegen klopfen bei Lösungen an und sind potentialorientiert. Sie öffnen Räume zur inneren Erkundung, für Suchprozesse und für freie Assoziation. Ebenso regen sie zur Reflexion und zum Perspektivwechsel an. Sie aktivieren Ressourcen- und Lösungsnetzwerke. Die offene Fragetechnik ist maßgeblich in der Systemischen Therapie kultiviert worden (de Shazer, 1989, 1992; Schlippe u. Schweitzer, 1996; de Jong u. Berg, 1998; Schwing u. Fryszer, 2006; Hanswille u. Kissenbeck, 2008). Diese Art zu fragen, eignet sich hervorragend, um vor allem das Innensystem zu jedem Zeitpunkt in den therapeutischen Prozess mit einzubeziehen. Bei offenen Fragen handelt es sich um die typischen »W-Fragen«, bei denen die Frage mit der Einladung eröffnet wird: wie, was, wann, wer noch, wozu, wobei?

Das BASK-Modell von Braun (1988) beschreibt, wie dissoziative Zustände die Erfahrung beeinträchtigen können. Braun nimmt an, dass Menschen in nicht-dissoziativen Zuständen Lebensereignisse fast gleichzeitig in vier Dimensionen erleben können: auf der Ebene von Verhalten (Behavior), Gefühl (Affect), Empfindungen (Sensations) sowie Gedanken und Wissen um das Traumageschehen (Knowledge). In traumatischen Situationen und daraus resultierenden dissoziativen Zuständen sind diese Erlebensqualitäten in der Regel komplett fragmentiert. Phillips und Frederick (2003) merken dazu an: »In dissoziativen Zuständen können diese Ebenen einzeln oder allesamt vom Hauptstrom des Bewusstseins abgetrennt sein. Dieses Modell war vielen Therapeuten, die dissoziative Störungen behandeln, sehr nützlich, weil sich daraus eine Art Plan für die Wiederherstellung der Kontinuität der Erfahrung ableiten lässt« (S. 200). Mit offenen Fragen eben genau diese Erlebensqualitäten zu aktivieren, kann das Kongruenzerleben eines komplex traumatisierten Menschen fördern.

Es lassen sich einige Untergruppierungen von offenen Fragen unterscheiden. Eine umfassende Übersicht dazu findet sich bei Hanswille und Kissenbeck (2008, S. 184 ff.). Ich stelle hier beispielhaft einige »Fragen-Gruppen« meiner persönlichen Auswahl vor:

Fragen zur eigenen Kompetenz und zu Bewältigungsstrategien:

> »Wie haben Sie es geschafft, trotz der erlebten Belastung heute pünktlich hier zu erscheinen?«

> »Wie haben Sie das gemacht, trotz der kritischen inneren Stimmen, die dagegen waren, hier in die Therapie zu kommen? Was denken Ihre inneren Stimmen dazu?«

> »Was können Sie richtig gut? Was genau machen Sie dann? Was erleben Sie dann? Wie fühlen Sie sich, wenn Sie das machen? Was denken Sie über sich, wenn Sie das gemacht haben? Wie fühlt sich Ihr Körper dann an?«

> »Wie schaffen Sie es, die belastenden Bilder zu stoppen? Was genau machen Sie dann? Was denken Sie über sich, wenn Sie das geschafft haben? Wie fühlen sich das dann an für Sie?

Fragen nach Ausnahmen zur Unterschiedsbildung:

> »Was ist anders für Sie, wenn Sie erwachsen vorne bleiben? Was tun Sie dann? Wie sicher erleben sie sich, wenn Sie erwachsen vorne im Hier und Jetzt sind? Wie erleben Sie die Welt um sich herum? Was denken Sie dann über sich? Wie findet Ihre innere Welt das, wenn Sie erwachsen vorne sind?«

> »Was genau haben Sie beim letzten Mal, als Sie vorne geblieben sind und sich nicht verletzt haben, anders gemacht als sonst? Wie haben Sie das gemacht? Was haben Sie über sich gedacht, was denken Sie jetzt darüber? Wie geht es Ihrer inneren Welt damit?«

»Was können Sie als ersten Schritt tun, um ab jetzt mehr erwachsen vorne zu bleiben? Was genau könnte der erste Schritt sein? Wie werden Sie das konkret im Alltag umsetzen?«

»Was können Sie konkret tun, um diesen Zustand ganz bewusst jetzt herbeizuführen?«

Hypothetische »Was wäre wenn?«-Fragen«:

»Wenn Sie bestimmen könnten, wie viel Sie dissoziieren, wie viel Prozent Dissoziation würden Sie sich gönnen? Wie würde Ihre innere Welt das finden?«

»Wenn Sie wieder joggen würden, wie würde Ihr Körper das finden? Was würde anders sein an ihrem Körpergefühl? Was würden Sie dann über sich denken? Wie würde Ihre Frau das finden?«

»Wenn Sie morgens mit dem Wecker selbstbestimmt aufstehen würden, was wäre dann anders? Woran würden Sie das merken? Wie würde sich das anfühlen? Was würden Sie dann über sich denken?«

Zirkuläre Fragen mit dem Gesamtsystem:

»Was glauben Sie, wie das für Ihre jüngeren Anteile ist, wenn Sie verschwinden?«

»Was glauben Sie, wie findet der Boss Ihrer starken Anteile das, wenn Sie mehr vorne bleiben würden?«

»Was glaubt der starke Anteil, wie das für die kleine Anna ist, wenn der sie ständig beschimpft?«

Um eine gesamtsystemische Reflexion anzuregen, besonders im Hinblick auf Verhalten, das im Hinblick auf ein formuliertes Ziel möglicherweise nicht ganz dienlich ist, ist eine meiner Lieblingsfragen:

»Wozu dient Ihnen das? Wofür ist das hilfreich?«

4 Klopfen – eine (alte) Methode revolutioniert die Psychotherapie

»Einfach … ist das mit knappsten Mitteln Erreichte …
Aber das mit knappsten Mitteln Erreichte
kann nur aus der Fülle kommen.«
Jimenez (zit. nach Reddemann, 2017, S. 13)

4.1 Eine Einführung ins Klopfen und seine historischen Wurzeln

Einleiten möchte ich dieses Kapitel mit einer Geschichte, die schon fast wie ein Mythos anmutet. In der Geschichte wird erzählt, wie der renommierte Psychotherapeut Callahan (1997; Pfeiffer, 2022) auf das Klopfen kam:

Callahans Klientin Mary, 42 Jahre alt, war schon seit anderthalb Jahren wegen einer lebenslangen ausgeprägten und therapieresistenten Wasserphobie in Behandlung. Schon allein der Gedanke an Wasser führte zu Panikattacken. Der Alltag mit dem täglichen Baden ihrer drei Kinder und ihre eigene Körperhygiene waren eine Qual für sie. Callahans bisherigen Behandlungsbemühungen mit Expositionstherapie, kognitiver Umstrukturierung und Hypnose zeigten erste, wenn auch langsame Fortschritte. So konnte Mary die irrationale Komponente ihrer Angst verstehen und sich dem auslösenden Element Wasser inzwischen nähern. Callahan hatte an einer Fortbildung neuer Heilverfahren teilgenommen, wo auch Basiswissen über Akupunktur vermittelt wurde. Er forderte Mary in der folgenden Sitzung auf, an ihre Ängste zu denken und dabei gleichzeitig einen Akupunkturpunkt unter dem Augenlid zu klopfen. Und jetzt wird es wirklich interessant. Ihre Phobie war nach wenigen Minuten gänzlich und nachhaltig verschwunden. Mary zeigte im Folgenden nie wieder eine panikartige Reaktion auf Wasser. Callahan wandte das Klopfen verschiedener Akupunkturpunkte danach bei anderen Patienten mit Angst- und Paniksymptomen an. Er ließ sie an das belastende Thema denken und die Körperpunkte so lange klopfen, bis eine körperliche Regulation stattfand und die ehemals belastende Emotion nicht mehr durch einen gedachten oder realen Trigger ausgelöst werden konnte. Die Beschwerden klangen nachhaltig ab. Daraus entwickelte er ein komplexes Klopfsystem verschiedener Punkte für verschiedene Symptome zur Anwendung in der psychotherapeutischen Behandlung.

Klopftechniken sind heute aus vielen Heilberufen nicht mehr wegzudenken. Sie werden allgemein als therapeutische Zusatztechniken bezeichnet. Sie finden Einsatz in allen Altersgruppen in pädagogischen Settings, in der Psychotherapie, Schmerztherapie, Medizin, im Sport, in Führungskräfte- und Auftrittscoachings ebenso wie in Beratungsprozessen. Klopfen ist eine noch vergleichsweise junge Methode in der therapeutischen Arbeit, aber es liegen bereits sehr interessante klinische Forschungsergebnisse vor (Pfeiffer, 2022, 2018). Auch wenn die Studien an einigen Stellen Schwachstellen hinsichtlich des Designs oder der Stichprobengröße aufweisen, deuten sie allesamt darauf hin, dass Klopfen besonders bei jenen klassischen psychiatrischen Diagnosen wirksam zu sein scheint, die mit einem hohen körperlichen und emotionalen Erregungsniveau einhergehen: Angststörungen aller Art und posttraumatischen Belastungsreaktionen sowie den somatischen und psychosomatischen Begleiterscheinungen dieser Störungsbilder wie Schlafstörungen oder Schmerzen (Pfeiffer, 2022, S. 37/65). Wer sich mehr für die klinische Studienlage interessiert, für den könnte die Zusammenfassung bei Pfeiffer (2022) oder der Übersichtsartikel (2018) empfehlenswert sein. Bei Pfeiffer wurden nur diejenigen Studien mit einbezogen, die in den renommiertesten wissenschaftlichen Suchmaschinen angezeigt wurden.

Alle Klopftechniken sind multisensorische Verfahren. Ihnen gemeinsam ist ein stark strukturierter Aufbau. Sie kombinieren Elemente aus der Psychotherapie wie Exposition und kognitive Umstrukturierung mit Elementen von körperbezogenen Therapien. Durch gezielte Fokussierung des belastenden Themas wird eine physiologische Erregung aktiviert. Während an das belastende Thema oder die traumatische Erfahrung gedacht wird, werden in einer bestimmten Abfolge bestimmte Hautpunkte beklopft. Diese Punkte stammen ursprünglich aus der traditionellen chinesischen Akupunktur (Bohne, 2022). In unterschiedlichen Klopfschulen variieren dabei Anzahl und Reihenfolge der Punkte.

Eingeleitet wird das Klopfszenario in der Regel, in dem zum Thema gehörende belastende Gedanken mit einer sprachlichen Intervention aufgegriffen und umgewandelt werden. Diese sprachliche Intervention wird mit einer wohlwollenden leicht kreisenden Selbstberührung (ich nenne das im Folgenden »kurbeln«) unterhalb des linken Schlüsselbeines verbunden. Dieser Körperpunkt wird in der Traditionellen Chinesischen Medizin (TCM) Zustimmungspunkt genannt. Zum Beispiel könnte eine solche Formulierung lauten: »Auch wenn ich diese Angst und die Gedanken habe, dass ich sterbe könnte, bin ich okay so, wie ich bin«. Auch Einheiten von lediglich sensumotorischer Stimulation sind möglich, sogenannte Zwischenentspannungen, wie beispielsweise die Kombination von Klopfen und Augenbewegungen und Klopfen und Summen. Dieser Gesamtablauf wird meist mehrmals wiederholt, bis die Konfrontation mit dem ursprünglich belastenden Thema keine belastenden Emotionen oder physiologischen Symptome mehr auslöst. Oft endet das Klopfszenario mit einer Lösungsaffirmation, einer kognitiven Erkenntnis, die die Lösung des Themas beinhaltet und beschreibt, wie beispielsweise: »Wow. Ich kann meine Angst runterregeln. Ich bin der nicht hilflos ausgeliefert.« Diese wird notiert und der Klientin wie ein Rezept mit nach Hause gegeben (Bohne, 2016b). Als Methode zur Selbsthilfe können Klopftechniken zur Reduktion starker Emotionen und Affektberuhigung angewendet werden sowie bei wiederkehrenden stark belastenden Themen, um die emotionale Reaktion zu verändern.

Alle Klopftechniken als sogenannte psychotherapeutische Zusatztechniken basieren ursprünglich auf der Nutzung des Meridiansystems zur Stimulation des Körpers. Das Klopfszenario gründet unter anderem auf der Beobachtung, dass sich durch Stimulation von Akupunkturpunkten Emotionen verändern lassen. Die Wurzeln der Akupunktur liegen in China und sind etwa 5000 bis 6000 Jahre alt (Bohne, 2010, 2016a, 2022). In der Traditionellen Chinesischen Medizin werden Emotionen als »Bewegungen des Qi der Organe« bezeichnet (Kubny, 2002, S. 127). Hier wird bereits ein sprachlicher Zusammenhang zwischen Emotion und Körper angedeutet. Belastende Gefühle und Gedanken sind in der Sprache der TCM Unterbrechungen im Energiesystem des Menschen, der Energiefluss in den Meridianen ist blockiert.

In den 1960er Jahren des 20. Jahrhunderts Jahren beschrieb George Goodheart mit der Applied Kinesiology (AK) als erster, dass Klopfen von Akupunkturpunkten emotionalen Stress und Ängste reduziert (Bohne, 2022, S. 22). Er brachte das Wissen aus der TCM mit manualtherapeutischen Methoden und dem aus der Physiotherapie stammenden Muskeltests zusammen, um körperliche Störfelder aufzuspüren. Er vertrat die Hypothese, dass besonders die Behandlung der Anfangs- und Endpunkte des Meridiansystems die »somatische Verarbeitung psychischer Reize« günstig beeinflussen würde (Burtscher, Eppler-Tschieder, Gerz u. Suntinger, 2001, S. 174). In den 1980er Jahren führten Roger Callahan und John Diamond, beide in AK ausgebildet, das Klopfen in die Psychotherapie ein und erweiterten es um die Behandlung belastender Emotionen (Diamond, 2001, S. 16; Callahan, 2001, S. 8 ff.). Sie arbeiteten unter anderem mit dem Muskeltest, um die richtigen Punkte für unterschiedliche Symptome zu finden.

Gary Craig vereinfachte 1990 die Methode von Callahan und entwickelte das EFT, die Emotional Freedom Technique (Bohne 2010, 2016a, 2022). Fred Gallo (2002) entwickelte ein kompliziertes, aufwendiges und technisches Verfahren, die Energy Diagnostic and Treatment Methods (EDxTM), bei dem der Muskeltest eine zentrale Bedeutung spielt. Diese bekannten Schulen der sogenannten Energetischen Psychologie legen zugrunde, dass negative Emotionen auf einer Störung im körpereigenen Energie- und Meridiansystem basieren. Wie es im medizinischen Bereich bei Diagnosen allgemein üblich ist, spielt hier der Behandler eine aktive Rolle und behandelt den Klienten. Dieser lässt sich behandeln beziehungsweise wird behandelt. Inzwischen gibt es weltweit mehr als zwanzig dieser Klopftechniken und Schulen. Ein wichtiger Vertreter in Deutschland ist Michael Bohne mit seiner PEP-Methode, der Prozess- und Embodimentfokussierten Psychologie. Im Folgenden stelle ich die Methode von Michael Bohne kurz vor, da sie für mich die Grundlage darstellt, auf der ich das Klopfprozedere für komplex traumatisierte Menschen konzipiert habe.

4.2 PEP nach Michael Bohne

Michael Bohne (2016a, 2022) distanzierte sich mit der Entwicklung von PEP zunehmend von der Energetischen Psychologie. In seine Methode integrierte er Annahmen und Sichtweisen aus lösungsorientierten, systemischen, hypnosystemischen, verhaltenstherapeutischen und psychodynamischen Verfahren. Er erweiterte die Klopftechniken um wesentliche diagnostische Tools und psychotherapeutische Interventionen und kreierte damit – wie ich finde – mit einer genialen Architektur einen psychotherapeutischen Mikrokosmos, der komplexitätskomprimiert in seiner einfachen Wirksamkeit seinesgleichen sucht. Die PEP nach Bohne (2016c, S. 17) ist eine achtsamkeitsbasierte Methode, die Selbstwirksamkeit aktiviert. Neu bei Bohne und für mich immer wieder tief beindruckend und faszinierend zugleich ist die Prozessdiagnostik und Behandlung von Lösungsblockaden, die er als » Konservierungsmittel für seelisches Leid« bezeichnet (Bohne, 2022, S. 62). Tiefsitzende psychodynamische innerpsychische Konflikte und parafunktionale Beziehungs- und Selbstbeziehungsmuster können damit sehr präzise, erstaunlich schnell und nachhaltig transformiert werden.

In der PEP ist die gemeinsame Interaktion zwischen Klient und Behandler von zentraler Bedeutung. Die Rolle des Klienten ist eine ausgesprochen aktive: Er formuliert den Behandlungssauftrag, überprüft im gemeinsamen humorvollen Suchprozess gefundene Formulierungen für Lösungssätze und bringt diese in Zusammenarbeit mit dem proaktiven Therapeuten in die eigene Version. Die der PEP eigene Haltung von Zuversicht, Leichtigkeit und wertschätzendem Humor (Bohne, 2016a, 2022) fungiert in vielerlei Hinsicht als starker Prozessbegleiter und Katalysator.

Zusammengefasst kombiniert die PEP nach Michael Bohne:

- emotionale Stressreduktion durch Klopfen von Körperpunkten,
- bei gleichzeitiger Transformation belastender Beziehungs- und Selbstbeziehungsmuster und deren Kognitionen,
- in einem klar strukturierten Setting,
- bei weitgehender Inhaltsabstinenz,
- auf gemeinsamer Handlungsebene,
- mit der Grundhaltung von Zuversicht, Leichtigkeit und wertschätzendem Humor.

Die Behandlung mit der binokularen Brille

Ein zentrales Element in der PEP ist die systematische prozessdiagnostische und prozessintervenierende Arbeit mit der binokularen Brille (Bohne, 2022, S. 37 ff.). Mit ihr fokussiert Bohne auf wesentliche prozessdiagnostische Tools und Interventionen und nimmt damit eine deutliche Komplexitätsreduktion gegenüber anderen Verfahren vor. Mit dem Blick durch die binokulare Brille kann die Therapeutin sich in jedem Moment orientieren, damit sie weiß, auf welcher neuronalen Ebene das Problem liegt (limbisches System versus Präfrontalhirn, Bohne, 2022, S. 42 f.) und sie entsprechend intervenieren kann. Damit greift Bohne mit einer systematischen und einfachen Struktur auf, dass belastende Themen in der Regel durch die dazugehörigen belastenden Emotionen sowie Gedanken und Glaubenssätze aufrechterhalten werden (siehe Abbildung 15).

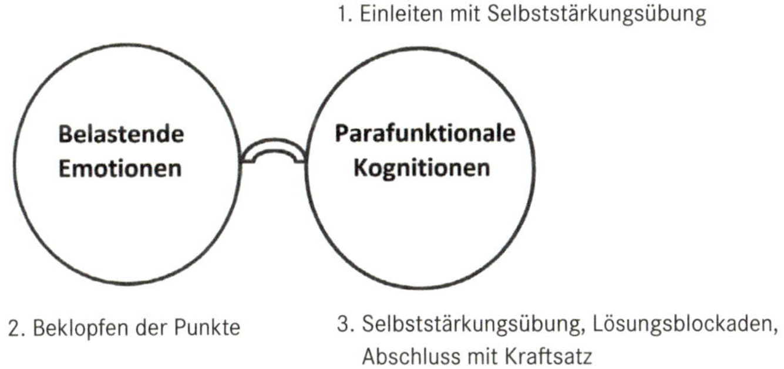

Abbildung 15: Die binokulare Brille in Anlehnung an Bohne (2022, S. 40)

Belastende Emotionen zu der aktuellen Thematik, Schmerzen und psychosomatische Phänomene werden mittels Klopfen der Körperpunkte behandelt, einer Intervention, die auf neuronaler Ebene das limbische System ansteuert. Parafunktionale Kognitionen und Beziehungsmuster, die neuronal betrachtet eher im Frontalhirn anzusiedeln sind, werden mit selbstbeziehungsverbessernden Affirmationen verändert (Bohne, 2022, S. 59). Diese wird bei Bohne inzwischen als Selbststärkungsübung benannt. Dabei wird gleichzeitig der Punkt unterhalb des Schlüsselbeines mit einer leicht kreisenden Bewegung mit den Fingerspitzen berührt. Egal, wo die Behandlung erfolgt, handelt es sich immer um eine multisensorische Intervention, die ja bekanntlich zu den wirksamsten in der Psychotherapie zählt (Pfeiffer, 2022).

Der Ablauf erfolgt nach einer klaren systematischen Struktur, die sich gleichwohl am individuellen Prozess orientiert. Dazu werden zunächst die zu der zu behandelnden Thematik gehörenden zentralen belastenden Emotionen präzise aufgespürt, im Körper lokalisiert und aktiviert. Der Belastungsgrad wird auf einer Skala (0 bis 10) eingeschätzt. Eingeleitet wird der PEP-Prozess mit der Selbststärkungsübung. Die zu behandelnde Thematik wird explizit benannt und die dazugehörigen Gedanken werden ausgesprochen. Am Ende des Satzes wird eine die Selbstbeziehung verbessernde Affirmation formuliert, die im gemeinsamen Suchprozess gefunden wird. Diese könnte wie folgt lauten:

> »Auch wenn ich dieses Suchtthema habe, worüber ich mich total ärgere, liebe und akzeptiere ich mich so, wie ich bin«.

Eine Besonderheit bei Bohne ist, dass diese Selbststärkungsaffirmationen nicht nur auf der Selbstbeziehungsebene erfragt, sondern auch um die fundamentalen Kernbedürfnisse Sicherheit/Orientierung und Autonomie nach Gabriela von Witzleben (2019) erweitert werden. Es wird also überprüft, ob bei der Thematik auch diese beiden Kernbedürfnisse von Relevanz sind und nicht nur das Kernbedürfnis Kontakt/Beziehung. Sind bei der aktuellen Thematik alle Kernbedürfnisse betroffen, könnten die Selbststärkungsaffirmationen wie folgt lauten:

> »Auch wenn ..., liebe und akzeptiere ich mich so, wie ich bin. Ich bin in Sicherheit und gehe meinen eigenen Weg«.

Dann werden die Punkte zur Affektberuhigung geklopft. Am Ende des Klopfdurchganges erfolgt als Schemaunterbrechung eine Zwischenentspannung mit Klopfen auf dem Handrücken, Summen, Augenbewegungen und Summen. Sollte der Prozess stagnieren, erfolgt eine neuerliche Intervention auf der präfrontalen Ebene mit der Selbststärkungsübung oder eine Prozessdiagnostik hinsichtlich der Lösungsblockaden mit entsprechender Intervention. So geschieht im PEP-Prozess ein stetiges Hin- und Herpendeln zwischen limbischer und kortikaler Aktivierung, ein Hin- und Herweben zwischen Emotion und Kognition. Bei sehr heftiger emotionaler Reaktion wird sofort geklopft, da es in dem Fall keinen Zugriff auf kortikale Hirnstrukturen geben würde. Bohne leitet mit der Selbststärkungsübung nicht nur den Prozess ein, sondern sie erfolgt auch während der Klopfbehandlung, wenn der emotionale Stress sich nicht reduzieren sollte und von parafunktionalen Beziehungsmustern, Kognitionen oder Glaubenssätzen überlagert wird. Mit phänomenologischer Steigerung wird die Selbststärkungsübung dann mehrmals praktiziert. Dabei werden zum einen die Aussagen der Klientin wortwörtlich in die Formulierung mit hineingenommen. Zum anderen all das, was bei der Therapeutin im Prozess mit der Klientin auftaucht und für den Prozess dienlich sein könnte – wie psychodynamische Hypothesen, Gegenübertragungsgefühle oder einfach Intuition. Diese werden humorvoll mit einer Unter- oder auch Übertreibung und im Konjunktiv formuliert. Im Konjunktiv deswegen, um an dieser Stelle keine Problemzuschreibung oder -festlegung zu machen. Über- oder Untertreibung, um Humor und Leichtigkeit in den Prozess zu bringen. Das könnte wie folgt lauten:

> »Auch wenn es manchmal für Außenstehende den Anschein haben könnte, dass ich eine klitzekleine Tendenz habe, nicht immer ausschließlich gut mit mir umzugehen, liebe und akzeptiere ich mich so, wie ich bin, …«.

Mit diesen Formulierungen wird genau das sichtbar, was bisher, meistens auf einer unbewussten Ebene, die Lösung der Problematik verhinderte. Bohne (2022) spricht davon, dass es sich bei den Selbststärkungsaffirmationen um eine »Transformation der Limitation« (S. 60) handelt. Durch den Humor und die Leichtigkeit wird den bisherigen Vorstellungen und festgefahrenen Glaubenssätzen diesbezüglich die bis dahin vorherrschende Bedeutungshoheit genommen. Sollten die von der Therapeutin vorformulierten Sätze nicht stimmen, landen sie sofort in der »imaginären Tonne«, wie Bohne (2022, S. 60) sie nennt.

Die eigentlich kleine Intervention der Selbststärkungsübung ist eine außerordentlich interessante paradoxe Intervention mit großer Wirkung (Bohne, 2016c, S. 41 f.): Aus systemischer Sicht wird eine Sowohl-als-auch-Logik aufgegriffen, aus einer psychodynamischen stellt sie ein Ambivalenztraining dar, nach C. G. Jung wird ein Schattenthema ans Licht geholt, ein ausgeblendetes Thema eines ungeliebten Persönlichkeitsanteils kann damit reintegriert werden, phänomenologisch betrachtet handelt es sich um ein schlichtes Anerkennen und Würdigen dessen, was ist, und letztendlich um eine Art von »Selbstbeelterungsmaßnahme«. Diese kleine Übung führt in jedem Fall zur Verbesserung der Selbstbeziehung und fungiert als Modell für Selbstfürsorge und Achtsamkeit für die eigene Person. Und sie löst bei allen Beteiligten in der Regel viel Freude aus, gerade bei schweren Themen handelt es sich also um eine wunderbare Intervention, die die Problemtrance eindämmt oder gar nicht erst aufkommen lässt. Klientinnen sind im Allgemeinen sehr erleichtert, wenn Therapeutinnen ihnen auf diese Art und Weise respektvoll und wertschätzend begegnen. Warum diese wunderbar einfache Übung von Bohne vor allem auch für komplex traumatisierte Menschen so hilfreich ist, wird in Abschnitt 5.3 ausführlich beschrieben.

Wenn der PEP-Prozess stagniert, liegen aus der Sicht von Bohne (2022, S. 62 ff.) Lösungsblockaden auf der Beziehungsebene zu anderen Menschen und zu sich selbst vor, Selbst- und Fremdvorwürfe, Erwartungen an andere, Altersregression und Loyalitäten. Diese nennt Bohne »Big Five« und »Konservierungsmittel für seelisches Leid« (S. 62). Blockaden, die, wenn sie nicht transformiert werden, den weiteren Prozess behindern. Sie werden in der PEP prozessdiagnostisch mit dem kognitiven/präfrontalen Glas der binokularen Brille aufgespürt und nach einem klar strukturierten Ablauf behandelt. Dabei wird mit den wahrscheinlichsten Lösungsblockaden begonnen. Die Behandlung der Blockaden erfolgt nach dem gleichen Prinzip: Nachdem die Lösungsblockade aufgespürt wurde, wird sie zunächst mittels Selbststärkungsübung und phänomenologischer Steigerung der Thematik mit den vorher gefundenen Affirmationen in den Prozess gebracht:

> »Auch wenn es vielleicht den Anschein haben könnte, dass ich an dieser Stelle ein klitzekleines bisschen ungnädig mit mir umgehe, liebe und akzeptiere ich mich so, wie ich bin.«

Der Abschluss der Intervention erfolgt mit einem gemeinsam gesuchten Kraftsatz. Dieser sollte so formuliert sein, dass er den Lösungsprozess abbildet, überraschend ist und eine physiologische Reaktion, bestenfalls ein Lachen, Schmunzeln, Freude oder Erleichterung auslöst. Dieser Kraftsatz wird notiert und wie ein Rezept (Bohne, 2016b) mit nach Hause gegeben.

Lösungsblockaden und ihre Transformation

Im Folgenden beschreibe ich kurz die Lösungsblockaden nach Bohne. Zum vertieften Nachlesen empfehle ich die Bücher desselben. Beginnen wir mit den

Selbstvorwürfen: Diese kommen oft in Form von Wut, unterschwelligem Hadern mit sich selbst oder Nörgeln daher. Sie sind eine weit verbreitete Form der Blockade von Lösungen. Im Grunde genommen handelt es sich hierbei um eine Form von Selbstbestrafung, die möglicherweise neuronal das Belohnungszentrum blockiert, das Bestrafungszentrum aktiviert und somit das seelische Leid aufrechterhält (Bohne, 2022, S. 65). Solange Menschen bezogen auf eine spezifische Thematik mit sich hadern, und beharrlich dabei bleiben, wird kaum eine emotionale Beruhigung eintreten, auch wenn noch so viel und intensiv geklopft wird. Im Falle eines Vorwurfs an sich selbst wird die Intervention zunächst mit einer selbstakzeptierenden und phänomenologisch steigernden Affirmation eingeleitet, beispielsweise so:

> »Auch wenn es manchmal so aussehen könnte, als ob ich eine gewisse, wenn auch kleine, Tendenz habe, in manchen Situationen etwas ungnädig zu mir zu sein, liebe und akzeptiere ich mich …«

> »Auch wenn ich mir dieses Verhalten möglicherweise über viele Jahre redlich antrainiert habe und inzwischen möglicherweise Olympiareife darin erreicht habe, liebe und akzeptiere ich mich …«

Ist die Blockade auf diese Art und Weise humorvoll in den Prozess gebracht, erfolgen eine sich selbst verzeihende Geste und Formulierung. Diese werden vorher mit der Frage »Konnten oder wollten Sie nicht anders?« eingeleitet. Die Erkenntnis, bei einem vorher in der Regel unbewussten innerpsychischen Geschehen nicht anders gekonnt oder gewollt zu haben, ist meistens enorm befreiend. Das Verzeihen wird laut ausgesprochen …

> »Jetzt verzeihe ich mir, denn ich konnte nicht anders.«

… und erfolgt zusammen mit einem leichten Beklopfen der Kuppe des Zeigefingers. Den Abschluss des Verzeihens bildet mit einer bekräftigenden Geste, dem Aufstellen der starken Hand, die Formulierung:

> »Dazu stehe ich.«

Zum Abschluss erfolgt die Formulierung eines lösungsorientierten Kraftsatzes, wie beispielsweise diesem hier:

> »Freispruch für mich! Ab heute habe ich die Wahl, freundlich zu mir zu sein!«

Vorwürfe an andere sind eine beliebte Form, Probleme zu externalisieren und anderen zuzuweisen. Sie verhindern aber, dass sich das aktuelle Problem für den Betroffenen auflösen kann. Durch Vorwürfe an andere machen sich Menschen im Allgemeinen selbst zum Opfer und bleiben in ihrem Wohlbefinden abhängig von der Außenwelt. Das fühlt sich unangenehm an und kann Gefühle von Ohnmacht, Hilflosigkeit und Unterlegenheit auslösen. Die Hoheit für das eigene Wohlbefinden liegt dann beim Gegenüber. Es gibt natürlich auch funktionale Vorwürfe, bei denen noch eine notwendige Handlung zu vollziehen ist – wenn beispielsweise noch ein klärendes Gespräch aussteht. Dafür wird eine gewisse Aggression als zielgerichtete Handlungsmotivation benötigt. Die entscheidende Frage ist immer, ob ein Vorwurf den Menschen stärkt. Wenn er stärkend ist, wird er nicht behandelt. Ebenso wie die anderen Lösungsblockaden werden Fremdvorwürfe zunächst mit der Selbststärkungsübung behandelt.

> »Auch wenn ich XY berechtigte Vorwürfe mache, liebe und akzeptiere ich mich …«

Der Abschluss erfolgt mit der Frage, ob der andere nicht anders konnte oder wollte, kombiniert mit einer wegschiebenden Geste des linken Arms. Mit dieser Geste und der entsprechenden Formulierung wird die Verantwortung beim Gegenüber gelassen.

> »Ganz egal, auch wenn XY nicht anders konnte oder wollte, die volle Verantwortung lasse ich da. Die juristische, pädagogische, moralische, karmische … und übernehme nur meinen Teil der Verantwortung.«

Auch bei *Erwartungen* an andere handelt es sich um eine selbstschwächende Strategie. Mit Erwartungen machen wir unser Wohlbefinden abhängig vom Gegenüber. Die Erfüllung dieser Erwartung liegt außerhalb unserer Handlungsmöglichkeiten. Erwartungen werden zunächst auch wieder mit selbstbeziehungsverbessernden Affirmationen in Bewegung gebracht. Und dann mit einer entsprechenden Formulierung, die den Benefit beinhaltet, losgelassen. Eine solche Formulierung könnte beispielsweise so lauten:

> »Jetzt mache ich mich unabhängig, indem ich meine Erwartungen loslasse.«

Menschen kommen bei für sie schwierig erscheinenden Themen oft in eine *Altersregression.* Dann werden sie kleiner und jünger als sie tatsächlich sind. In dem Zustand eines Kindes lassen sich die Alltagsprobleme eines Erwachsenen natürlich nicht lösen. In der Regel hilft bei Menschen mit vitaler Ich-Struktur die Erkenntnis, sich gerade nicht im Echtzeitalter zu befinden.

> »Mensch, stimmt, ich bin 55 Jahre alt. Hatte ich glatt vergessen.«

Ansonsten kann die Altersregression durch eine Selbststärkungsübung humorvoll in den Prozess gebracht werden und die Intervention mit einem starken humorvollen Lösungssatz enden, wie beispielsweise dem folgenden:

> »Mit meinen 55 Jahren verfüge ich über erstaunliche Kompetenzen und Erfahrungen. Mir macht niemand was vor.«

Loyalitäten sind eine Beziehungsverstrickung mit früheren nahen Bezugspersonen oder deren Werten. Sie blockieren den Menschen dabei, seine eigene Zielsetzung zu erreichen. Wenn frühere Familienmitglieder nicht so erfolgreich waren, kann es sein, dass der betroffene Mensch sich nicht die Erlaubnis gibt, Karriere zu machen. Wenn frühere Familienmitglieder großes Leid erfahren haben, kann es sein, dass der Mensch sich in der Gegenwart versagt, glücklich, erfolgreich und zufrieden zu sein. Loyalitäten stellen eine unbewusste Bringschuld an frühere Bezugspersonen dar, die im Leben eines Menschen wichtig waren. Auch Loyalitäten werden mit diesbezüglich selbststärkenden Affirmationen behandelt.

> »Auch wenn ich mir angesichts des Schicksals meiner Ahnen niemals erlaube, glücklich und erfolgreich zu sein, weil ein Teil von mir das als Verrat erleben würde, liebe und akzeptiere ich mich so, wie ich bin.«

Für die Transformation ist zum einen die Bewusstwerdung der Loyalität wichtig, zum anderen ist es wichtig, eine Affirmation zu bilden, die sowohl die eigene Zielsetzung formuliert als auch die Loyalität wahrt, wie beispielsweise:

> »Wenn ich jetzt mein Ziel erreiche, erfolgreich zu sein, bleibt das Schicksal meines Großvaters gewürdigt.«

Ich bin immer wieder erstaunt, wie mithilfe dieser vergleichsweise kleinen Intervention gerade auch in komplexen Systemen hartnäckige Loyalitäten auch auf Ego-State-Ebene transformiert werden können. Loyalitäten sind ein großes Thema, vor allem bei transgenerationaler Traumatisierung und bei Traumatisierung überhaupt. Mehr dazu wird in Kapitel 6 ausführlich beschrieben. Bei Michael Bohne finden sich noch weitere spannende Tools durch das kognitive

Glas der binokularen Brille. Das sportliche Selbstwerttraining ist ein wesentlicher Bestandteil in psychotherapeutischen Behandlungen bei jeglicher Form von Selbstwertproblemen. Bei Suchterkrankungen, Depressionen und Ängsten findet es ebenso seinen Einsatz wie in Coaching- und Beratungsprozessen. Ein anderes hervorragendes Interventionstool von Bohne (2022) ist der Kognitions-Kongruenz-Test (KKT), den er als »psychodynamische Turboanalyse« (S. 80) bezeichnet. Seine Hauptindikation liegt darin, mögliche Ambivalenzen oder unbewusste Dynamiken bezüglich einer Thematik, die das Erreichen eines Ziels verhindern, aufzuspüren und zu transformieren. Für den Einsatz beider Interventionstools bedarf es meines Erachtens eine schon relativ stabile Ich-Struktur.

Das komplette Selbstwerttraining und den KKT verwende ich bei meiner Klientel allenfalls gegen Ende des Therapieprozesses, da diese Tools die meist fragile Ich-Struktur nach meiner Erfahrung komplett überfordern würden und es im günstigsten Fall nur an der Umsetzung scheitert. Beim relativ frühen Einsatz des Selbstwerttrainings im traumatherapeutischen Prozess habe ich bereits mehrfach die Erfahrung gemacht, dass die Klienten zunächst vielleicht durchaus mitmachten, die selbstwertstärkenden Sätze aber gar nicht für sich nutzen und im Alltag anwenden konnten. Das ist dann natürlich kontrainduziert, weil den Klienten nicht nur die selbstwertstärkende Erfahrung fehlt, sondern diese den Misserfolg dann unter Umständen gegen sich verwenden (»wusste ich doch, klappt nicht bei mir, bin zu doof«). Dann wäre dieses wertvolle Tool für den weiteren therapeutischen Prozess erstmal verbrannt und auch für die Beziehungsebene nicht gerade förderlich. Für das Selbstwerttraining benötigt es zunächst eine nachhaltige Zugriffsmöglichkeit auf kognitive Ressourcen – und die ist insbesondere bei komplexen Traumafolgen zu Prozessbeginn zumeist nicht gegeben. Mit der kleinschrittigen Anwendung des traumaspezifischen Klopfprozederes (siehe Kapitel 5) erfolgt nach und nach und wohldosiert eine Stärkung des Selbstwertes, die eine Selbstwirksamkeitserfahrung ermöglicht. Den KKT nutze ich gerne prozessdiagnostisch gegen Ende des traumatherapeutischen Prozesses, wenn es noch ambivalente Themen gibt. In dem Fall liefert der KKT häufig nützliche Informationen zu noch versteckten Loyalitäten oder Traumatisierungen auf Systemebene, die bislang noch nicht zugänglich waren. Diese können dann abschließend integriert werden (siehe Kapitel 8).

Insgesamt beindruckt mich immer wieder, wie sich mit ausgewählten PEP-Tools auch komplexe Themen und Traumatisierungen in komplexen und dissoziativen Persönlichkeitssystemen leicht und mit Leichtigkeit nachhaltig und vergleichsweise zügig behandeln lassen. Ab Kapitel 5 wird beschrieben, wie das für die Traumatherapie abgewandelte PEP-Prozedere therapeutische Prozesse maßgeblich und humorvoll mitgestaltet.

PEP – mehr als gute Psychohygiene für Therapeutinnen und Therapeuten

Für Therapeutinnen und Therapeuten und natürlich für alle Berufsgruppen, die in der Ausübung ihrer Tätigkeit viel mit traumatisierten Menschen arbeiten, besteht ein erhöhtes gesundheitliches Risiko für Burn-out oder sekundäre Traumatisierung. Nicht ohne Grund wird seit vielen Jahren die Notwendigkeit der Selbstfürsorge und der eigenen Psychohygiene von Therapeuten in den Blickpunkt gerückt. Ob sie sich immer zu Herzen genommen wird, ist eine andere Frage. Ich war erstaunt, wie wenig das Thema in der traumaspezifischen Fachliteratur vorkommt. Die Symptome einer übertragenen sekundären Traumatisierung ähneln denen einer posttraumatischen Belastungsreaktion, ohne dass die davon betroffenen direkten Kontakt zum Ausgangstrauma haben (Daniels, 2008). Sekundären traumatischen Stress definiert Figley (2002, S. 47) als die natürlichen konsequenten Verhaltensweisen und Emotionen, die durch das Wissen entstehen, dass ein signifikant anderer Mensch ein traumatisches Ereignis erlebt hat. Diese Art von Stress entwickele sich, wenn man einem traumatisierten Menschen hilft oder helfen will. Und er führt weiter aus: »Meines Erachtens sind diejenigen am anfälligsten für diesen Ansteckungseffekt, die anfangen, sich selbst als Erlöser oder Retter zu sehen« (S. 46). Diese Aussage von Figley hinsichtlich der Gefährdungseinschätzung der Therapeuten greift die traumaspezifische Übertragungsdynamik als Risikofaktor auf, die in diesem Buch in Abschnitt 1.3 beschrieben wird. Als einen weiteren Risikofaktor benennt Figley (2002) den häufigen Kontakt mit Kindheitstraumata. Ein solcher Kontakt entsteht im Fall von Komplextraumata permanent, weil wir als Therapeuten mit der Atmosphäre der Traumatisierungen in der Kindheit in Berührung kommen, indem wir direkten oder indirekten Kontakt mit jüngeren traumatisierten Ich-Zuständen haben. Auch wenn nicht über Traumainhalte gesprochen wird, bewegen wir uns ständig im Traumafeld, indem wir mit der Klientin und ihrem System in Resonanz sind.

Mitgefühl und Empathie auf Seite der Therapeuten stellen wohl die wichtigste Voraussetzung und Ressource für einen gelungenen therapeutischen Prozess dar. Gleichzeitig sind sie ihre größte Achillesverse, gerade im Fall von komplexen Traumafolgen für das Risiko einer Sekundärtraumatisierung im Helfersystem. Möglicherweise kommt in diesem Zusammenhang auch den Spiegelneuronen eine nicht unwesentliche Bedeutung zu. Daniels (2008) formuliert als Hypothese, dass es bei häufiger Konfrontation mit Traumamaterial und den dazugehörigen Emotionen über die Spiegelneurone zu einer sich übertragenden Angsterregung, Hilflosigkeit und Entsetzen bei den Therapeuten komme. Dies könne zu einer vermehrten Sensitivierung der emotionsverarbeitenden Regionen im Gehirn, insbesondere der Amygdala, führen. Finde es häufig statt, dass Therapeuten diese intensiven Emotionen erleben, komme es bei ihnen zu einer peritraumatischen Dissoziation bezogen auf diese intensiven, belastenden, emotionalen Reaktionen im Kontakt mit dem Traumaterial der Klientin. Dies würde letztendlich zum Ausfall einer Selbst-Fremd-Differenzierung und dem Gefühl einer aktuellen Bedrohung auf Seiten der Therapeuten führen. Ebenso zählt für Figley (2002) als weiterer Risikofaktor eine eigene Traumagenese auf Therapeutenseite. Allein schon der Kontakt mit der traumaspezifischen Thematik des Klientensystems könnte als Trigger für eine mögliche Retraumatisierung unaufgelöster Traumatisierungen auf Therapeutinnenseite fungieren. Dass es gerade im Fall von komplexen Traumatisierungen relativ wenige und keine schnellen Erfolgserlebnisse gebe, erachtet Figley (2002) als zusätzlichen Risikofaktor. Hier stellt sich natürlich die Frage, wie Erfolg definiert wird. Der Glücksforscher Csikszentmihalyi (2003) sieht Psychotherapeuten und Psychotherapeutinnen im Hinblick auf Flow-Erleben im Ranking und im Vergleich mit anderen Berufsgruppen nicht ganz so weit vorne.

Und wie sieht das jetzt mit PEP und den Klopftechniken im Hinblick auf die Psychohygiene der Therapeutinnen aus? Bohne (2022, S. 105) schreibt, bezogen auf eine Studie von Daniels, dass Traumatherapeuten, die mit PEP oder Klopftechniken arbeiten, die Arbeit leichter falle und diese sich nach traumatherapeutischen Sitzungen weniger belastet fühlten und weniger belastendes Material mit nach Hause nähmen. Das eigene Mitbeklopfen und die Selbststärkungsübung würden sie während der Sitzung als entlastend und Stress reduzierend erleben. Das entspricht absolut meiner eigenen Erfahrung mit dem Klopfen. An Tagen, an denen ich viele Klopfprozesse begleitet habe, durchaus auch mit hoher emotionaler Intensität wie bei komplexen Traumaintegrationen, fühle ich mich nicht belastet, sondern erlebe mich eher als selbstwirksam und zufrieden. Diese Sitzungen empfinde ich meistens als leicht, oftmals wie einen virtuosen gemeinsamen Tanz, trotz schwieriger und komplexer Thematiken. An Tagen hingegen, an denen fast ausschließlich geredet wurde – was ja auch wichtig und oftmals unerlässlich, absolut sinnvoll und notwendig ist – erlebe ich mich am Ende durchaus erschöpft. Wie kann dieser Unterschied sein? Ich führe hier einmal einige meiner Gedanken zu der Frage aus, warum PEP und die Klopftechniken insbesondere im Hinblick auf die Selbstfürsorge für die Therapeutinnen so hilfreich sein könnten:

- Durch das eigene Beklopfen tritt unmittelbar eine emotionale Stressreduktion ein, auch in Resonanz mit heftigen Themen. Wir behandeln uns quasi selbst präventiv gegen sekundären traumatischen Stress. Durch die während der Klopfsession fortwährende multisensorische Stimulation kann sich traumatisches Material gar nicht erst festsetzen.

- Durch das eigene Beklopfen und die spezifische Settinggestaltung haben traumaspezifische Übetragungsphänomene wenig Chance, sich auf Seite der Therapeutinnen auszubreiten.
- Die Gefahr, dass die Therapeutin bei der Konfrontation mit Traumamaterial in eine dissoziative Trance oder eine Problemtrance gerät, ist meines Erachtens außerordentlich gering. Durch die Settinggestaltung bei der Traumaintegration mit Klopfen, wie sie in Kapitel 8 beschrieben wird, findet beim Durchprozessieren von emotional belastendem Traumamaterial bei Dissoziationsneigung immer wieder eine Reorientierung der Klientin durch ein traumaspezifisches Klopf-Tool statt. Ebenso wird deren achtsame Präsenz in der Gegenwart permanent mit dem Gegenwartsanker aktiviert (siehe Kapitel 5). Genau mit diesen Interventionen, dem eigenen Beklopfen der Körperpunkte und dem lauten Aussprechen des Gegenwartsankers durch die Klientin (beispielsweise: »Ich bin 56 Jahre alt und bleibe da.«) holt sich die Therapeutin auf diese Weise gewissermaßen immer wieder selbst in die aktuelle Gegenwart, die Sicherheit ihres Therapieraumes und in Kontakt mit ihrem mitfühlend abstinenten Berufs-Ich zurück.
- Das Mit-Kurbeln in Sitzungen und das Aussprechen der Selbstfürsorgeaffirmationen führen zu einer unmittelbaren Selbstberuhigung und aktivieren auch bei den Therapeutinnen die Befriedigung eigener fundamentaler Kernbedürfnisse: in Kontakt mit sich sein, Überblick, Sicherheit und Orientierung behalten, und das Erleben von Autonomie und Handlungsspielraum.
- Intensive und belastende emotionale Themen sind durch das Klopfen gut und leicht zu behandeln. Die Klientin macht damit eine selbstwirksame, oftmals für sie überraschende Erfahrung, die nicht selten ganz spontan Freude und eigentlich immer Entlastung und Erleichterung auslöst. Damit hat sie ein unmittelbares Erfolgserlebnis. In Resonanz mit der Klientin erlebt die Therapeutin auf diese Weise »Flow«. Csikszentmihalyi (2003) postuliert, dass es wichtig sei, in schwierigen Situationen mit unsicherem Ausgang eine Erfahrung der Bewältigung zu machen. Dabei entstünde ein hochfokussierter mentaler Zustand, bei dem Geist, Körper und Bewusstsein auf harmonische Art und Weise zusammenspielen. Vor allem in diesen anspruchsvollen und herausfordernden Situationen bildet sich eine Bewältigungserfahrung, die durch folgende Qualitäten gekennzeichnet ist: keine Angst vor Kontrollverlust oder Versagen, eine hohe Selbstwirksamkeitserfahrung, und die Befriedigung, schwierige Situationen meistern zu können. Dies lässt sich mit dem Surfen auf einer mächtigen Welle vergleichen.

- Die starken Lösungssätze auf dem Brustbein verankert führen auch auf Seite der Therapeuten zu einer Selbststärkung und einem Erleben von Selbstwirksamkeit.

> Ich kenne keine andere Methode, bei der emotional schwer Belastendes mit Leichtigkeit so tiefgehend prozessiert werden kann. Und keine, bei der Tränen und Lachen so nah beieinander sind. Das erlebe ich als zutiefst heilsam.

5 Los geht's: Den Prozess mit PEP starten und gestalten

»Es gibt eine Zeit vor
und eine Zeit nach dem Klopfen.
Die nach dem Klopfen ist besser.
Klopfen ist wie ein
Quantensprung.«
Zitat einer Klientin (2018)

5.1 »Klopfen mit dem System« – die Bereicherung im traumatherapeutischen Prozess

Der eigentliche Klopfprozess besteht, wie in Kapitel 4 schon erwähnt, aus einer klaren Behandlungsstruktur. Eine Klopfbehandlung durch die binokulare Brille (Bohne, 2022, S. 37 ff.) erfolgt systematisch und spielerisch, wie ein vertikales Pendeln zwischen limbischem Material und kognitiven Mustern. Insbesondere wenn Prozesse stagnieren, bietet sich als Prozessdiagnostik die Arbeit mit den Lösungsblockaden an (Bohne, 2022, S. 62 ff.). Belastende Emotionen werden im Klopfprozess mit den dazugehörigen somatischen Empfindungen reaktiviert. Diese werden dann im Laufe des komplexen Klopfprozesses durchprozessiert, mit Wechsel von kognitivem und limbischem Fokus, und dem Klopfen von Körperpunkten zur Affektberuhigung. Wenn induziert und der Prozess ansonsten stagnieren würde, werden im PEP-Protokoll von Bohne Lösungsblockaden bearbeitet, bis eine emotionale Beruhigung eintritt. Aus diesem Prozess heraus resultiert eine Erkenntnis, die als starker Lösungssatz formuliert und notiert wird.

Traumabetroffene Menschen befinden sich in der Regel in einem dauerhaften Alarmzustand, auf einem permanent hohen Anspannungsniveau. Ständig laufen sie Gefahr, durch innere oder äußere Reize getriggert zu werden. Das Nervensystem reagiert chronifiziert reflexhaft mit einem inneren Alarmzustand auf bestimmte innere und äußere Herausforderungen. Auf überraschende Situationen, die der ehemals traumatisierenden Situation ähnlich sind, reagiert das Notfallsystem. Dieses wird aktiviert, so als würde die traumatische Situation erneut stattfinden. Die Betroffenen befinden sich in einer chronifizierten traumatischen Dauerschleife. Daueranspannung mit einem unspezifischen Hyperarousal, heftige Affekte, Stimmungsschwankungen, flashbackartige sensorische Erinnerungen oder dissoziative Phänomene sind bei ihnen zumindest am Anfang des therapeutischen Prozesses ausgeprägt. Zu den wesentlichen Merkmalen bei komplexen Traumafolgen gehören auch eine deutlich reduzierte Aufmerksamkeitsspanne und eine niedrige Konzentrationsfähigkeit. Wie schon erwähnt, hat van der Kolk (2015) darauf hingewiesen, dass ein nicht aufgelöstes Trauma zu Zusammenbruch und Fragmentierung führt. Im Fall von chronischer Dissoziation und einem hohen Grad an Fragmentierung fehlen den Klientinnen und Klienten gerade zu Behandlungsbeginn oftmals die Möglichkeiten, sich hinreichend im alltagsfunktionalen erwachsenen Ich-Zustand aufhalten zu können. Dies legt den Schluss nahe, dass das Klopfprotokoll in seiner Gesamtheit bei dieser Klientel eine komplette Überforderung bedeuten würde. Denn für eine umfassende Klopfbehandlung nach dem Protokoll benötigt man auch kognitive Ressourcen. Nach Porges (2017) bekommen wir erst Zugriff auf diese, wenn eine gewisse Grundregulation der Psyche erfolgt ist. Jetzt ist die entscheidende Frage, wie die betroffenen Menschen schon zu Beginn der Behandlung eine »Grundregulation der Psyche« hinbekommen können. Wie bekommen die Betroffenen etwas Selbstwirksames an die Hand, sodass sie erwachsen vorne bleiben, sich selbst steuern und beruhigen und das oftmals chaotische innere Orchester annähernd dirigieren können?

Für kognitive Handlungen benötigt man den Zugriff auf den ventromedialen präfrontalen Cortex. Dieser ist im Fall von Traumata aber oft nicht gut mit anderen Hirnarealen vernetzt und somit schlecht aktivierbar. Die immer wiederkehrende reflexhaft aktivierte limbische Reaktion mit rigiden stereotypen Erlebens- und Verhaltensmustern ist so dominant, dass der Zugriff auf den präfrontalen Cortex erschwert wird oder sogar außer Kraft gesetzt ist. Nach meiner Erfahrung befinden sich Klienten und Klientinnen in der Regel nicht im Echtzeitalter beziehungsweise im erwachsenen Ich-Zustand, wenn diese traumanahen extremen affektiven oder dissoziativen Reaktionen aktiviert sind.

> Eine zentrale Frage für einen gelungenen Therapieprozess ist, wie die Betroffenen lernen, Zugriff auf ihre präfrontalen steuernden Funktionen zu bekommen. Wie sie lernen, Situationen rational einzuschätzen, sich selbst zu steuern und

> sich selbst zu beruhigen. Auf alle diese Fragen liefern für die potentialorientierte Traumabehandlung einzelne Elemente aus dem Klopfprozess wirksame Antworten.

Das von mir entwickelte Klopfprozedere kann den therapeutischen Prozess bei komplexen Traumafolgen sehr gut begleiten, bereichern und im Wesentlichen mitgestalten. Bevor ich die einzelnen Tools vorstelle, ein paar grundsätzliche Überlegungen dazu.

Warum denn nun bitte Klopfen bei komplexen Traumafolgen?

»Das Klopfen mit meinem starken Satz ist wie Gerüche in mir drin. Ganz klar. Ich nehme damit das Sicherheitsgefühl, das ich hier in der Therapie erlebe, mit nach Hause und kann etwas tun. Das ist etwas total Wahres. Gegen das Chaos im Kopf brauche ich etwas Greifbares, Reales, und das ist so mit dem Klopfen, ich bleibe die erwachsene Frau, die ich bin.«
Zitat einer Klientin (2016)

> *Den größtmöglichen Unterschied zur traumatisierenden Situation herzustellen,* stellt für mich eine zentrale Prämisse im therapeutischen Prozess von Menschen dar, die an komplexen Traumafolgen leiden. Das bedeutet, den Betroffenen die Erfahrung von Kontrollierbarkeit, Sicherheit und Orientierung, Transparenz, Empathie, Mitgefühl und selbstwirksamer Erfahrung zu ermöglichen.

Ich möchte kurz auf die *allgemeinen Prinzipien* eingehen, die allen *einzelnen Klopf-Tools* gemeinsam sind und genau diese Prämisse bedienen: Das Klopfsetting bietet den Klienten und Klientinnen durch seinen klar strukturierten Aufbau und Ablauf ein hohes Maß an Sicherheit und Orientierung. Die PEP-eigene Grundhaltung aus Zuversicht, Leichtigkeit und wertschätzendem Humor bei gleichzeitiger Würdigung des Leids wirkt bei der Behandlung von Menschen mit komplexen Traumafolgen als Antidot gegen die oft anzutreffende »Problemtrance« und die damit einhergehenden traumatypischen Gegenübertragungen auf Seite der Therapeuten. Auch erleichtert sie gerade den Betroffenen, sich auf die Arbeit einzulassen, die das Gefühl haben, sich mit der Schwere ihrer Belastung anderen nicht zumuten zu dürfen (Nottelmann, 2019). Bei der oft humorvollen Suche nach stimmigen, wirksamen und kraftvollen Lösungssätzen wird im Sinne von Bateson (1981) Unterschiedsbildung par excellence realisiert, traumaferne Aktionssysteme wie Neugierde, Spiel und positive Bindung werden aktiviert.

Das Klopfen bezieht den Körper in verschiedenen Varianten mit ein. Nicht ohne Grund steht die Abkürzung »PEP« nach Michael Bohne für eine Prozess- und Embodimentfokussierte Psychologie. Der Klopfprozess vollzieht sich mit motorischer Bewegung bei gleichzeitiger taktiler Berührung und haptischer Stimulation:

- Beim Beklopfen von Akupunkturpunkten zur Stressreduktion und affektiven Beruhigung.
- Beim »Kurbeln«, der Selbstfürsorge-Übung, mit einer leicht kreisenden Bewegung über der Herzgegend.
- Beim Lokalisieren und Benennen des Körpererlebens bei der Bearbeitung von emotional belastenden Themen.

Bei Leutner und Cronauer (2022) ist zu lesen, dass jeder psychotherapeutische Ansatz *körperliche Prozesse und körperliches Erleben* mit einbeziehen sollte. Die in der traumatischen Situation erlebte Angst und der Schrecken werden im Körper gespeichert. Bessel van der Kolk (1994) beschreibt dies eindrücklich in seinem damals bahnbrechenden Artikel »The Body Keeps The Score«. Einen sensumotorisch orientierten Behandlungsansatz, bei dem dem Körper ein zentraler Stellenwert zukommt, findet man bei Odgen et al. (2010). Konnten traumatische Erfahrungen nicht integriert werden, bleibt der Körper im Wiedererleben des Entsetzens stecken – gefangen in der früheren Kampf-, Flucht- oder Erstarrungsreaktion, im Einfrieren oder der Unterwerfung (van der Kolk, 2015; Levine, 1998). Diese frühen nicht aufgelösten traumatischen Körpererfahrungen führen zu konditionierten langanhaltenden Körpererfahrungen. Angst und Schrecken werden in Form von Anspannung, Übererregtheit, Kraftlosigkeit und Schmerz im Körper konserviert. Dies kann sich im späteren Leben der Betroffenen psychisch in Überempfindlichkeit gegenüber Reizen und Vermeidungsverhalten in jeglicher Form auswirken. Für all diese Phänomene bietet das Klopfen interessante Tools mit vielen integrativen Anwendungsmöglichkeiten. Für Angst und Anspannung ist Klopfen meines Erachtens die Methode der Wahl (siehe Kapitel 4).

Ebenso spielt die *gesprochene Sprache* im Klopfprozess eine große Rolle. Sowohl die gemeinsame Suche nach stimmigen Lösungsätzen als auch die gefundenen starken Lösungssätze werden laut ausgesprochen. Nach dem Psychologen Lammers (2014) wird durch das laute Aussprechen von spezifischen heilenden Sätzen belastenden energetischen Strukturen der Einfluss genommen. Das *Arbeitsbündnis* wird im Klopfprozedere durch die gemeinsame Handlungsebene zwischen Therapeutin und Klientin erleichtert, systemisch betrachtet handelt es sich um eine Begegnung auf Augenhöhe (siehe Abbildung 16).

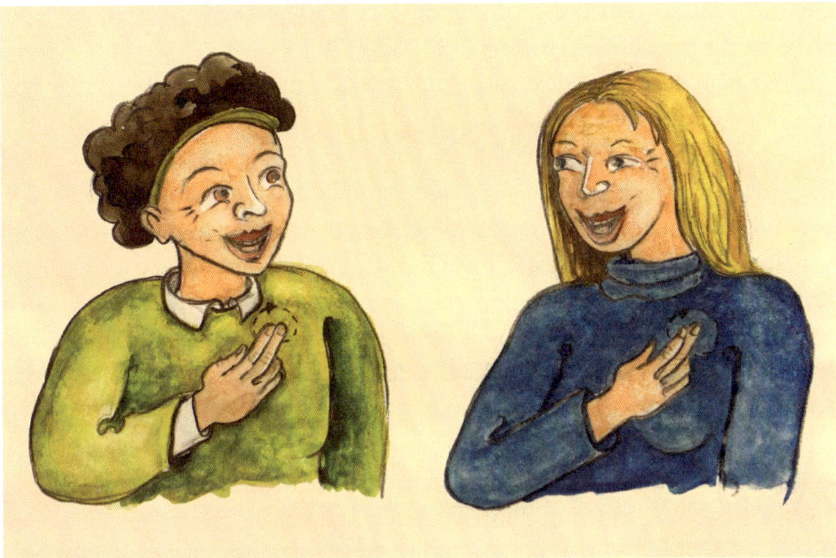

Abbildung 16: Gemeinsame Handlungsebene (Grafik: © Wiebke Vormstein, 2022)

Therapeutin und Klientin gehen in unmittelbare *Resonanz,* indem sie die Punkte synchron jeweils auf ihrem eigenen Körper klopfen oder kurbeln. Jede nimmt dabei ihren eigenen Raum ein und doch tun sie etwas Gemeinsames. Dies fördert ganz nebenbei sowohl die Autonomie als auch ein heilsames Beziehungserleben. Das Nervensystem der Klientin erhält nonverbal die Info: »Ich bin nicht allein«. Synchronie, aus dem Griechischen übersetzt »zusammen in der Zeit sein«, beschreibt die motorische und physiologische Kopplung in der Interaktion und Kommunikation (Pfeiffer, 2022, S. 110 f.). Nach Tschacher (2012, zit. nach Pfeiffer, 2022, S. 111) korreliert sie mit einem erfolgreichen Therapieergebnis und der Qualität der therapeutischen Beziehung in den Kategorien nonverbale Synchronie (Klopfen, Kurbeln), paraverbale Synchronie (Stimmlage) und semantische Synchronie (verwendete Wörter und Phrasen). Dies wird im Klopfprozess durch die gemeinsame Bewegung sowie das Suchen und Aussprechen nach stimmigen Affirmationen wie von selbst begünstigt. Zudem ist das Klopfen rhythmisch, repetitiv und in einer gleichförmigen Frequenz. Bruce Perry (zit. nach Pfeiffer, 2022) beschreibt Rhythmus und Bewegung in der Arbeit mit frühkindlich traumatisierten Kindern und Jugendlichen als die wichtigsten Elemente in der Traumatherapie. Diese würden sich auf alte Areale des Gehirns, das sogenannte Reptiliengehirn, beruhigend auswirken. Für van der Kolk (2015) wirken sich gemeinsame Handlungen heilsam auf Geist und Gehirn aus und können die Entstehung von Traumata verhindern oder deren Nebenwirkungen linden (S. 396).

Im Laufe des Klopfprozesses macht die Klientin auf verschiedenen Ebenen eine *unmittelbare selbstwirksame Erfahrung*. In der Regel findet durch das Klopfen der Punkte eine unmittelbare Affektberuhigung statt, bei gleichzeitiger kognitiver Umstrukturierung der zu behandelnden Thematik. Zudem ist es eine ungefährliche Bindungserfahrung, bei der womöglich noch viel gelacht wird. Diese starke und vielschichtige Erfahrung motiviert dazu, das Erlebte zu Hause anzuwenden und sich dadurch auch dort als selbstwirksam zu erleben, nicht dem inneren Chaos hilflos ausgeliefert zu sein und Stück für Stück Nachhaltigkeit zu erreichen. Zudem schützt das Klopfprozedere die Behandelnden vor sekundärem traumatischem Stress.

Grundsätzlich ist für das Arbeitsbündnis und einen nachhaltigen Prozess entscheidend, dass das Klopfen, genau wie andere Methoden, nur mit dem *Einverständnis* der Klienten und ihres inneren Systems eingesetzt wird. Darüber hinaus sollte dieses Einverständnis immer wieder überprüft werden. Denn die Betroffenen haben oft unbewusst chamäleonartige, teilweise dissoziative Anpassungsfähigkeiten entwickelt, und versuchen, alles für die Therapeutin zu tun, um ihr zu gefallen und damit die Beziehung zu stabilisieren, selbst wenn sie ein Vorgehen ablehnen oder es ihnen Angst macht. Im Sinne von einer guten *inneren Kooperation*, bei der das Gesamtsystem von Anfang mit einbezogen wird, habe ich mir bei jeder einzelnen Intervention angewöhnt, nicht nur bei der erwachsenen Person einen *Auftrag* einzuholen, sondern auch das Innensystem um Erlaubnis zu bitten (siehe Kapitel 3). Im Anschluss exploriere ich außerdem, wie die Intervention vom inneren System erlebt wurde. Damit wird von Anfang an nicht nur der *innere Dialog* gefördert, sondern es werden auch *wie von selbst* integrative Kapazitäten geschaffen. Außerdem wird der inneren Welt die Botschaft vermittelt, das alles da drinnen wichtig ist. Sie macht die Erfahrung der Allparteilichkeit der Therapeutin ihr gegenüber. Der Vermeidungstendenz des erwachsenen Ichs begegnet man mithilfe des Nachfragens ebenso mit wohlwollender, freundlicher Hinwendung. Ich greife jetzt mal etwas vor: Wenn die Klientin auf die Intervention des Gegenwartsankers beispielsweise sagen würde: »In mir ist es ruhig«, könnte das ein Hinweis dafür sein, dass es keinen Protest von innen gibt und es auf die innere Welt beruhigend wirkt, dass die Erwachsene nun endlich beginnt, im Hier und Jetzt zu sein. Sollte es Protest geben, gibt es mehrere Möglichkeiten auf diesen einzugehen: über eine *direkte oder indirekte Kontaktaufnahme* mit diesem Protest des Innensystems. Mit dem Teil, der möglicherweise nicht will, dass die Erwachsene in ihre erwachsene Kompetenz kommt. Es ist wichtig, dies zu hören und in den Dialog einzubringen. Es kann aber auch passieren, dass der Innenanteil der Erwachsenen vorwirft, warum sie nicht schon viel früher in ihre erwachsene Kompetenz gekommen ist. Wenn Klopfen schon ein fester Bestandteil der Behandlung ist, bietet es sich an, diesen Protest direkt in den Prozess mit einzubeziehen und ihn zu behandeln wie die *»Lösungsblockade Selbstvorwurf«*. Aber dazu später mehr.

Zu Prozessbeginn: Klopfen, Kurbeln & Co. – die Dosis macht die Wirkung

Generell lässt sich feststellen:

> Je fragiler die Ich-Struktur und je höher die Dissoziationsneigung, desto kleinschrittiger erfolgen die Klopfinterventionen. Damit gerade zu Behandlungsbeginn keine Überforderung der Klientin, keine Überflutung und auch kein frühzeitiges Aufweichen dissoziativ amnestischer Barrieren stattfindet (Steele et al., 2017; Phillips u. Frederick, 2003; Mattheß u. Nijenhuis, 2006), erfolgen zunächst kleinschrittige Klopfinterventionen, die wohldosiert in den Prozess integriert werden.

Die größte Angst von Traumabetroffenen ist, von Gefühlen und traumatischen Erinnerungen überflutet zu werden und diesem Szenario hilflos ausgeliefert zu sein. Diese Schutzfunktion von dissoziativ amnestischen Barrieren sollte auf jeden Fall im Blick behalten werden. Die traumaspezifischen Klopfelemente begleiten die gesamte Behandlung konsequent und prozessgenau. Für mich ist immer wieder verblüffend, wie erstaunlich schnell und selbstwirksam kleine Tools sein können.

Selbsthilfemanagement für Zuhause

»Mit Klopfen, Kurbeln und Co.
habe ich mich über die Feiertage
gerettet. Ich habe gefühlt millionenfach
geklopft und gekurbelt.
Aber ich musste nicht in die Klinik.
Darauf bin ich verdammt stolz!«
Zitat einer Klientin (2017)

Der Hirnforscher Gerald Hüther (2006) schreibt:

> Fällt der Lösungsversuch, der in dieser Situation gefunden wurde, deutlich besser aus, als man es aufgrund von Vorerfahrungen erwartet hatte, so wird im Gehirn das Belohnungszentrum aktiviert. Die damit einhergehende vermehrte Freisetzung des Signalstoffes Dopamin hat eine stabilisierende Wirkung auf diejenigen neuronalen Verschaltungen, die an der erfolgreichen Lösung des betreffenden Problems beteiligt waren. (S. 79)

Diese selbstwirksame, vielschichtige und überraschende Erfahrung mit dem Klopfen (»Wow, ich werde tatsächlich ruhiger.«) scheint dann als ein Attraktor zu fungieren, der dazu motiviert, die Klopfelemente als spezifische Bewältigungsstrategie im Alltag einzusetzen, um emotionalen und physiologischen Stress zu regulieren. Antonia Pfeiffer (2022, S. 15 f.) beschreibt, dass Klopfen zu den beliebtesten Selbsthilfetools der Welt gehört. Zum einen, um akute starke Emotionen zu regulieren, zum anderen, um emotionale Reaktionen mit den entsprechenden Kognitionen auf immer wiederkehrende Themen zu verändern. Das entspricht absolut meiner Erfahrung. Ich bin immer wieder erstaunt und begeistert, was Klientinnen von ihren Klopferfahrungen im Alltag berichten, und wie diese ihnen helfen, emotional belastende Situationen zu meistern und einen freundlicheren Umgang mit sich selbst zu fördern. Dazu ein kleines Beispiel aus der Praxis:

Bei einer schwer dissoziativen Klientin von mir kam schon ganz zu Beginn der Behandlung sowohl der weiter unten beschriebene *Gegenwartsanker* als auch die *Selbstfürsorge-Übung* zum Einsatz. Sie hatte, bevor wir uns kennenlernten, schon viele Klinikaufenthalte – oftmals um die Feiertage herum – hinter sich. Ihr Ziel war jetzt, sich soweit steuern zu können, dass sie um einen Klinikaufenthalt herumkommen könnte. Die Klopf-Tools studierten wir gemeinsam ein und machten einen Plan, wie sie diese in Krisenzeiten einsetzen würde. Sie war erfolgreich! Von ihr stammt auch das Zitat, mit dem dieses Kapitel beginnt, weil es für sie eine immens wichtige Erfahrung war, dass sie sich zwar mit hohem Einsatz, aber endlich als selbstwirksam erleben konnte.

5.2 Das erwachsene Ich stärken und integrative Kapazität fördern

»Bitte erwachsen klopfen« – der Gegenwartsanker als Intervention der ersten Stunde

Die reflexhaft ablaufende dissoziative Überlebensreaktion war in der Vergangenheit hochgradig sinnvoll und diente dem Überleben. In der Gegenwart ist sie meistens dysfunktional, sodass sie die Klientin daran hindert, ihr Leben alltagsfunktional und selbstbestimmt zu gestalten. Wie viel Energie wird darin gebunden und wie viel Lebenszeit? Und letztendlich könnte man diese Form von Dissoziation als eine sich immer wieder ereignende Retraumatisierung verstehen. Wie in Kapitel 3 schon beschrieben, betonen viele Autoren und Autorinnen, unter anderem Luise Reddemann (2004a), die Notwendigkeit der Stärkung des erwachsenen Ichs:

> [...] setzt dies unbedingt ein ausreichend stabiles erwachsenes Ich voraus, eines, das nicht dauernd vor sich selbst davonrennt. Das bedeutet, dass man oft genug erst einmal mit dem Patienten daran arbeiten sollte, dass er ein Empfinden für sich als erwachsenen Menschen – der er ja ist! – entwickelt und dass sich seine erwachsenen Kompetenzen entfalten. (S. 117)

Wie kann man durch eine einzige Klopfintervention von Anfang an das erwachsene Ich stärken und motivieren, vorne zu bleiben? Im PEP-Protokoll von Michael Bohne (2022) finden wir dafür eine überaus interessante und hilfreiche Intervention. Bei der Behandlung durch das kognitive Glas der binokularen Brille ist das Aufspüren von Lösungsblockaden relevant (siehe Kapitel 4), die Bohne (2022) als »Konservierungsmittel für seelisches Leid« (S. 62) bezeichnet. Eine dieser Lösungsblockaden ist die Altersregression (S. 68). In der Altersregression gefangen, wiederholt der Klient immer wieder vergangenes Leid, ohne dafür eine Lösung in der Gegenwart zu finden. Ich habe Bohnes Intervention zur Behandlung der »Lösungsblockade Altersregression« (siehe Abschnitt 4.2) strukturell etwas verändert und um das Phänomen der Dissoziation erweitert. Bei mir heißt das Interventionstool *»Gegenwartsanker«*. Ich setze ihn in der Behandlung von komplexen Traumafolgen ab der ersten Stunde ein und arbeite zunächst separat nur mit diesem einzelnen Tool, ohne ihn in ein weiteres Klopfszenario einzubinden. Zudem steht diese Intervention bei mir am Anfang jedes Klopfprozederes an. Die Behandlung beider Phänomene, Altersregression und Dissoziation, erfolgt im Wesentlichen auf die gleiche Art und Weise.

Den *Gegenwartsanker (GWA)* erachte ich als die zentrale und als eine hochwirksame Intervention, um es dem erwachsenen Ich zu ermöglichen, sich in der Gegenwart zu erleben, zu verankern und zu stärken. Mit dem GWA lässt sich die Präsentifikation in der Gegenwart verbessern und integrative Kapazitäten lassen sich fördern.

Wie verankert man Gegenwart? Der Ablauf, wie ich ihn praktiziere:

Wenn im Behandlungsprozess reflexhaft jüngere oder unspezifische dissoziative traumatisierte Ich-Zustände nach vorne kommen, würdigen wir dies zunächst und geben diesen unabdingbar das Gefühl, willkommen zu sein. Damit das erwachsene Ich die Kontrolle über diese Situation wahren kann, geben wir diesem die Möglichkeit zu verstehen, was da gerade geschieht. Zum Beispiel mit der Frage: »Wie alt sind Sie jetzt gerade?« Natürlich geht es auch darum, gemeinsam zu verstehen, warum der entsprechende Anteil genau in diesem Moment nach vorne gekommen ist und ob dieser das wirklich möchte. Das schult die Achtsamkeit für dieses reflexhaft ablaufende Geschehen und hilft bei einem allmählichen Erkenntnisprozess. Dann könnte über eine direkte oder indirekte Kontaktaufnahme exploriert werden, ob es für den jüngeren Anteil attraktiv wäre, wenn stattdessen die Erwachsene in kritischen Situationen die Steuerung übernehmen würde. Denn in der Regel sind jüngere Zustände völlig damit überfordert, eine Situation zu meistern, die die Erwachsene durch die Dissoziation »vermeidet«. Und dann, wenn es einen *Auftrag und Einverständnis* von Seiten der Klientin und ihres Gesamtsystems gibt, kommt der *Gegenwartsanker* ins Spiel. Eine Einleitung für diese Intervention könnte sein:

> »Möchten Sie lernen, erwachsen vorne zu bleiben? Hat alles, was Sie ausmacht, auch Interesse daran?«

Die Therapeutin sucht gemeinsam mit der Klientin einen starken, attraktiven Satz für die Gegenwart. Dieser könnte so lauten:

> »Ich bin 36 Jahre alt und bleibe es auch!«

Solche ganz schlichten, fast archaisch anmutenden Sätze, sind oft diejenigen, die insbesondere bei Menschen mit fragilen Ich-Strukturen am wirksamsten sind. Der Satz sollte unbedingt kraftvoll sein und eine sichtbare physiologische Reaktion auslösen. Er wird dann laut ausgesprochen und kann mit dem Klopfen auf dem Brustbein verbunden werden. Auch andere Punkte sind möglich (siehe Abbildung 17).

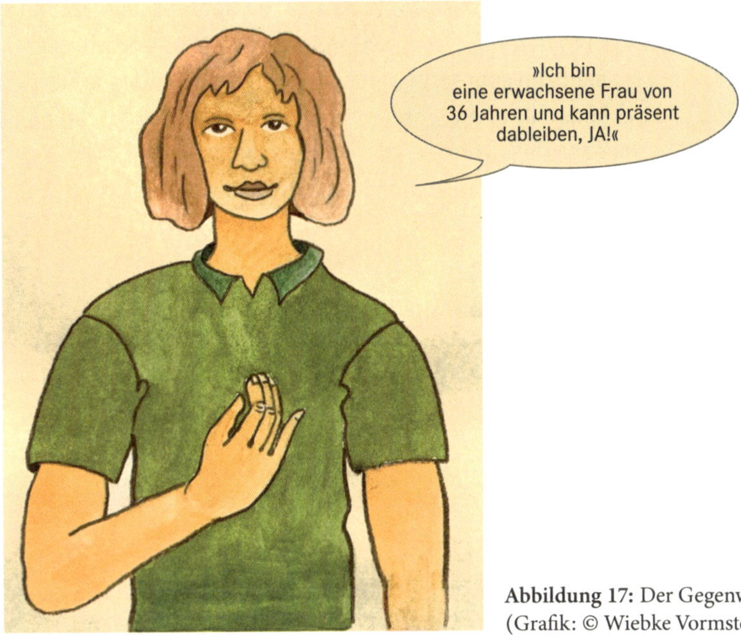
»Ich bin eine erwachsene Frau von 36 Jahren und kann präsent dableiben, JA!«

Abbildung 17: Der Gegenwartsanker (Grafik: © Wiebke Vormstein, 2024)

Dazu ein Fallbeispiel:

Eine komplex traumatisierte Klientin mit ausgeprägten dissoziativen Phänomenen befand sich ziemlich am Ende des therapeutischen Prozesses. Das Klopfen lernte ich erst im letzten Drittel ihres therapeutischen Prozesses kennen. Auch ohne Klopfen hatte sie aber bis dahin schon einen erfolgreichen Therapieprozess durchlaufen. Sie zeigte kein selbstverletzendes Verhalten mehr, lebte in einer stabilen Partnerschaft, konnte sich selbst regulieren, ihre Gefühle wahrnehmen und benennen, ihre Bedürfnisse zunehmend anerkennen und war in vielerlei Hinsicht stolz auf sich und das Erreichte. Nur ab und an hatte sie noch kleine dissoziative Aussetzer mit kleinen Zeitlücken. Dann saß sie auf dem Sofa, starrte Löcher in die Luft und wusste nicht, wie viel Zeit vergangen war. Es störte sie, dass sie darauf keinen Einfluss hatte. Mir kam die Idee, dass der Gegenwartsanker in dieser Situation hilfreich für sie sein könnte. Wir suchten in der Stunde einen starken Satz für ihre erwachsene Kompetenz und entschieden uns für diesen hier: »Ich bin eine gestandene Frau von 54 Jahren und bleibe es auch. Ich bestimme, wo es langgeht«. Sie verband diesen starken Satz mit der klopfenden Bewegung auf dem Brustbein, weil sie dies als besonders angenehm erlebte. Schon in der Stunde mit mir bereitete ihr der GWA sichtliches Vergnügen. Sie wuchs geradezu und richtete sich auf, ihre Körperhaltung veränderte sich. Wir vereinbarten, dass sie in den Zeiten, in denen sie Freiraum hatte, alle zwanzig Minuten durch einen Timer an ihren GWA erinnert würde. Auf diese Weise konnte sie achtsam spüren, in welchem Bewusstseinszustand sie sich gerade befand und bei Bedarf ihren GWA aktivieren. In den verbleibenden Stunden, die wir für den Abschiedsprozess vorgesehen hatten, war das Resultat mit dieser kleinen Intervention für sie ebenso verblüffend wie nachhaltig. Für mich auch. Zur Wirkung des Gegenwartsankers sagte sie:

> »Das Klopfen mit meinem starken Satz ist wie Gerüche in mir drin. Ganz klar. Ich nehme damit das Sicherheitsgefühl, das ich hier in der Therapie erlebe, mit nach Hause, und kann etwas tun. Das ist etwas total Wahres. Gegen das Chaos im Kopf brauche ich etwas Greifbares, Reales, und das ist so mit dem Klopfen, ich bleibe die erwachsene Frau, die ich bin.« (2016)

In oben stehendem Zitat der Klientin stecken viele Informationen, die bei der Behandlung von komplexen Traumafolgen von absoluter Relevanz sind:

- »Wie *Gerüche*«, sagte die Klientin. Also erlebt sie den GWA als eine starke olfaktorische Sinneserfahrung. Der Geruchssinn ist als einziger Sinn über den Bulbus olfactorius direkt mit dem limbischen System verbunden. Die Intervention hat die *limbische Region* offenbar unmittelbar angesprochen und übt einen beruhigenden Einfluss aus.
- Ihr Erleben wird *klar* und enthebt sie dem Chaos. Dies könnte als Hinweis darauf aufgefasst werden, dass im Gehirn präfrontale kortikale Strukturen aktiviert wurden.
- Sie erlebt sich als *handlungsfähig* und damit als selbstwirksam. Sie nimmt sich als erwachsene Frau wahr.
- Das *Sicherheitsgefühl,* das sie in der Therapie erlebt hat, kann sie reaktivieren und somit auch Zuhause für ihre innere Sicherheit sorgen. Der GWA fungiert auch ein Stück als *Übergangsobjekt,* das sie an das in der Therapie erlebte Sicherheitsgefühl erinnert.

»Ich groß« – erwachsen ist das Zauberwort

»Schläft ein Lied in allen Dingen,
die da träumen fort und fort,
und die Welt hebt an zu singen,
triffst du nur das Zauberwort«.
Eichendorff (zit. nach Artemis u.
Winkler, 2001, S. 38)

Wenn der GWA stark und stimmig ist, kann er wie ein Zauberwort wirken, wie in dem Gedicht von Josef von Eichendorff beschrieben. Die Klientin kann sich in diesem Moment unmittelbar im Hier und Jetzt erleben. Das ist ein Gegenwartsmoment (Stern, 2005), in dem der Mensch eine korrigierende und neue Erfahrung macht. Der Anker gibt Halt. Manche Klientinnen scheinen in dem Moment wirklich zum ersten Mal zu realisieren, dass sie erwachsen sind. Für mich ist es immer wieder berührend, diesen Augenblick mit dieser kleinen Intervention zu begleiten. Es ist manchmal so, alles würde das erwachsene Ich aus dem traumatischen Tiefschlaf erwachsen – ein freudscher Verschreiber? Ich wollte eigentlich »erwachen« schreiben. Ich erwache und erwachse aus den traumatischen Tiefen meines Seins, in meine tatsächliche Größe als erwachsener Mensch.

> Der GWA unterbricht radikal, spielerisch und humorvoll den gewohnten Reflex, in bestimmten Situationen, die mit der traumatischen Erfahrung verbunden sind, zu dissoziieren oder zu schrumpfen.

Er unterbricht den Reflex, sich der Gegenwart zu entziehen, denn diese könnte wieder mit Schmerz verbunden sein. Mithilfe des Ankers kann aus dem Reflex eine achtsam präsente Wahrnehmung erfolgen, die zur Erkundung der Qualität des Erwachsenseins einlädt. Die Erkenntnis (»Wow, ich bin ja erwachsen!«) ist für viele Menschen bahnbrechend. Der Hirnforscher Gerald Hüther (2005) schreibt dazu:

> Wir lernen etwas Neues richtig schnell und so, daß es auch sitzt, wenn dieses sonderbare noradrenerge System in unserem Gehirn eingeschaltet wird, das uns gehörig wachrüttelt und dazu beiträgt, die erfolgreich zur Lösung des Problems eingesetzten Verschaltungen zu bahnen. Das, was uns nicht unmittelbar berührt, was nicht die geringste Spur einer kontrollierbaren Stressreaktion auslöst, bekommen wir, wenn überhaupt, nur mit Mühe in unseren Kopf, und wenn wir es nicht ständig wieder aufsagen, ist es im Nu auch wieder verschwunden. (S. 48)

Für den erwachsenen Menschen besteht im Moment der Intervention und in einem Raum mit der Therapeutin oder dem Therapeuten keine Gefahr. Nur erwachsen kann er diesen Unterschied wahrnehmen. Zu dieser starken, unmittelbaren und radikalen Gegenwartserfahrung sagte eine schwer traumatisierte Klientin von mir:

> »Das ist revolutionär! Mir wird jetzt erst deutlich, wie selten ich in meiner erwachsenen Präsenz bin. Dieser erwachsene Zustand ist klar und kraftvoll. Nur als erwachsene 51-Jährige bin handlungsfähig und nicht mehr meinem Gefühlschaos ausgesetzt.«

»Radikal« kommt aus dem Lateinischen von Radix, Wurzel. Sich mit sich selbst, in sich selbst mit dem erwachsenen Ich zu verwurzeln, ist ein schönes Bild, wie ich finde. Oft ist die Wurzel des erwachsenen Pflänzchens ja gerade im Fall von Traumata nicht besonders gut ausgebildet und macht die Pflanze für jedes Wetter anfällig. Da braucht es Pflege, Fürsorge und vor allem eine stete Hinwendung. Ein freundliches, wohlwollendes Trainingslager für das Erwachsensein. Ich erinnere mich gerne an die Worte von Wolf Büntig, der es im Rahmen der Ausbildung Potentialorientierte Psychotherapie (1993) einmal so formulierte: *»Gute Lösungen wollen gepflegt werden«*. Als erwachsener Mensch der Welt in der aktuellen Gegenwart zu begegnen, ist im Fall von Traumata, und nicht nur dann, eine absolut gute Lösung. Nur im erwachsenen Zustand kann sich eine Betroffene ihren verletzten jüngeren Ich-Zuständen wohlwollend zuwenden, diese versorgen und für deren Sicherheit sorgen. Nur im erwachsenen Zustand ist es möglich, dafür zu sorgen, dass es im Außen sicher ist. Nur im erwachsenen Zustand kann eine Integration traumatischer Erfahrungen und damit eine Personifikation erfolgen (»mir ist das passiert«). Erwachsen achtsam im Hier und Jetzt zu sein, ist die Voraussetzung dafür, die traumatische Vergangenheit zu integrieren und sein gesamtes Potential im eigenen Zeitmaß zu entfalten.

Multisensorische Interventionen zählen zu den wirksamsten in der Psychotherapie (Pfeiffer, 2022; Leutner u. Cronauer, 2022). Der GWA ist eine multisensorische Intervention: Durch die motorische Handlung, eine sanft klopfende rhythmisch repetitive Berührung auf dem Brustbein, erfolgt gleichzeitig eine haptische Stimulation, die eine physiologische Reaktion auslöst. Diese Kombination scheint unmittelbar ventromediale Frontalhirnfunktionen (Pfeiffer, 2022) anzusprechen und damit sowohl Ich-Stärkungserleben als auch Beruhigung zu bewirken. Fast alle meine Klienten und Klientinnen benutzen spontan und unwillkürlich den Punkt auf dem Brustbein. Um ein Baby zu beruhigen, verwenden Mütter und Väter schon seit jeher intuitiv das Klopfen, ohne je etwas von der Polyvagaltheorie (Porges, 2017) gehört zu haben. Wer kennt das nicht, das weinende Baby auf die Schulter zu legen und dabei sanft den Po zu klopfen? Wie viele Kilometer sind Sie nachts auf diese Art mit Ihrem schreienden Baby schon gelaufen? Welche Körperregion wird dabei unter anderem stimuliert? Das Brustbein! Oder wir legen sanft die Hand auf den Brustkorb des Babys, um es zu beruhigen. Jeder kennt diese Geste. Auch als Erwachsene verwenden wir genau diese Geste der Berührung und Hinwendung, wenn wir uns beruhigen oder für eine herausfordernde Situation wappnen wollen.

Auf der kognitiven Ebene wird ein starker stimmiger Satz für das erwachsene Ich gesucht, der die erwachsene Kompetenz aktiviert.

> »Ich bin groß, ich kann das!«

Das ist für einen traumatisierten Menschen eine starke Aussage und eine Erfahrung der Selbstwirksamkeit, die oftmals eine komplett neue Information beinhaltet. Mit der oder dem Betroffenen wird dann genau besprochen, wie diese Erfahrung in den Alltag mitgenommen werden kann. Der GWA kann mit der weiter unten beschriebenen Selbstfürsorge-Übung kombiniert werden. Diese bezieht die bisherigen Glaubenssätze über sich mit ein und kann sehr entlastend wirken. Aber mehr dazu später. Die einleitende oder den GWA begleitende Selbstfürsorge-Übung dazu könnte so oder ähnlich lauten:

> »Auch wenn bei Stress oftmals reflexhaft ein jüngerer Zustand aktiviert wird – und für Reflexe kann man ja bekanntlich nichts – bin ich okay, so wie ich bin, mit allem, was mich ausmacht, kann ich heute nur erwachsen für meine Sicherheit sorgen. Heute beginne ich zu bestimmen, wo es langgeht. Ich halte ich es für sehr klug, mich daran zu erinnern, dass ich erwachsen bin.«

Wenn Echtzeitalter nicht geht: mögliche Herausforderungen beim Gegenwartsanker

Sie haben sich sicher schon gefragt, was diese Intervention denn bei einem Menschen, dem es sehr schwer fällt, sich in der Welt zu halten, bewirken kann und soll? Wie man ihn überhaupt erreichen kann und noch dazu mit so einer simplen Intervention? Ich möchte jetzt auf einige mögliche Herausforderungen bei der Etablierung des GWA eingehen. Ihr Echtzeitalter (EZA) als stärkend zu erleben, kann für Menschen mit einer fragilen Ich-Struktur und ausgeprägter Fragmentierung und Dissoziationsneigung extrem schwierig sein beziehungsweise als unmöglich erscheinend erlebt werden. Die Gründe dafür können vielfältig sein:

- Manche wissen vielleicht erst gar nicht, dass sie erwachsen sind, denn dafür war bislang keine Repräsentanz vorhanden.
- Das EZA kann mit dem Gefühl verknüpft sein, bisher im Leben versagt zu haben: »Jetzt bin ich schon 38 Jahre alt und was habe ich bisher erreicht?«
- Andere wiederum mag es daran erinnern, dass sie tatsächlich schon so alt sind oder sich so alt fühlen, und es erscheint ihnen, als bliebe ihnen gar nicht mehr viel Zeit für eine zufriedenstellende Lebensgestaltung.
- Wieder andere fühlen sich möglicherweise deutlich jünger, weil sie bislang wenig Zugang zu einer erwachsenen Repräsentanz in sich hatten beziehungsweise diese bislang noch nicht entwickeln konnten: »Ich bin keine 30 Jahre alt, wohl eher 14«.
- Im Falle von dissoziativer Identitätskonfusion kann es sein, dass eine Alltagsfunktionalität von mehreren Ich-Zuständen, in verschiedenen Altersstufen und für verschiedene Lebensbereiche ausgeübt wird.

Ich halte es dabei gerne schlicht und folge Michaela Huber, die im Rahmen einer Ausbildung (2004) einmal sagte: »Erwachsen ist das, was im Personalausweis steht«. Und genau mit diesem oder dieser Erwachsenen treten wir mit dem GWA auf eine wohlwollende und für die Klientin manchmal erstaunliche und überraschende Weise in Kontakt. Um ihr mit dem GWA eine hilfreiche und selbstwirksame Erfahrung zu ermöglichen und keinen unnötigen Widerstand zu erzeugen oder Unterwürfigkeit zu aktivieren, halte ich es für unbedingt ratsam, mit dem zu gehen, was die Betroffenen mitbringen. Wenn eine Klientin beispielsweise mit dem EZA oder den Wörtern »groß« oder »erwachsen« nichts anfangen kann, könnten wir an der Stelle nach einer anderen kompetenten Ich-Funktionalität suchen. Zum Beispiel, indem wir eine Situation explorieren, in der die Klientin sich in letzter Zeit kompetent gefühlt hat, um dann daraus einen starken Anker zu machen. Falls die Klientin einem Beruf nachgehen sollte, könnte die *berufliche Kompetenz* exploriert werden. Bezogen auf ein kompetentes Berufs-Ich könnte ein starker GWA lauten:

> »In meinem Beruf bin ich verlässlich und kompetent«.

Auch ganz basale, einfache, archaisch anmutende Formulierungen sind möglich:

> »Ich groß, ich erwachsen«.

Im Falle von einer *ausgeprägten Identitätskonfusion* ist die entscheidende Frage, mit welchem erwachsenen Ich-Zustand hauptsächlich in der Therapie gearbeitet werden soll. Mit diesem kann dann der GWA gesucht werden, für die anderen alltagsfunktionalen Ich-Zustände möglicherweise auch. Es muss natürlich immer eine Rückkopplung an alle alltagsfunktionalen Ich-Zustände und an das gesamte Innensystem geben. Wenn über eine direkte Kontaktaufnahme mit traumanahen Innenanteilen gearbeitet wird, die in der traumatisierenden Situation feststecken, kann ein unterschiedsbildender Gegenwartsanker hilfreich sein. Dieser greift auf, dass die traumatische Situation vorbei ist und unterstützt bei einer Unterschiedsbildung im Sinne der Präsentifikation. So ein Anker für einen Anteil könnte dann heißen:

»Heute im Jahr 2024 ist es sicher!«

Genaueres dazu lässt sich in Kapitel 7, »Klopfen mit Innenanteilen«, lesen.

Wenn das Klopfen des GWA wegen der rhythmischen Körperberührung nicht möglich ist, kann man erfragen, ob es machbar ist, einfach die Hand auf das Brustbein zu legen. Manchmal ist hier einfach Erfindungsreichtum gefragt. Eine kraftvolle Geste ist auch denkbar, wie beispielsweise die »Tschaka«-Faust. Wirksam ist, was wirkt! Wo eine sichtbare physiologische Reaktion, ein Lachen, eine Aufrichtung wahrnehmbar ist, geschieht Heilung. Der GWA wird dann auf einer farbigen Karte notiert. Ich habe auch schon erlebt, dass eine dissoziative Klientin nicht klopfen konnte und sich nicht selbst berühren wollte. Das wurde von mir ausdrücklich wertschätzend im Sinne von Autonomie gewürdigt: *»Wie gut, dass Sie wahrnehmen, was Sie nicht möchten«*. Dann aber beklopfte sie intuitiv ihre Handkante mit der Karte, auf dem der Gegenwartsanker notiert war.

> Den GWA setze ich ab Stunde eins als zentrales Element in den Behandlungen ein. Wurde mit ihm eine selbstwirksame Erfahrung gemacht, begleitet er nicht nur die Klienten und Klientinnen fortan in ihrem Alltag zur Selbsthilfe, sondern er steht am Beginn jeder weiteren Klopfintervention – wie Affektberuhigung, die Arbeit an Lösungsblockaden, Traumaintegration – und um die Betroffenen jederzeit achtsam mit ihrem erwachsenen Kompetenzerleben in Kontakt zu bringen.

Filmsequenz Gegenwartsanker

5.3 Selbstfürsorge üben – Dehnungsübungen nicht nur für den präfrontalen Cortex

Menschen, die an komplexen Traumafolgen leiden, haben in der Regel desorganisierte Bindungserfahrungen gemacht. Neben häufig erlebten Gewalterfahrungen haben sie massive emotionale Vernachlässigung erfahren. Ihnen fehlt die Erfahrung in der frühen Kindheit, dass sich ihnen eine nahe Bezugsperson um ihrer selbst willen wohlwollend und liebevoll zugewandt hat. Aus der Vergangenheit fehlen diese verlässlich liebevoll spiegelnden Objekterfahrungen (Kohut, 1979). Die Befriedigung eigener narzisstischer Bedürfnisse ist nicht nur zu kurz gekommen. Die Betroffenen sind durch den abrupten Wechsel von emotional intensiver und stimmiger, oftmals aber auch unangemessen naher oder gewalttätiger Zuwendung und plötzlicher Abwendung bis zum völligen Verlassenwerden gekennzeichnet. Oft haben die Eltern von Traumabetroffenen in ihrer Kindheit selbst traumatisierende Erfahrungen durch nahe Bezugspersonen gemacht. Traumatische Bindungserfahrungen werden von einer Generation an die nächste weitergegeben. Mit diesen brüchigen Bindungserfahrungen fällt es Menschen in ihrer weiteren Entwicklung dann schwer, ein kohärentes Selbstbild, geschweige denn ein positives Gefühl zu sich selbst aufzubauen. Die Beziehung zu sich selbst bleibt brüchig und fragil. Das Selbstwertgefühl bleibt in der Regel extrem unterentwickelt. Selbstabwertung und eine tiefe Ablehnung sich selbst gegenüber gelten bei komplexen Traumafolgen als dominierende Phänomene.

> Um zu lernen, zunächst einmal neutral bis freundlich mit sich selbst in Beziehung zu treten, bietet das »Kurbeln«, die Selbstfürsorge-Übung aus dem Klopfprozedere, eine wundervolle Möglichkeit. Mit dieser kann eine neutrale bis wohlwollende Kontaktaufnahme der Betroffenen mit sich selbst aktiviert und gefördert werden.

Michael Bohne (2016a) hat diese Übung früher »Selbstakzeptanzübung« genannt (S. 48), heute nennt er (2022) diese Intervention »Selbststärkungsübung«. Für die Prozessbegleitung von komplexen Traumafolgen habe ich den Begriff *Selbstfürsorge-Übung* gewählt und ihn um einige traumarelevante Formulierungen erweitert, denn Selbstakzeptanz schien mir damals, als ich PEP kennen- und lieben lernte, für den Therapiestart zu gewaltig. Von Selbstakzeptanz sind die Betroffenen in der Regel erstmal noch weit entfernt. Regelmäßige Selbstfürsorge bewirkt dann natürlich auch eine allmähliche Stärkung des Selbst. Als für sich alleinstehende Intervention wende ich das Kurbeln ebenso wie den GWA schon ganz zu Beginn des therapeutischen Prozesses an. Von Anfang an kann diese Intervention die Betroffenen dabei unterstützen, wohldosiert freundlicher mit sich umzugehen.

Mit »Kurbeln« den Selbstfürsorgemuskel trainieren

Die Klientin kommt mit einem speziellen Thema. Vielleicht hadert sie mit sich, weil sie Zeitlücken hat, sich selbst verletzt, wenig Zutrauen in sich hat, so ist, wie sie ist. Oder, oder, oder … die ganze Palette der Themen um Selbstzweifel und -abwertung, die bei komplexen Traumafolgen vorkommen können. Bei der Selbstfürsorge-Übung berührt die Klientin sich mit einer leichten kreisförmigen Bewegung mit den Fingerkuppen über der Herzgegend. In der chinesischen Akkupunktur wird dieser Punkt Zustimmungspunkt genannt: »Ich stimme mir zu!«, welch eine schöne Botschaft für einen traumatisierten Menschen, die aber zunächst einmal in weiter Ferne zu liegen scheint. Dabei wird eine stimmige Selbstfürsorgeaffirmation gesucht, die die Fundamentalbedürfnisse Beziehung, Sicherheit und Autonomie, wie Gabriela von Witzleben (2019) sie postuliert hat, miteinbezieht. Bei Betroffenen wurden diese Fundamentalbedürfnisse in der Kindheit von nahen Bezugspersonen vernachlässigt und missachtet. Für einen traumatisierten Menschen bedeutet diese Art der Hinwendung, die die Selbstfürsorge-Übung ermöglicht, einen Riesenschritt. Gleichzeitig fällt sie den Betroffenen durch die spielerisch leichte und humorvolle Art und Weise nicht nur leicht, sondern macht auch Freude und bringt neuen Erkenntnisgewinn mit sich.

Prozedere des Kurbelns

Zunächst werden natürlich Auftrag und Einverständnis eingeholt, zum Beispiel so:

> »Möchten Sie lernen, bezüglich dieser Thematik freundlicher mit sich umzugehen? Ist alles, was Sie ausmacht, ebenso damit einverstanden?«

Dann wird überprüft, ob die Klientin sich überhaupt berühren kann. Und ob diese Art der Berührung, die leicht kreisende Bewegung über der Herzgegend, wohltuend ist. Das Thema, mit dem die Klientin hadert (kann auch die eigene Person sein), wird für das Auffinden stimmiger Affirmationen für die Selbstfürsorge-Übung inhaltsabstinent behandelt und sprachlich zunächst noch nicht aktiviert (siehe Abbildung 18). Dabei eignet sich als Platzhalter das Wort »Thema«:

»Auch wenn ich dieses Thema habe ...«

– damit die eigentliche Thematik als solche nicht schon limbisch triggert.

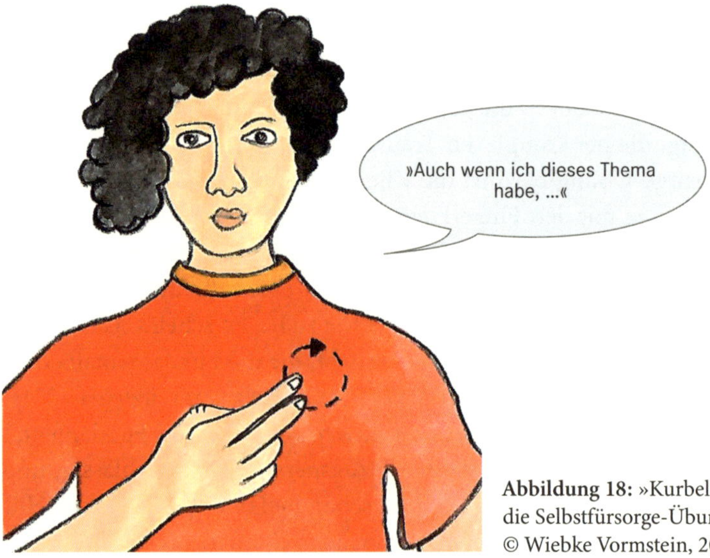

Abbildung 18: »Kurbeln« – die Selbstfürsorge-Übung (Grafik: © Wiebke Vormstein, 2017)

Der Aufmerksamkeitsfokus soll soweit aufrechterhalten bleiben, dass wirklich stimmige Affirmationen gefunden werden können. In diesem Punkt unterscheidet sich die traumaspezifische Intervention des Kurbelns auch vom PEP-Prozedere, bei dem Hypothesen über das zu behandelnde Thema direkt mit eingewoben werden, um auf humorvolle Art und Weise einen Gesamtprozess für die zu behandelnde Thematik in Gang zu bringen. Wichtig ist an dieser Stelle aber, genau die Affirmationen zu finden, die die drei Fundamentalbedürfnisse für die Klientin sprachlich stimmig abbilden. Diese werden in einem gemeinsamen Prozess humorvoll gesucht, bis eine passgenaue Formulierung gefunden wurde. Eine Formulierung ist dann stimmig, wenn sie eine sichtbare physiologische Reaktion auslöst. Man sieht das daran, dass die Klientin tiefer durchatmet, sich etwas zurücksinken lässt, sich eine leichte Entspannung im Körper zeigt, sich eine leicht ins Rosige verändernde Gesichtsfarbe bemerkbar macht. An einem kleinen Lächeln oder einem leichten Nicken mit dem Kopf.

In den Suchprozess wird auch das innere System der Klientin mit einbezogen. Ist eine Formulierung stimmig und die Berührung passend, setzt in der Regel eine unmittelbare Beruhigung ein.

Kernbedürfnisse sprachlich aktivieren

Nicht immer sind alle drei Kernbedürfnisbereiche bei einer Thematik in gleicher Weise relevant. Gesucht wird zunächst aber auf allen drei Ebenen. Auf der Ebene der Beziehung zu sich selbst könnte der Satz heißen:

> »Auch wenn ich dieses Thema habe, bin ich okay, so wie ich bin, mit allem, was mich ausmacht«.

Nach der Formulierung wird so lange gesucht und sie wird so lange »verdünnt«, bis die Dosierung für den Klienten stimmt. Zum Beispiel könnte eine Verdünnung lauten:

> »Auch wenn ich dieses Thema habe, finde ich den Gedanken interessant, mich irgendwann okay zu finden, mit allem, was mich ausmacht«.

Formulierungen, wie erfahrene PEP-Anwender sie kennen und einsetzen, wie beispielsweise: »… liebe und akzeptiere ich mich so, wie ich bin«, liegen bei Menschen, die an komplexen Traumafolgen leiden, zu Beginn des Prozesses zumeist in weiter Ferne, können sich aber im Laufe der Behandlung deutlich dahingehend verändern. Mit dem Teil der Formulierung der Selbstfürsorge-Übung, die auf Selbstbeziehung abzielt, werden integrative Kapazitäten gefördert und die Beziehung zu sich erfährt eine freundliche Hinwendung. Mit der einfachen sprachlichen Formulierung »mit allem, was mich ausmacht« wird direkt das Gesamtsystem des Klienten mit einbezogen. Nicht nur bei dissoziativen Systemen ist das eine extrem wirksame sprachliche Intervention. Auch nicht dissoziative Klienten fühlen sich mit dieser Formulierung in der Regel unmittelbar wohl und angesprochen. Denn jeder Mensch erlebt sich mal so und mal so, hat diese und jene Facetten. Diese in vielen Prozessbegleitungen von mir gefundene Formulierung löst in der Regel keinen Widerstand aus, regt aber innere Kooperation an. Vor allem bei dissoziativen Systemen hören Innenanteile allein durch die sprachliche Formulierung, dass sie dazugehören und wichtig sind. Der Klient benennt, dass er sich okay oder schon etwas okay findet, mit allem, was ihn ausmacht – also auch mit dem Belastenden, Chaotischen, Unberechenbaren da drinnen, was die Alltagspersönlichkeit am liebsten vermeiden möchte. Die innere Kooperation, der innere Friedensprozess wird mit dieser einfachen sprachlichen Intervention angeschoben.

Des Weiteren wird überprüft, ob bei der zu behandelnden Thematik auch die anderen Kernbedürfnisse, Sicherheit und Autonomie, relevant sind, und deswegen benannt werden müssen. Im Bereich Sicherheit könnte die Formulierung lauten:

> »Auch wenn ich dieses Thema habe, kann ich *heute* als Erwachsener in der Regel für meine Sicherheit sorgen oder lernen, für meine Sicherheit zu sorgen«.

Ich nehme mit dem Wort »heute« direkt die Unterschiedsbildung in die sprachliche Formulierung mit hinein. Früher, in der traumatisierenden Situation, konnte der Klient nicht für seine Sicherheit sorgen, war der Situation hilflos ausgeliefert. Als Erwachsener in der Gegenwart kann er das in der Regel, oder kann mit therapeutischer Unterstützung lernen, für innere und äußere Sicherheit zu sorgen. Das wäre dann auch gleich ein prozessdiagnostischer Hinweis. Wie sicher ist es heute schon, was braucht es noch?

Als drittes wird geschaut, ob das Kernbedürfnis Autonomie bei dem zu behandelnden Thema in der Vergangenheit irritiert wurde. Auch hier verwende ich wiederum die sprachliche Formulierung »heute«, um direkt die Unterschiedsbildung zur früheren traumatischen Situation mit anzuregen. Hier könnte der Satz lauten:

> »Auch wenn ich dieses Thema habe, gehe ich heute als Erwachsener meinen eigenen Weg«

oder »verdünnt«:

> »Auch wenn ich dieses Thema habe, kann ich lernen, meinen eigenen Weg zu gehen.«

In der Regel führt allein die Selbstfürsorge-Übung zu einer unmittelbaren Beruhigung und damit zu einer Erfahrung von Selbstwirksamkeit im Kontakt mit der Therapeutin. Die stimmigen Selbstfürsorgeaffirmationen werden notiert, sodass sie dem Klienten im Alltag zur Selbsthilfe und auch der Therapeutin für die weitere Prozessgestaltung zur Verfügung stehen. In der Regel bleiben die Selbstfürsorge-Affirmationen für eine bestimmte Therapiephase bestehen und sind für verschiedene Thematiken und Phänomene anwendbar. Die Selbstfürsorge-Übung kann bei allen auftauchenden Belastungen angewendet werden. Zu Hause kann dann anstelle des Platzhalters »Thema« das eigentliche belastende Phänomen eingesetzt werden: »Auch wenn ich gerade wieder mit mir hadere, bin ich …«.

Beruhigung durch Berührung

Das leichte Kurbeln, die fast zärtlich anmutende kreisförmige Bewegung auf dem Zustimmungspunkt über der Herzgegend, fördert durch die taktile Berührung die Oxytocin-Ausschüttung. Oxytocin, das Stillhormon, hat eine beruhigende Wirkung und dient der Emotionsregulation. Das Bindungssystem kann sich beruhigen. Im Sinne von Winnicott (1974) findet hierbei eine eigene Nachbeelterung im besten Sinne statt. Die Erwachsene wendet sich mit freundlicher Aufmerksamkeit sich selbst zu und spricht auch das Innensystem mit an. Putnam (2003) spricht im Fall von dissoziativer Identitätsstörung von einem »reparenting« (S. 231), bei dem die Erwachsenenpersönlichkeit(-en) lernt beziehungsweise lernen, jüngere Anteile zunächst anzuerkennen und später zu schützen und für sie zu sorgen. Auch bietet diese Intervention als starke Bindungserfahrung zwischen Therapeutin und Klientin eine haltgebende Objekterfahrung. Durch die gemeinsame Handlungsebene, beide kurbeln und sprechen gemeinsam bei der Suche nach stimmigen Affirmationen, wird eine spielerische Bindungs- und interaktive Handlungserfahrung ermöglicht. Van der Kolk betont (2015), wie vorher schon erwähnt, wie sich gemeinsame Handlungen, »keeping in time together« (S. 395 f.), auf Geist und Gehirn auswirken und die Entstehung von Traumata völlig verhindern oder deren Nebenwirkungen lindern können. Diese starke Erfahrung von gemeinsamer spielerischer Handlung kann im Hinblick auf Objektkonstanz mit in den Alltag genommen werden. Das Rezept für Zuhause funktioniert dann wie ein Übergangsobjekt und wird solange eingesetzt, bis die Erfahrung im Selbstkonzept internalisiert ist.

Es kann sein, dass Klientinnen zunächst scheinbar nichts oder nicht viel wahrnehmen. Aber auch die Fähigkeit nichts wahrzunehmen, ist ja schon eine bemerkenswerte Wahrnehmungskompetenz! Die Fähigkeit des »ganzheitlichen inneren Empfindens«, wie Eugene Gendlin (1981) es ausdrückt, ist für einen traumatisierten Menschen nicht nur ungewohnt, sondern oftmals in hohem Maß bedrohlich. Dazu schreibt Peter Levine (1998):

> Für Menschen, die an einem Trauma leiden, kann es eine große Herausforderung sein, die Nutzung des ganzheitlichen inneren Empfindens zu lernen. Die Dynamik des Traumas besteht zu einem Teil darin, dass es uns von der inneren Erfahrung abtrennt, um unseren Organismus vor Empfindungen und Emotionen zu schützen, die wir vielleicht nicht verkraften könnten. Es kann einige Zeit dauern, bis wir genügend Vertrauen entwickeln, um kleine Erfahrungen

zulassen zu können. Seien Sie geduldig und vergegenwärtigen Sie sich immer wieder, dass Sie nicht alles auf der Stelle zu erfahren brauchen. (S. 81)

Die Selbstfürsorge-Übung ist in der Regel sehr hilfreich, um sich selbst in kleinen Schritten näher zu kommen. Bei der Übung machte eine Klientin einen interessanten Kommentar: »Ich spür' zwar nix, aber trotzdem ist es irgendwie gut. Hilft das dann trotzdem?«

Mit der Selbstfürsorge-Übung beginnen Betroffene, sich ganz allmählich in ihrem Zeitmaß und in ihrem Tempo sich selbst zuzuwenden – mit einer so weit »ausgedünnten« Formulierung, dass es für sie möglich ist. Auf diese Weise nähern sie sich allmählich dem ganzheitlichen inneren Empfinden an.

Trainieren der Sowohl-als-auch-Fähigkeit

Das Nervensystem von Menschen, die an komplexen Traumafolgen leiden, befand sich in der Vergangenheit immer wieder im Modus »Vollgas« und »Vollbremse«. Daraus resultieren im späteren Leben Extreme in jeglicher Hinsicht und Ausprägung: extreme Gefühle, starke Stimmungsschwankungen, ein extremer Umgang mit sich selbst – beispielsweise in Form von Selbstverletzung –, ein extremer Umgang mit anderen, sich nicht spüren oder viel zu viel spüren, extreme Vernachlässigung des Körpers, übererregt oder untererregt sein. Mit der Selbstfürsorge-Übung werden diese extremen Phänomene aufgegriffen und in ein selbstberuhigendes Ritual gebracht. Die Ambivalenzfähigkeit wird dadurch gefördert. Es setzt dem Gefühl, den extremen Impulsen, Affekten und Stimmungen hilflos ausgeliefert zu sein, etwas Wirksames entgegen. Auf eine wohlwollende Art und Weise. In dem Moment, in dem die Klientin sich kurbelnd begegnet, wird das Toleranzfenster geweitet. Die Selbstfürsorge-Übung fördert und trainiert außerdem die Ambiguitätstoleranz: Die Fähigkeit, Unsicherheit und Mehrdeutigkeit zur Kenntnis zu nehmen und ertragen zu können. Die Selbstfürsorge-Übung ist eine paradoxe Intervention, die staunen lässt und neugierig macht und den Menschen für den Moment des Tuns ein bisschen friedlicher und beruhigter werden lässt und dessen Beziehung zu sich selbst ganz allmählich verändert. Diese Art von Zuwendung hätten die Betroffenen sich früher von ihren nahen Bezugspersonen gewünscht. Da im Kontakt mit der Therapeutin eine selbstwirksame und oft auch humorvolle Erfahrung mit der Übung gemacht wird, wird diese, so erlebe ich es zumindest, außerordentlich gerne und wirkungsvoll auch zu Hause von den Klientinnen angewendet. Dazu ein kleines Fallbeispiel:

Ich sah eine Klientin mit der Vordiagnose Komplextrauma zum Erstgespräch. Im Zentrum standen generalisierte Ängste und Besorgnis besonders im Hinblick auf den Umgang mit ihren Kindern, sowie die Sorge, diesen könnte etwas geschehen. Weil sie gehört hatte, dass ich das Klopfen anwende, hatte sie sich an mich gewandt. Im Erstgespräch machten wir die Selbstfürsorge-Übung mit den Sätzen: »Auch wenn ich diese Angst habe, bin ich okay, so wie ich bin, mit allem, was mich ausmacht« und »Heute kann ich für meine Sicherheit sorgen und bestimmen, wo es langgeht.« Besonders beim letzten Teil, der sich auf die Autonomie bezog, leuchteten ihre Augen. Die Sätze nahm sie mit nach Hause, mit der Absprache, wann immer die Ängste aufkommen würden, zu kurbeln. In der darauffolgenden Stunde berichtete sie, wie fasziniert sie allein von dieser Übung sei und wie erstaunt. Diese Art der Zuwendung zu sich habe ihr dabei geholfen, erst gar nicht mehr in die Ängste abzurutschen. Die Selbstfürsorge-Übung wurde zu einem heilsamen Ritual für zu Hause.

Filmsequenz Selbstfürsorge-Übung

5.4 Klopfen zur Affektberuhigung und Reorientierung

Die hormonelle Stressachse ist bei komplexen Traumata chronifiziert belastet, das Nervensystem befindet sich immer noch und immer wieder im Alarmzustand, auch wenn die traumatisierenden Situationen längst vergangen sind. Das hat zur Folge, dass die Betroffenen sich ständig in extremen affektiven Ausnahmezuständen befinden. Affekte mit hohem Arousal, unspezifische hohe Anspannung, innerer Druck, starke Stimmungsschwankungen und Impulsdurchbrüche sind quälende Erscheinungen. Diese kontrollieren zu können und ihnen nicht hilflos ausgeliefert zu sein, wird oft als zentrales Anliegen formuliert: »Meine größte Angst ist, dass die Welle über mir zusammenbricht, dass ich mein inneres Chaos nicht in den Griff bekomme, ich will das lernen« – so und ähnlich äußern sich Klienten.

Das reine Klopfprozedere (Bohne, 2010, 2016a, S. 101), also das ausschließliche Beklopfen der Hautpunkte, eignet sich für die Beruhigung von unspezifischen Affekten mit einem hohen Arousal wie beispielsweise innerem Druck, Anspannung oder Besorgnis. Die Wirkung erfolgt unmittelbar auf mehreren

Ebenen: Beruhigung der Affekte, Erleben von Selbstwirksamkeit und Selbststeuerung im Rahmen einer sicheren und Halt gebenden Bindungserfahrung. Mit dem Klopfen der Punkte steht den Klienten ein einfaches Selbsthilfemanagement für Zuhause zur Verfügung, das gerne im Alltag eingesetzt wird. Der Körper ist schließlich immer mit dabei und schon pränatal nutzen Menschen diese Ressource zur Selbstberuhigung. Martin Grunwald (2017) beschreibt, wie die Gesichtsberührungen eines Fötus umso mehr zunehmen, je größer der Stress der Mutter ist. Es wird angenommen, dass durch diese Selbststimulation körpereigene Substanzen wie beispielsweise Oxytocin freigesetzt und im Körper des Fötus wirksam werden. Die Selbstberührung führt zu einer neurochemischen Veränderung, was sich unter anderem in einer Verlangsamung der Herzfrequenz zeigt und mit einer emotionalen Beruhigung einhergeht. Mit der multisensorischen Stimulation, dem gleichzeitigen Beklopfen von Hautpunkten während auf das zugehörige Körperphänomen oder den belastenden Affekt fokussiert wird, kann den erlebten Stress unmittelbar reduzieren. Es gibt eine Ausnahme: Es liegt eine Lösungsblockade (Bohne, 2010, 2016a, 2022) vor. Diese kann im Prozess aufgespürt und transformiert werden. Mehr dazu in Kapitel 6.

Ich wähle im Folgenden bewusst eine andere Klopfreihenfolge als Bohne und beginne mit dem Punkt auf der Stirn. So ergibt sich von oben nach unten eine organische Abfolge. Die von oben nach unten erfolgende Klopfreihenfolge wird übrigens auch in vielen anderen Klopfschulen postuliert. Michael Bohne schreibt in seinem neuen Buch (2022), dass die Klopfreihenfolge und auch die spezifischen Punkte ohnehin nicht entscheidend seien, sondern das Klopfen an sich. Die Klopfreihenfolge von oben nach unten resultiert aus meinen praktischen Erfahrungen mit meinen Klientinnen: Etliche von ihnen konnten die Punkte auf der Hand nicht klopfen, weil das zusätzlich zu ihrem Anspannungserleben unangenehme Gefühle wie Ekel, Übelkeit und Abscheu auslöste. Zu Anfang des therapeutischen Prozesses möchte ich aber in jeden Fall hilfreich für die Klientin sein und dieser selbstwirksame Erfahrungen ermöglichen, anstatt eine Intervention anzubieten, die Widerstand erzeugt beziehungsweise interventionsbedingt in ein traumanahes Erleben führt. Die Hände sind oftmals ein stark vorbelasteter Bereich des Körpers von Klientinnen, weil sie in der Vergangenheit, vor allem im Fall von sexueller Traumatisierung, oft abscheuliche Dinge tun mussten. Auch scheinen die sensorischen Afferenzen gerade an den Händen extrem ausgeprägt zu sein. Ebenso werden von Betroffenen zwei Rumpfpunkte, der Punkt unter der Achsel und die beiden an den unteren Rippenbögen, oft ausgespart. Die folgende Abbildung zeigt die Klopfreihenfolge bei Traumata (siehe Abbildung 19):

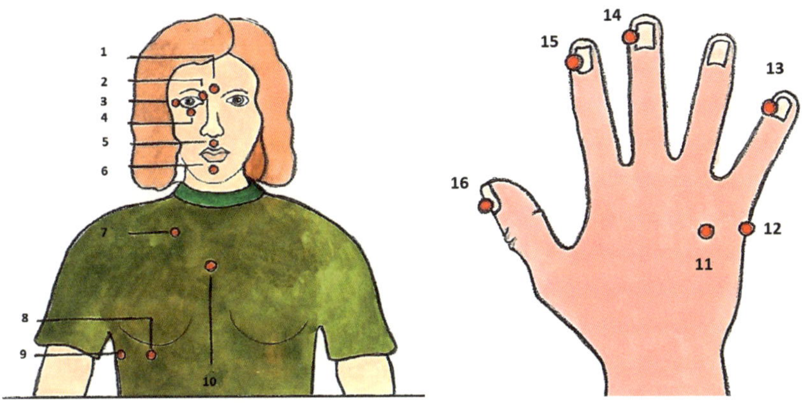

Abbildung 19: Die Klopfpunkte (Grafik: © Wiebke Vormstein, 2018)

Zu Beginn wird das innere Anspannungs- oder Belastungserleben auf einer Skala von null bis zehn skaliert. Während der Fokus auf den belastenden Affekt oder die hohe innere Anspannung gelenkt und im Körper lokalisiert wird, klopft die Klientin – die Therapeutin klopft mit – im erwachsenen Zustand eine Abfolge von 16 Punkten, wobei Reihenfolge und Anzahl variabel sind. Entscheidend ist, dass sie Punkte findet, die ihr guttun und Erleichterung bringen. Dabei laden wir die Klientin ausdrücklich ein und ermutigen sie, nur die Punkte zu klopfen, die ihr guttun. Damit erfolgt ganz nebenbei eine Intervention, die zur Autonomieentwicklung und Selbstermächtigung anregt. Genau dieser lösungs- und wohlbefindenfokussierte sowie autonomiefördernde Move macht das Klopfen mit PEP aus. Manchmal reicht ein Klopfdurchgang, mitunter erfolgen mehrere. Am Ende des Klopfdurchganges taucht oftmals spontan ein Satz auf: »Wouh, ich werde ja wirklich ruhiger. Ich kann das!« Den notiere ich dann für zu Hause auf einer Karte und bespreche mit der Klientin und ihrem System, wie sie das Klopfen und den Satz in ihren Alltag integrieren möchte.

Limbisch unterwegs – ich kann's ja! Ein Fallbeispiel

Frau E. kommt zur dritten Therapiestunde und berichtet als erstes, dass Sie gerade total unter Strom stehe und nicht wisse, ob sie sich in diesem Zustand überhaupt auf die Stunde einlassen könne. Das Klopfen, den Gegenwartsanker und die Selbstfürsorgeaffirmationen kennt sie schon aus den vorhergegangenen Sitzungen. Ich skizziere im Folgenden kurz den Ablauf der kleinen Klopfsequenz:

TH: »Wäre es gut, wenn etwas von der Anspannung nachließe?«

K: »Ja, das wäre total gut, aber ich weiß nicht, ob das möglich ist, wenn es so krass ist.«

TH: »Wie krass ist es denn auf einer Skala von null bis zehn?«

K: »Drüber über der zehn.«

TH: »Wäre es gut, wenn wir zusammen eine Runde klopfen?«

K: »Versuchen können wir es, ich weiß aber nicht, ob es funktioniert.«

TH: »Wäre alles, was Sie ausmacht, damit einverstanden, dass wir es versuchen und zusammen eine Runde klopfen?«

K: »Mmh, glaube schon.« (sichtbare Hinwendung nach innen, verbunden mit einem kaum merklichen Nicken)

TH: »Wunderbar, dass sich da etwas meldet. Dürfen wir das hier tun mit dem Klopfen?«

K: (sichtbares Nicken)

TH: »Danke nach innen für die Erlaubnis. Sind Sie gerade im Echtzeitalter, wenn Sie sich so krass unter Strom erleben?«

K: (Schulterzucken) »Kann ich gar nicht sagen, geht irgendwie alles durcheinander.«

TH: »Okay. Das ist vollkommen in Ordnung. Dann schlage ich vor, dass wir zunächst mit Ihrem Gegenwartsanker starten. Wie geht der nochmal bei Ihnen? Ich bin eine erwachsene Frau von 52 Jahren und bleibe es auch? Stimmt das so?«

K: »Ja, genau!«

TH: Mögen Sie den einmal sagen und dabei leicht auf dem Brustbein klopfen?«

K: (nickt, klopft und spricht ihren Gegenwartsanker) »Ich bin eine erwachsene Frau von 52 Jahren und bleibe es auch. Jawoll!« (zunächst etwas zaghaft, fast fragend) (Die Klientin spricht ihren GWA von selbst mehrmals hintereinander und taucht dabei merklich auf in ihrer Präsenz.)

TH: »Super machen Sie das, Frau E.! Jetzt klopfen wir zusammen die Punkte durch. Und Sie wissen ja, Sie nehmen nur die Punkte, die Ihnen guttun. Ich glaube, beim letzten Mal haben Sie gesagt, dass Sie die beiden Punkte am Oberkörper, den unter den Rippen und den unter der Achsel nicht mögen. Dann lasse ich die gleich weg?

K: (Nicken)

TH: »Okay, so machen wir es. Sollten Sie auch bei anderen bemerken, dass die unangenehm sind, bleiben Sie einfach bei den Punkten, die Ihnen guttun oder sagen mir einfach ›weiter‹.«

K: (Nicken)

(Dann beginnen wir, die Punkte von oben nach unten zu klopfen. Schon bei den ersten Punkten rutscht Frau E. merkbar weg.)

TH: »Okay, Frau E. Bleiben Sie da. Ich bin es auch. Machen Sie die Augen auf. Super!« (Die Therapeutin klopft auf dem Brustbein und spricht den Gegenwartsanker aus. Sie bittet die Klientin, es ihr nachzutun.)

TH: »Ja, genau. Sie können das Frau E. ›Ich bin eine erwachsene Frau von 52 Jahren und beliebe es auch. Jawoll‹.«

K: (wiederholt den Satz mehrmals)

TH: »Okay? Wieder vorne, Frau E. Ja, super. Dann klopfen wir weiter.«
(Die Abfolge der Punkte wird weiter geklopft, dabei wird Frau E. zunehmend ruhiger. Wir enden mit dem Punkt auf der Handkante zur Reorientierung.)

TH: »Geht summen? Wunderbar. Dann summen wir. Summ, summ, summ.«

K: (summt auch)

TH: »Schauen Sie sich hier mal um. (Blick geht durch den Raum). Bitte nennen Sie mir fünf grüne Gegenstände, die Sie hier sehen.«

K: »Das Bild, die Pflanze, noch eine Pflanze, der Button an der Tafel, ein Buchrücken.«

TH: »Super. Und drei rote.«

K: »Das Halsband von Nanouk, Ihre Uhr, ein Button an der Tafel.«

TH: »Ja, genau. Wir enden mit der Hand auf dem Brustbein.«
(Die Klientin legt die Hand auf das Brustbein und schließt dabei die Augen. Dabei nimmt sie einen tiefen Atemzug.)
(Die Therapeutin spiegelt die Bewegung der Klientin und hält einen Moment inne.)

TH: »Wie ist es jetzt?«

K: »Deutlich ruhiger. Erstaunlich.«

TH: »Skala?«

K: »Mmh. Eine Drei. Unfassbar.«

TH: »Eine Drei, unfassbar, sagen Sie. Das haben Sie jetzt gerade gemacht.«

K: »Na ja, mit Ihrer Hilfe.«

TH: »Ja klar, und dennoch haben Sie das gemacht.«

K: »Ja, stimmt. Irgendwie ging das. Kann ich das zu Hause machen, wenn ich so unter Strom stehe?«

TH: »Ja klar. Gibt es einen Satz, der jetzt spontan auftaucht?«

K: »›Ich kann mich runterfahren, ich kann das‹.«

TH: »Wunderbar. Den schreibe ich Ihnen jetzt schon mal auf. Welche Kartenfarbe hätte Sie gerne?«

K: »Grün – für die Hoffnung.«

TH: »Super.«
(Die Therapeutin schreibt den Satz auf, und Nanouk, die Therapiehündin, trägt die Karte zur Klientin.)

K: (lacht) »Danke, Nanouk.«

TH: »Können Sie den Satz mal vorlesen, damit wir sehen, dass Sie meine Schrift auch lesen können?«

K: »Ich kann mich runterregeln, ich kann das! Wirklich, das war so.«

TH: »Ja, genau!« Wie wollen Sie das in Ihrem Alltag nutzen? Sich den Satz mehrmals täglich vorlesen? Irgendwo aufhängen? Den singen, rappen?«

K: (lacht) »Nee, nicht singen oder rappen. Aber das brauche ich öfter, das wäre gut. Denn ich stehe oft unter Spannung, aber merke das nicht immer.«

TH: »Verstehe, das ist vollkommen okay. Wie wäre es, wenn Sie den Wecker in Ihrem Smartphone einmal pro Stunde stellen? Dann erinnert der Sie und Sie sagen sich den Satz. Wie wäre das für Sie?«

K: »Mmh. Ganz okay. Aber reicht das schon?«

TH: »Na ja, und das könnten Sie verbinden mit dem Klopfen. Den Zettel mit den Klopfpunkten gebe ich Ihnen mit. Und die Punkte am Oberkörper, die Sie nicht mögen, streichen Sie durch auf dem Zettel. Wie wäre das?«

K: »Hört sich nach einem Plan an.«

TH: »Ja, hört sich nach einem Plan an. Wäre ihre innere Welt damit einverstanden, dass Sie diesen Plan in die Tat umsetzen?«

K: »Die findet das großartig. Ist jetzt auch richtig ruhig da drinnen. Aber die wollen nicht vergessen werden.«

TH.: »Wie wunderbar, dass Sie das hören können. Nein, auf gar keinen Fall soll Ihre innere Welt vergessen werden. Wir können uns als Nächstes darum kümmern, wer oder was in Ihnen immer wieder so unter Stress steht, wenn Sie als Erwachsene diese Anspannung erleben. Wenn Sie und alles, was Sie ausmacht, das möchten.«

K: »Das hört sich gut an.«

TH: »So machen wir das. Jetzt verfolgen Sie also Ihren Plan, ab gleich oder ab wann? Den Wecker Ihres Smartphones so zu stellen, dass er stündlich klingelt. Und dann sagen Sie sich den Satz und klopfen Ihre Lieblingspunkte.«

K: »Können Sie mir das bitte noch auf den Zettel schreiben, damit ich es nicht vergesse? Ich vergesse immer so viel.«

TH: »Ja klar, gerne«.

(Die Therapeutin fasst das Rezept auf der Rückseite der Karte mit dem starken Lösungssatz zusammen. Das Überbringen erfolgt wieder über Nanouk.)

Die Klientin verlässt die Stunde in einem sehr entlasteten Zustand und wendet das Besprochene auch im weiteren Verlauf an. Im folgenden Behandlungsprozess begleiten sie der GWA, das Klopfen zur Affektberuhigung, die Reorientierungsübung und die Selbstfürsorge-Übung als Selbsthilfemanagement für Zuhause. Anfangs wurde genau besprochen und für sie notiert, wie und in welchen Situationen zu Hause sie die einzelnen Tools und die Kombination der Tools einsetzen wird.

Zurück in die Gegenwart: Reorientierung mit Klopfen

Rutscht eine Klientin während des Prozesses in einen dissoziativen Zustand, ist zunächst einmal Reorientierung wichtig. Die Klopf-Zwischenentspannungsübung (Bohne, 2016a) mit Augenbewegungen und Summen erfolgt nach jedem Klopfdurchgang (siehe Kapitel 4). Es ist eine Schemaunterbrechung. Die Zwischenentspannung in abgewandelter Form ist geeignet, um das erwachsene Ich durch multisensorische Stimulation wieder in die Präsenz zu holen. Abgewandelt deswegen, weil jetzt nur geklopft wird und keine Augenbewegungen gemacht werden und auch nicht gesummt wird. Auch hier gilt es wieder, keinen unnötigen Widerstand zu erzeugen und nicht die Dissoziation zu fördern. Nach meiner Erfahrung sind es insbesondere die Augenbewegungen, die bei dissoziativen Klientinnen Dissoziation auslösen. Das Summen (siehe Fallbeispiel mit Frau E.) könnte schambesetzt sein und zumindest die Gefahr einer neuerlichen Beschämung mit sich bringen. Um Klientinnen wieder in der Gegenwart zu reorientieren, bietet sich das Beklopfen des Punktes auf der Handkante an. Auf dieser wird mit leichter oder durchaus auch etwas kräftigerer Berührung mit den Fingerkuppen in rhythmisch gleichbleibender Frequenz geklopft. Gleichzeitig erfolgt eine Aufmerksamkeitsumlenkung durch kognitive Handlungen. Diese sollten den Vorlieben der Klientin und ihrem augenblicklichen Bewusstseinsgrad entsprechen. Wenn keine Mathematikphobie besteht, kann beispielsweise von einer komplexen Zahl ausgehend in Dreier- oder Viererschritten vorwärts oder rückwärts gezählt werden.

Das Klopfen zur Reorientierung können Sie mit allen anderen kognitive Funktionen ansprechenden Methoden kombinieren, die Sie kennen, und die dabei hilfreich sein können, für die Klientin die Präsentifikation in der Gegenwart zu unterstützen. Eine Form der visuellen Aktivierung könnte wie im Fallbeispiel mit Frau E. beispielsweise sein, die Klientin aufzufordern, farbige Gegenstände im Raum zu benennen: »Nennen Sie mir bitte fünf grüne Gegenstände, vier blaue, drei rote …«. Ebenso können Sie als Therapeutin fragen, ob die Klientin eine Ahnung hat, wo sie sich gerade befindet. Und Sie können sie bitten, die Adresse der Praxis zu nennen, ihren Namen, ihre Adresse, ihr Alter, das im Pass steht usw. Darüber hinaus können Sie fragen, ob die Klientin weiß, wer Sie sind, und sie dann bitten, Ihren Namen zu sagen. Da sind Ihrem Erfindungsreichtum keine Grenzen gesetzt. Entscheidend ist, dass wir Therapeutinnen eine Interventionsform finden, die der Klientin und ihrem System entspricht. Die Klientin begleiten wir dabei freundlich, würdigend und zuversichtlich. Sollte sich die Reorientierung in dieser Form schwierig gestalten, weil die Klientin durch die Interventionen nicht wirklich erreichbar ist, könnten wir diese zusätzlich mit körperlicher Bewegung unterstützen, indem wir mit der Klientin zusammen durch den Raum gehen. Diese Form von motorischer Bewegung aktiviert die rechte und die linke Gehirnhälfte und hilft erfahrungsgemäß ungemein bei der Reorientierung. Dabei wird auf der Handkante geklopft. Wir können auch Augenkontakt aufnehmen und verbal darauf hinweisen, dass wir da sind. Sollte der GWA schon etabliert sein, bietet es sich an, diesen als allererste Intervention zu wählen, damit das erwachsene Ich wieder nach vorne kommt und dann die Reorientierungsübung daran anschließen kann. So kann der dissoziative Nachhall allmählich verschwinden. Die Intervention wird in jedem Fall mit dem GWA beendet, um zu einer Präsentifikation in Raum und Zeit zu verhelfen.

Das Prozedere eignet sich auch für die Reorientierung im Alltag der Klientinnen. Es wird genau besprochen und notiert, wie es außerhalb der Therapie eingesetzt werden kann und soll. Es liegt in der Natur von plötzlich einsetzender Dissoziation, dass das Einverständnis der Klientin und ihres Systems vor der Intervention meistens nicht eingeholt werden kann. Denn wer oder was war da gerade anwesend? Aber wenn die Klientin sich wieder im Hier und Jetzt orientieren kann, sollte die Intervention nachbesprochen werden. Beispielsweise so:

»Wie schön, dass Sie wieder vorne sind! Willkommen! Haben Sie eine Ahnung, was da passiert ist? War das okay, was wir hier gerade gemacht haben? Wissen Sie, was eben passiert ist? Wie war das für Sie?«

So oder ähnlich könnten Fragen lauten, die die Klientin bei der Bewusstwerdung unterstützen. Sollte sie sich nicht erinnern können, helfen wir dabei, indem wir das Geschehene kurz zusammenfassen. Damit schaffen wir Transparenz und ermöglichen rückwirkend Verständnis dafür, was sich soeben ereignet hat. Auch das Innensystem wird mit einbezogen und gefragt, ob die Intervention in Ordnung war. Im Folgenden wird das System dann über die innere Konferenz und indirekte oder direkte Kontaktaufnahme mit einbezogen. Hieraus ergibt sich das weitere Vorgehen (siehe auch Kapitel 3 und Kapitel 7), beispielsweise zu den folgenden Fragen (Wie Trigger ausfindig machen? Welcher Zustand meldet sich da und warum, was braucht der?) und Themen (sicherer Ort für jüngere Anteile, innerer Dialog).

6 Lösungsblockaden bei komplexen Traumafolgen

»Probleme kann man niemals mit der
gleichen Denkweise lösen, mit der sie entstanden sind.«
Einstein (zit. nach Foerster, 2024)

6.1 Selbstvorwurf und Schuldgefühle als zentrale Phänomene im System

Sollte der therapeutische Prozess stagnieren, liegen aus der Sicht von Bohne (2016a, 2022) psychodynamisch sich dysfunktional auswirkende Beziehungsmuster vor, die er Lösungsblockaden nennt. Er bezeichnet diese als »Konservierungsmittel für seelisches Leid« (S. 62), wenn sie nicht transformiert werden. Dabei differenziert er zwischen Lösungsblockaden auf der Beziehungs- und Selbstbeziehungsebene. Wie Bohne deren Behandlung konzeptualisiert hat, finde ich bahnbrechend: Mit Leichtigkeit und wertschätzendem Humor, tief im Selbstkonzept verankerte parafunktionale Beziehungsmuster zu lösen. Bei komplex traumatisierten Systemen haben wir es vor allem zu Beginn der Behandlung mit Lösungsblockaden, die das Muster der Beziehungsgestaltung zu sich selbst betreffen, zu tun.

Für die Behandlung von Schuldgefühlen und Selbstvorwürfen eignet sich das in erster Linie kognitive Vorgehen Bohnes (2022, S. 62 ff.). Die Arbeit an der Lösungsblockade Selbstvorwurf in allen Facetten und auf allen Systemebenen ist zentrales Element in der Behandlung von komplexen Traumafolgen. Sie kann auch als diagnostisches Instrument dienen, etwa wenn der Behandlungsprozess stagniert. Sie kann den Prozess ungemein beschleunigen, da insbesondere der Vorwurf und die Schuldzuweisungen an sich selbst wichtigen Selbstentwicklungsprozessen im Weg stehen. In Verbindung mit der Ego-State-Arbeit und in Kombination mit dem GWA und der Selbstfürsorge-Übung stellt sie für mich das zentrale, wohl das wichtigste Behandlungselement überhaupt im potentialorientierten traumatherapeutischen Setting dar. Sie ist vielseitig einsetzbar bei all den Themen, die sich um Selbstabwertung, Schuldzuweisung und Selbstverletzung gruppieren.

> In komplexen und dissoziativen Systemen sind Scham und Schuldgefühle zentrale Phänomene. In ihrem Gefolge lassen sich in der Regel Vorwürfe gegen die eigene Person, Wut, Selbstverletzung und Bestrafung ausmachen. Diese Phänomene können bei den Betroffenen viel Leid verursachen und sich unter anderem in Selbstwertminderung und Selbstzweifeln manifestieren.

Erinnern wir uns, dass Levine (zit. nach Zanotta, 2019) schreibt, dass alle Pathologien, die etwas mit Selbstverurteilung und Selbstabwertung zu tun haben, mit Scham und Schuld verbunden sind. Und Bessel van der Kolk (2015) hält Selbstvorwürfe und Scham bei Traumafolgestörungen für das Hauptproblem. Es sei nicht das Trauma an sich, sondern die Beziehung des Individuums mit seinem inneren Selbst, die Leid verursacht. Diese Art von Beziehungsgestaltung kann ein Vermeidungsverhalten gegenüber Veränderungsprozessen aufrechterhalten.

Ein frühkindlich traumatisiertes System war in der Vergangenheit einer Fülle von Abwertungen, Beschuldigungen, Bestrafungen und Übergriffen ausgesetzt. Um diese Beschämungserfahrungen irgendwie bewältigen zu können, entstehen Ich-Zustände, die das Verhalten der ehemaligen Verursacher durch Modellernen, Introjektions- oder Identifikationsprozesse übernehmen. Gerade in komplexen dissoziativen Systemen finden sich in der Regel extreme Ausprägungen von selbstabwertenden und selbstbeschuldigenden Ich-Zuständen, die das Verhalten der ehemaligen Verursacher kopieren. So wird das von sich übernommene Bild, ein schlechter Mensch zu sein, der Bestrafung verdient hat, im Laufe der Zeit durch verschiedene diese Funktion übernehmende Ich-Zustände immer mehr verfestigt und aufrechterhalten. Es ist tief im Selbstkonzept internalisiert und verankert.

Selbstverurteilung und Selbstabwertung erfüllten ehemals wichtige und vielfältige Funktionen im traumatisierten System. In der Gegenwart haben sie für die Betroffenen eine systemerhaltende Funktion und so perfide das erscheinen mag, bietet es ihnen zuerst einmal Sicherheit und Schutz. Denn all das, was bekannt ist, führt zu einem inneren Erleben von Sicherheit (»okay, das kenne ich, das ist mir vertraut«), egal, welche Auswirkungen für die Betroffenen das auch haben mag. Neurophysiologisch betrachtet bringen Selbstabwertung und -bestrafung paradoxerweise eine Aktivierung des Belohnungssystems mit sich und sorgen zunächst einmal für eine ordnungsstifende Ruhe im Gehirn (Hüther, 2006) und damit für die bisherige Aufrechterhaltung dieser Schemata. Auf diese Weise wird das Fundamentalbedürfnis »Sicherheit und Orientierung« befriedigt, ein sehr kluges Vorgehen des Unbewussten oder Vorbewussten, ein intelligenter Schachzug des Gehirns.

Vorwürfe richten sich insbesondere zu Beginn der Behandlung vehement gegen die eigene Person und das Innensystem, auch in Form von Selbstverletzung und -bestrafung. Selbstverletzung ist nach Sachsse (1999, S. 50 ff.) die zentrale und meist die einzige Möglichkeit der Selbstfürsorge, das wirksamste Antidissoziativum überhaupt. Bei Wöller (2006) finden wir die Aussage: »Schneiden ist besser als zehn Milligramm Valium« (S. 284). Diese auf der Ebene der Neurotransmitter fungierenden Attraktoren mit der entsprechenden Ausschüttung von Dopamin, endogenen Opiaten und Endorphinen gilt es auf der psychotherapeutischen Ebene erstmal zu toppen. Mit der Vorwurfsbehandlung nach Bohne (2022) können wir hier schon früh im Prozess selbstwirksame Hilfestellungen anbieten. Durch die damit einhergehende Leichtigkeit, den Humor und die unmittelbar erlebte Selbstwirksamkeitserfahrung bietet diese Intervention etwas Ungewohntes, Neues und Ungefährliches. Vermutlich ist damit eine Ausschüttung entsprechender, dem Belohnungssystem zuzuordnender Neurotransmitter verbunden.

Schuldgefühle und Schuldzuweisungen gegenüber der eigenen Person dienen auch dazu, die Trauer und die Scham abzuwehren, da diese Gefühle die Betroffenen in einem früheren Stadium komplett überfordert hätten. Und nicht zu vergessen: Irgendwo halten sie unbewusst oder vorbewusst an der Idee fest, dass man den früheren Situationen nicht hilflos ausgeliefert war. Dass man etwas hätte tun können, wenn man es nur gewollt hätte. Häufige Themen, um die sich Selbstvorwürfe gruppieren, sind beispielsweise sich als unmöglich, verrückt oder als eine Zumutung für die Menschheit zu erleben, Amnesie, extreme Gefühle zu spüren oder aber gar keine Gefühle zu haben, den Körper nicht spüren zu können, überlebt zu haben, überhaupt zu leben, Wut, Scham und Schuldgefühle und nicht zuletzt Selbstverletzung.

Schuldzuweisungen und Vorwürfe zu diesen Themenkomplexen finden sich gesamtsystemisch betrachtet auf verschiedenen Ebenen:

- Das erwachsene Ich macht sich Vorwürfe und gibt sich die Schuld.
- Schuldzuweisungen des Erwachsenen in das Innensystem hinein,
- Vorwürfe und Schuldzuweisungen der Innenanteile untereinander,
- Vorwürfe von Innenanteilen gegenüber dem Erwachsenen.

Start über das erwachsene Ich

Uns interessiert zu Prozessbeginn zunächst die Behandlung der Lösungsblockade Vorwurf auf der Selbstbeziehungsebene über den erwachsenen Ich-Zustand oder den alltagsfunktionalen Ich-Zustand. Das ist wichtig, da wir das Innensystem zu diesem Zeitpunkt noch nicht so gut kennen.

> Die Vorwurfsbehandlung eignet sich, um die Selbstbeziehung zu sich und die bislang vermiedene Kontaktaufnahme zum inneren System zu verbessern und die oben beschriebenen Phänomene Schritt für Schritt in den Veränderungsprozess zu bringen.

Die mit der Vorwurfsbehandlung einhergehende Leichtigkeit und der wertschätzende Humor sind wichtige Prozessbegleiter und machen es den Betroffenen leicht, sich den schwer anmutenden und bisher vermiedenen Thematiken zuzuwenden. Der erwachsene Mensch behält die Kontrolle bei gleichzeitigem Erkennen und Würdigen der parafunktionalen Affekt- und Handlungsebene von sich und seinen Anteilen. Die Erkenntnis, dass er selbst oder ein Teil in ihm nicht anders gekonnt hat, als sich beispielsweise selbst zu verletzen, kann an sich schon sehr heilsam wirken. Ebenso heilsam kann es sein, die dahinterstehende mögliche Willenshandlung (»ein Teil von mir wollte nicht anders«) zu würdigen und anzuerkennen. In Kombination mit Verzeihen oder »ausgedünntem« Verzeihen wird ein heilsamer gesamtsystemischer Friedensprozess angeschoben. Auf diese Weise wird das, was die Klientin ohnenhin die ganze Zeit über sich denkt, und mit dem sie sich abwertet und beschuldigt, unter Zeugenschaft auf eine humorvolle Art und Weise ausgesprochen. Das bietet einen Perspektivwechsel und bedeutet vielleicht eine erstmalige Benennung der zugrundeliegenden Thematik. Es macht bestenfalls neugierig auf sich und weicht die oftmals anzutreffende unnachgiebige Strenge sich selbst gegenüber ganz allmählich auf. Die Gefahr, dass zu frühzeitig dissoziativ amnestische Barrieren aufgeweicht werden, ohne dass die Klientin über die Mittel verfügt, diese zu steuern, besteht nach meiner Erfahrung beim Klopfen nicht. Vorraussetzung ist natürlich, dass schon eine gewisse Ich-Stärke auf Seite der Klientin vorhanden ist. Mit den vorher etablierten stabilisierenden Maßnahmen (siehe Kapitel 3), dem GWA, der Reorientierung, dem Klopfen zur Affektberuhigung und dem Kurbeln verfügen die Klienten und Klientinnen zu diesem Zeitpunkt bereits über starke Stelbststeuerungsmöglichkeiten.

Bevor wir mit einem Beispiel in die Praxis einsteigen, möchte ich zunächst eine Übersicht über die *Interventionsstruktur von Lösungsblockaden* geben. Ihre Behandlung erfolgt in Anlehnung an Bohne (2022, S. 62 ff.), umgewandelt auf komplexe Traumafolgen:

- Eine Lösungsblockade taucht als Phänomen im Prozess auf.
- Es gibt einen Auftrag und Einverständnis der inneren Welt, diese zu behandeln.
- Hinsichtlich der Blockade wird die Selbstfürsorge-Übung durchgeführt.
- Der Belastungsgrad (null bis zehn) wird eingeschätzt.
- Die zentralen belastenden Affekte zu der Lösungsblockade werden aufgespürt, benannt und im Körper lokalisiert.
- In Verbindung mit der Selbstfürsorge-Übung wird eine phänomenologische Steigerung durchgeführt.
- Bei Selbstvorwürfen wird der eigenen Person verziehen beziehungsweise dem Anteil, den es betrifft.
- Bei Fremdvorwürfen wird die Verantwortung beim realen Gegenüber belassen. Ausnahme: Bei Vorwürfen gegenüber eigenen Innenanteilen wird der zweite Teil wie ein Selbstvorwurf behandelt.
- Zum Abschluss wird ein kraftvoller Lösungssatz gesucht und notiert. Es wird konkret besprochen, wie dieser als Selbsthilfe zu Hause eingesetzt wird.
- Sollten in dem Behandlungsprozess heftige Emotionen auftauchen, können diese auch mithilfe des Klopfens der Körperpunkte in den Prozess gebracht und beruhigt werden.

Dehnungsübungen für den präfrontalen Cortex mit der phänomenologischen Steigerung

Die phänomenologische Steigerung ist eine enorm wichtige Intervention im gesamten Klopfprozedere und hat eine Anschubwirkung auf festgefahrene Denk-, Verhaltens- und Erlebensmuster. Bei der Behandlung von Lösungsblockaden ist sie die zentrale Intervention (Bohne, 2022). Platziert wird sie in der Selbstfürsorge-Übung. Wenn die Selbstfürsorgeaffirmationen für die zu behandelnde Thematik gefunden wurden und stimmig sind, erfolgt die phänomenologische Steigerung. Bei der Formulierung der Phänomene und deren Steigerung übernehmen wir die Aussagen der Klientin bezogen auf die Thematik wortwörtlich und formulieren sie mit einer leichten Über- oder Untertreibung im Konjunktiv (Bohne, 2022). Die Klientin wird eingeladen, diese Formulierungen sofort zu verwerfen, wenn sie für sie unpassend sind. Ebenso formulieren wir im Konjunktiv unsere Hypothesen über die zugrundeliegende Psychodynamik, die dahinterstehende Not und die aktuellen, vergangenen und zukünftigen Auswirkungen, die diese Art, mit sich umzugehen, mit sich bringen könnte – wieder wertschätzend humorvoll mit einer leichten Über- oder Untertreibung. So oder ähnlich könnte die Formulierung einer phänomenologischen Steigerung aussehen:

> »Auch wenn ich damit möglicherweise völlig vergesse, dass ich bisher keinen Zugriff auf dissoziative Episoden hatte, und mich vielleicht für etwas verurteile, das mein Gehirn reflexhaft wie von selbst tut, und ich damit vielleicht für ein klitzekleines Bisschen mehr Unruhe sorge, und es vielleicht klug sein könnte, mich in solchen Momenten möglicherweise daran zu erinnern, dass ich heute durchaus manchmal erwachsen sein kann, bin ich okay so, wie ich bin, mit allem, was mich ausmacht, bin ich heute in Sicherheit und bestimme heute, wo es langgeht«.

An jede der formulierten Hypothesen werden die Selbstfürsorgeaffirmationen mantraartig angehängt. Auf diese Weise erfolgt ganz nebenbei eine Nachbeelterung. Die Klientin sagt sich mit den Selbstfürsorgeaffirmationen selbst das, was ihr eigentlich frühere nahe Bezugspersonen als Kind hätten vermitteln sollen, und fördert damit ganz nebenbei die innere Kooperation mit dem Gesamtsystem.

Der Konjunktiv soll verwendet werden, damit keine Zuschreibung von unserer Seite aus stattfindet, sondern ein Raum geöffnet wird, in dem die Klientin sich mit allem, was sie ausmacht, gesehen und wertgeschätzt fühlen kann. Ihre innere Erlebenswelt greifen wir damit als absolut ernstzunehmende Wirklichkeitskonstruktion auf. Ihr Sosein wird dabei bedingungslos gewürdigt. So formulieren wir genau das, was die Klientin ohnehin die ganze Zeit über sich denkt, mit dem sie sich bestraft und unbewusst ihr Selbstbild ausmacht und aufrechterhält. Durch die Art der Formulierung wird sozusagen leicht und mit Leichtigkeit an den Grenzen der bisherigen Problemkomfortzone wertschätzend humorvoll angeklopft. Den bisherigen Schemata, Denkmustern und Glaubenssätzen bezogen auf das Thema werden die Schwere und die Bedeutungshoheit genommen.

Dies führt dazu, dass der Toleranzmuskel sich selbst gegenüber ein wenig gedehnt und oft auch die Lachmuskulatur trainiert wird. Oder mit anderen Worten: Die phänomenologische Steigerung fördert die Ambivalenztoleranz ebenso wie die Ambiguitätstoleranz, die Fähigkeit, Verschiedenartigkeit und Mehrdeutigkeit auszuhalten. Das Innensystem wird wieder über die Formulierung »mit allem, was mich ausmacht« mit einbezogen und hört genau zu, wie die Intervention erfolgt. Dabei befinden wir uns in Resonanz mit der Klientin und ihrem Gesamtsystem und achten sorgsam darauf, was dieser in dem Moment zuzumuten ist und was sie aufnehmen kann. Dementsprechend dosieren wir die Formulierungen. Hier soll kein unnötiger Widerstand erzeugt werden, aber das Toleranzfenster auch gleichzeitig etwas gedehnt werden.

Fallbeispiel: keine Vorwurfsbehandlung ohne Auftrag und Einverständnis

Zunächst benötigen wir von der Klientin den Auftrag und das Einverständnis des Innensystems, den Selbstvorwurf behandeln zu dürfen. So oder ähnlich könnte eine *Auftragsfindung* aussehen:

TH: »Soll das so bleiben, dass Sie in Situationen, in denen Sie sich verletzt haben, so wütend auf sich sind, oder wäre es interessant, das ein bisschen zu verändern?«

K: »Mmh, weiß nicht. Wie soll das denn gehen? Das kommt doch einfach immer so, dass ich dann total wütend auf mich bin. Und manchmal schlage ich mich dann auch.«

TH: »Tut Ihnen das gut, so wütend auf sich zu sein?«

K: »Ich kenne das nicht anders. Und habe es doch nicht anders verdient!«

TH: »So fühlt sich das für Sie an. Wäre es interessant, das ein wenig in Bewegung zu bringen, einfach mal was anderes zu probieren?«

K: »Mmh, ein bisschen interessant vielleicht schon. Aber ich habe es doch nicht anders verdient. Ich weiß nicht. Aber schaden kann es vielleicht auch nicht. Okay, dann versuchen wir es.«

TH: »Wenn wir versuchen, Ihre Wut oder Ihre Sicht darauf mit Klopfen – was Sie ja schon kennengelernt haben – ein wenig in Bewegung zu bringen, wäre alles, was Sie ausmacht, damit einverstanden?«

K: »Nicht so ganz, aber ist ja nur ein Versuch.«

TH: »Gibt's ein Veto dazu von innen?«.

K: »Nicht wirklich. Aber auch nicht ganz klar. Wir können es versuchen, das ist erlaubt.«

TH: »Okay, danke auch nach innen.«

Der Tanz beginnt!

Nachdem der *GWA* überprüft und aktualisiert wurde, starten wir die Vorwurfsbehandlung mit der *Selbstfürsorge-Übung*. Dabei wird der Vorwurf, den die Klientin sich aktuell bezogen auf ihr Thema macht, oder die Schuldzuweisung, die sie vornimmt, mehrmals mit phänomenologischer Steigerung des Vorwurfs ausgesprochen.

»Auch wenn ich total wütend bin, dass ich mich selbst verletze und mir die Schuld dafür gebe, bin ich okay, so wie ich bin, mit allem, was mich ausmacht, kann ich heute für meine Sicherheit sorgen und bestimme heute, wo es langgeht.«

Dabei erfolgt gleichzeitig die leicht kreisende Bewegung mit den Fingerspitzen über der Herzgegend. Bei der Formulierung übernehme ich das von der Klientin bereits Erfahrene wortwörtlich. Das Innensystem wird über die Formulierung *»Mit allem, was mich ausmacht«* mit einbezogen. Das fördert integrative Kapazitäten. Ebenso formuliere ich humorvoll und im Konjunktiv meine Hypothesen über die zugrundeliegende Psychodynamik, mit einer leichten Über- oder Untertreibung. Dabei bin ich in achtsamer Resonanz mit der Klientin und wähle die Dosierung bedacht. Die innere Wirklichkeit der Klientin wird aufgegriffen und gleichzeitig kommt es zu einem Perspektivwechsel. Dann erfolgt die Frage, ob sie, bezogen auf das, was sie sich vorwirft, nicht anders *konnte* oder *wollte.*

> »Konnten oder wollten Sie nicht anders, bezogen auf das, was Sie sich vorwerfen?«

Die Antwort wird aufgeriffen und mit einer phänomenologischen Steigerung in der Selbstfürorge-Übung platziert.

> »Auch wenn mir gerade klar wird, dass ich bisher wirklich nicht anders konnte, als mich zu verletzen, da ich darauf überhaupt keinen Zugriff hatte, und dass mein Gehirn reflexhaft wie von selbst dafür sorgt, dass das einfach passiert, bin ich okay, so wie ich bin, mit allem, was mich ausmacht, kann ich heute für meine Sicherheit sorgen und bestimmen, wo es langgeht.«

Jetzt folgen mehrere Kurbeldurchgänge mit phänomenologischer Steigerung.

Die Erkenntnis, es nicht anders gekonnt oder gewollt zu haben, oder auch beides, bringt in Verbindung mit der phänomenologischen Steigerung bislang unreflektierte, meist reflexhaft abgespulte Erlebens- und Verhaltensschemata möglicherweise erstmalig in einen Reflexionsprozess. Als Kind nicht anders gekonnt zu haben, ist eine wichtige und zentrale Erkenntnis. Sich bislang für etwas bestraft zu haben, was jenseits der damaligen Handlungskompetenzen lag, ist ein bahnbrechender Perspektivwechsel und spricht die Innenateile auf eine sehr interessante Art und Weise an. Das kann zu einem möglicherweise ersten Aufweichen bislang rigider Bestrafungs- und Abwertungsstrukturen führen. Die daraus resultierende Erkenntnis wird wiederum wertschätzend humorvoll und mit phänomenologischer Steigerung in die Selbstfürsorge-Übung eingebunden. Dabei ist darauf zu achten, wie das Innensystem reagiert. Falls es sich meldet, wird es mit einbezogen.

Verzeihen, so viel wie es geht, ist der nächste Schritt. Mit der Kuppe des Zeigefingers der führenden Hand wird rhythmisch ganz leicht auf die Kuppe der Zeigefinger der anderen Hand geklopft. Diese Geste erinnert mich irgendwie an die Kindheit: »Ätschi Bätschi!«, wenn man jemanden verhöhnen wollte. Jetzt wird aber nicht verhöhnt, sondern versöhnt, nämlich mit sich selbst. Das, was man sich selbst oder einem Innenanteil bislang vehement vorgeworfen hat, verzeiht man sich jetzt in der Dosis, die schon möglich ist. Wir machen die Geste vor mit den Worten:

»Schauen Sie mal, ob das geht. Und jetzt verzeihe ich mir 0,001 %, denn mir ist gerade klargeworden, dass ich als Kind gar nicht anders konnte.«

Wichtig ist dabei, zunächst eine niedrige »Verzeihdosis« vorzuschlagen, mit der die Klientin und möglichst ihr gesamtes System mitgehen kann. Die Geste des Verzeihens wird mit entsprechenden Worten mehrmals wiederholt. Wenn möglich, aber auf gar keinen Fall zwingend oder notwendig, denn der Prozess an sich ist heilsam, wird die Verzeihdosis dabei allmählich erhöht. Das Verzeihen kann jetzt sozusagen allmählich durchsickern durch den Körper und das Bewusstsein und mit jeder Pore im Körper aufgenommen werden. Dabei tauchen oft spontan physiologische und körperliche Reaktionen auf: tiefe Atemzüge, Aufrichten, weichere Mimik, Schluchzen. Es kann zu einer regelrechten Abreaktion kommen. Dies begleiten wir freundlich, wohlwollend und unaufgeregt zugewandt:

»Ja genau, gut machen Sie das.«

Zum Abschluss der Verzeihübung wird als Bekräftigungsgeste die rechte Hand mit den Worten »Dazu stehe ich« oder »Hugh, ich habe gesprochen!« aufgestellt. Das ist ein starker Satz nicht nur für diejenigen, die das noch aus alten Winnetou-Filmen kennen. Nach einem Moment des Innehaltens und Hineinspürens – denn das war jetzt wirklich eine Transformationsreise – fragen wir:

»Wie ist es jetzt?«

Dabei leiten wir die Achstamkeit der Klientin ganz gezielt auch nach innen, damit sie in Resonanz mit der inneren Welt gehen kann. Sollte es sich erleichternd und ruhig anfühlen, können wir an dieser Stelle gemeinsam einen starken Lösungssatz suchen. Dieser wird notiert und es wird konkret besprochen, wie er im Alltag Anwendung finden kann. Auch die klopfende Verzeihgeste und das Aufstellen der Hand können, wenn hilfreich und gewünscht, in den Alltag übernommen werden und die Klientin in den kommenden Wochen begleiten. *Sollte sich in der inneren Welt Unmut oder Unruhe regen,* wird das entsprechende Phänomen aufgegriffen und mithilfe der Selbstfürsorge-Übung in den Prozess gebracht:

> »Auch wenn sich eine wütende Stimme meldet, bin ich okay, so wie ich bin, mit allem, was mich ausmacht, auch mit dieser Stimme.«

Dabei wird wiederum wieder wortwörtlich mit phänomenologischer Steigerung übernommen, was von innen wahrgenommen wird:

> »Auch wenn diese Stimme recht hat, bin ich okay ...«

> »Auch wenn diese Stimme möglicherweise wirklich auf etwas hinweist, das ich jahrelang vermieden habe, wie der Teufel das Weihwasser, bin ich okay ...«

Damit erfolgt mit unserer Hilfe eine allmähliche Hinwendung des erwachsenen Ich zum in der Regel bislang vermiedenen Aspekt eines Innenanteils. Bewusstwerdung über die innere Welt und innere Kooperation werden damit angeregt und gefördert. Wenn möglich, erfolgt jetzt Verzeihen mit Einbezug dessen, was sich gemeldet hat:

> »Und jetzt verzeihe ich mir und der Stimme, denn mir ist gerade klargeworden, dass weder ich noch die Stimme anders konnten.«

Damit bekommt der Friedenprozess einen Anschub. Ein starker *Lösungssatz* wird gebildet:

> »Ab heute übe ich mich im Hissen der Friedensfahne.«

Wenn das beschrieben Prozedere unter Einbezug der Stimme noch nicht möglich ist, haben wir zumindest prozessdiagnostisch einen Riesenschritt gemacht. Die Klientin ist in dem sicheren Rahmen der therapeutischen Beziehung mit einem oder mehreren Innenanteilen in Kontakt gekommen. Als nächstes könnten wir mit der Stimme oder dem Anteil, der sich gemeldet hat, in Kontakt treten, und hören, was er zu sagen hat. Die folgende Abbildung 20 veranschaulicht den oben beschriebenen Ablauf:

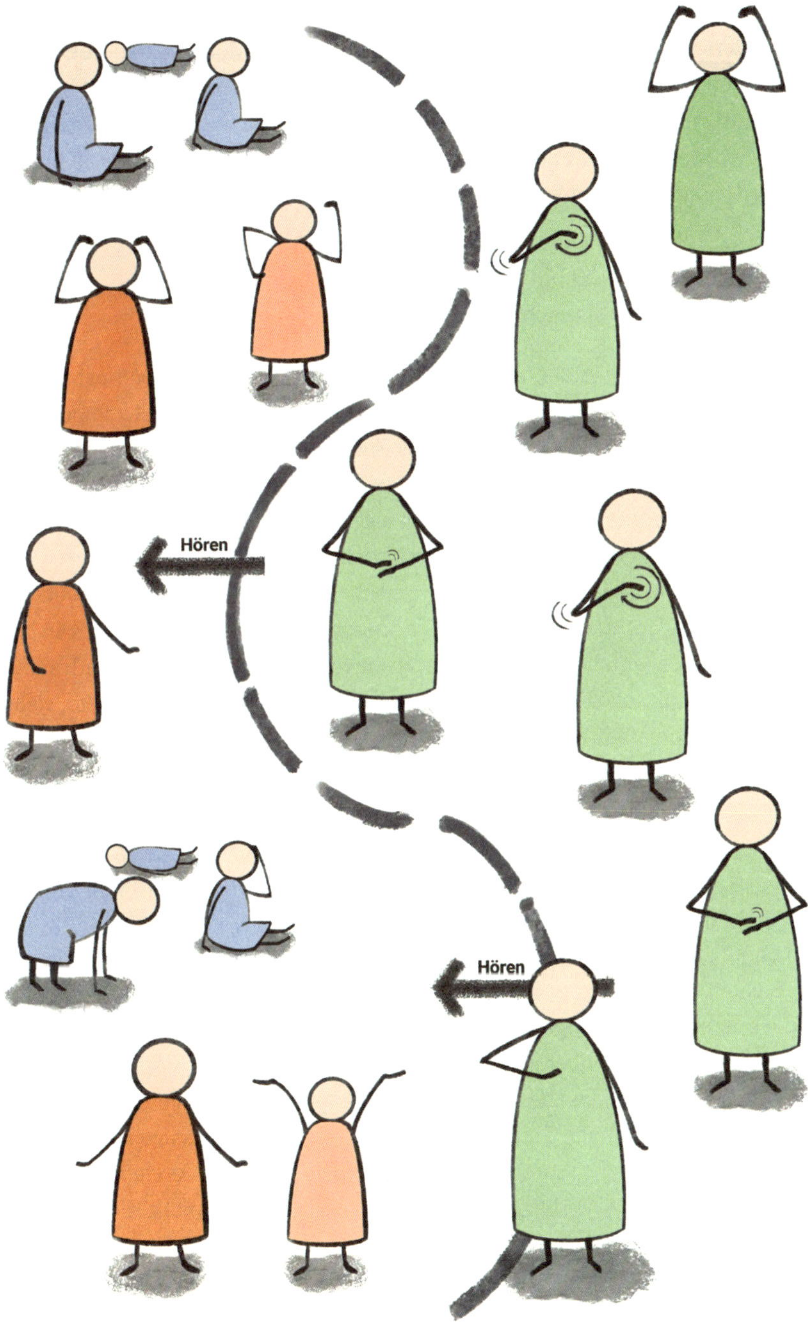

Abbildung 20: Vorwurfsbehandlung unter Einbezug des Innensystems
(Grafik: © Nicola Graf, 2024)

Im Folgenden werde ich anhand eines Fallbeispiels zeigen, wie Lösungsblockaden im traumatherapeutischen Prozess behandelt werden können. Ich habe mich für das Beispiel einer Klientin in verschiedenen Phasen in der Behandlung entschieden, damit der gesamte Prozess nachvollziehbar ist. In Kapitel 7 wird ebenfalls anhand des Beispiels von Frau W. beschrieben, wie Lösungsblockaden auf Ego-State-Ebene behandelt werden können.

Fallbeispiel Frau W.: Schuldgefühle in einem »Ich bin schuld, du bist schuld«-System

Frau W. befindet sich in der fünften Behandlungsstunde. Bis zum Verlust mehrerer ihr nahestehender Menschen im Erwachsenenalter hatte sie ein gut kompensiertes und recht normales Leben. Ein nervlicher Zusammenbruch machte dann einen Klinikaufenthalt notwendig. Bei diesem stellte sich heraus, dass sie durch die Eltern eine emotional vernachlässigende und gewalttätige Kindheit erlebt hatte sowie im Grundschulalter über mehrere Jahre andauernde sexuelle Übergriffe durch einen Nachbarn, eine Gruppenvergewaltigung im Alter von zwölf Jahren und eine versuchte Vergewaltigung im Teenageralter. Ihre Erinnerungen an die Ereignisse waren bis zu dem Zeitpunkt allenfalls nebulös bis gar nicht vorhanden. Eine komplexe Traumafolgestörung mit dissoziativen Symptomen wurde diagnostiziert. Zeitverluste, visuelle Flashbacks, Schlafstörungen, permanente hohe innere Anspannung, belastendes Gedankenkreisen, Stimmen, die sie beschimpften, und selbstverletzendes Verhalten, teilweise ohne Erinnerung daran, waren die vorherrschenden Phänomene, die sie quälten, als sie sich in meiner Praxis vorstellte. Der Auftrag an mich war vorrangig, Möglichkeiten der Steuerung zu bekommen. In den vorhergegangenen Stunden hatte sie bereits einige Klopfelemente kennengelernt und gute Erfahrungen damit gemacht: das Klopfen zur Affektberuhigung, den Gegenwartsanker und die Selbstfürsorge-Übung. Sie setzte die Klopfelemente regelmäßig zu Hause ein und war erstaunt und angetan von der oftmals beruhigenden Wirkung. Sie werde gefühlsmäßig seltener überschwemmt. Das könne sie mit dem Klopfen und Kurbeln gut eindämmen. Bei Flashbacks und dem Gedankenkreisen falle es ihr schwerer.

Zu Beginn der Stunde äußert sie Wut, Nervosität und massive innere Unruhe: »Ich stehe unter Hochspannung«. Auch habe sie sich in der letzten Woche mehrmals verletzt. An die Verletzungshandlung könne sie sich nicht erinnern. Dafür beschuldigt sie sich massiv. Sie wolle unbedingt, dass diese Spannung nachlasse und gibt mir den Auftrag, dass wir mithilfe des Klopfens die Schuldzuweisung behandeln. Auf Nachfragen nach innen gibt ihre innere Welt das Einverständnis dazu. Ich erinnere Frau W. daran, dass wir gemeinsam nach für sie stimmigen Formulierungen suchen würden, ich etwas vorformuliere und sie unbedingt diese

Formulierung sofort verwerfen und in die imaginative Tonne schmeißen soll, falls sie nicht für sie passen sollte.

Wir starten mit dem GWA …

> »Ich bin eine erwachsene 56-jährige Frau. Erwachsen kann ich das steuern.«

… und dem Kurbeln mit den bereits vorhandenen Selbstfürsorgeaffirmationen, die auch jetzt auch noch für sie stimmen:

> »Auch wenn ich mich beschuldige, mich nicht an die Verletzung erinnern zu können, gibt es Menschen, die mich mögen, mit allem, was mich ausmacht, behalte ich heute in der Regel erwachsen den Überblick, und bestimme ich heute, wo es langgeht.«

Die Punkte zur Affektberuhigung werden durchgeklopft, wodurch schon eine erste Beruhigung eintritt. Nun erfolgt die Vorwurfsbehandlung, indem mehrmals hintereinander der Vorwurf mit phänomenologischer Steigerung ausgesprochen und dabei gleichzeitig gekurbelt wird. Jede Formulierung endet mit den Selbstfürsorgeaffirmationen:

> »Auch wenn ich mir die Schuld an etwas gebe, die Schuld an dem, an das ich mich nicht erinnern kann und das in dem Moment außerhalb meiner Handlungsbefugnis lag, gibt es Menschen, die mich mögen, mit allem, was mich ausmacht, behalte ich heute in der Regel erwachsen den Überblick, und bestimme ich heute, wo es langgeht.«

> »Auch wenn ich mich beschuldige für etwas, was mein Gehirn reflexhaft macht, denn in stressigen Situationen macht das Gehirn reflexhaft Dissoziation, gibt es Menschen, die mich mögen …«

> »Auch wenn ich mich beschuldige für etwas, was man sich nicht aussuchen kann, selbst ich nicht, denn Dissoziation macht das Gehirn in schwierigen Situationen reflexhaft, …«

> »Auch wenn meine Schuldzuweisung die Spannung möglicherweise leider auch nicht wirklich verbessert, …«

> »Auch wenn meine Vorwürfe heute möglicherweise für noch mehr Unruhe sorgen und meiner inneren Welt richtig zusetzen, …«

»Auch wenn ich mit meiner Beschimpfung vielleicht etwas ähnliches tue wie diejenigen, die mir früher etwas angetan haben, ...«

Bei der Frage, ob Frau W. nicht anders konnte oder wollte, als das zu tun, was sie sich vorwirft, wirkt sie zunächst irritiert und denkt lange nach. Darüber habe sie sich noch nie Gedanken gemacht. Das sei eine interessante Frage und nein, wenn sie es sich genauer überlege, habe sie das im Prinzip wirklich anders gewollt, aber nicht anders gekonnt und ein kleines bisschen vielleicht auch nicht anders gewollt. Jetzt kurbeln wir mehrmals hintereinander mit den Selbstfürsoregeaffirmationen mit phänomenologischer Steigerung und nehmen die neu gewonnene Erkenntnis mit in die Formulierungen hinein:

»Auch wenn mir gerade klar geworden ist, dass ich zum großen Teil nicht anders konnte, denn Dissoziation kann man sich nicht aussuchen, und vielleicht ein kleines bisschen auch nicht anders wollte, also eine Mischung aus zum großen Teil konnte und zum kleinen Teil wollte, gibt es tatsächlich Menschen, die mich mögen, mit allem, was mich ausmacht, ...«

»Auch wenn ..., denn selbst ich kann mir Dissoziation meistens nicht aussuchen, ...«

»Auch wenn ... und ich mir Selbstvorwürfe in vielen Jahren meisterhaft antrainiert habe, ...«

»Auch wenn ich heute meisterhaft darin bin, mir Vorwürfe zu machen – das kann ich wirklich ausgezeichnet – ...«

»Auch wenn ..., könnte es vielleicht ein interessanter Gedanke sein, den Freundlichkeitsmuskel zu trainieren. Im Trainieren bin ich gut.«

Dabei lächelt Frau W. mehrmals, ihre Mimik und ihre Körperhaltung wirken zunehmend weicher. Sie kann ein bisschen Trauer zulassen. Bei dem Verzeihen kann sie sich tatsächlich ein klein wenig verzeihen (0,1 %) und klopft sehr ausgiebig mit dem Zeigefinger:

»Jetzt verzeihe ich mir 0,1 %, denn mir ist gerade klar geworden, dass ich zum großen Teil nicht anders konnte und zu einem kleinen Teil nicht anders wollte, denn Dissoziation kann man sich meistens nicht aussuchen. Das passiert von selbst.«

Dabei laufen ein paar Tränen über ihr Geischt und sie ruft mehrmals aus:

> »Mist, Mist, Mist! Was für ein gottverdammter Mist!«

Als starken Lösungssatz formuliert sie:

> »Ab heute trainiere ich, selbst zu bestimmen, wie viel Dissoziation ich mir gönne!«

Der Belastungsgrad geht von 9,5 ausgehend auf 4,5 herunter. Sie fühlt sich anschließend erleichtert und entlastet. Beim Nachspüren nach innen spürt sie im Wesentlichen Ruhe. Etwas da drinnen, das sie noch nicht wirklich kenne, sei vordergründig in Sicherheit und beruhigt, zum Rest habe sie keinen Zugang. Auf mein Nachfragen, ob das für die innere Welt so zunächst okay sei, erfolgt ein kaum merkliches Nicken. Ich versichere der inneren Welt, dass wir uns im Folgenden ihr zuwenden werden, falls das gewünscht ist (siehe Kapitel 7). Den Satz notiere ich ihr auf einer von ihr ausgesuchten blauen Karte und wir besprechen, wie sie diesen Satz und die neue Erkenntnis zu Hause einsetzen wird. Sie wolle morgens und abends den Satz klopfen, wann immer es dran sei, und mit dem Gegenwartsanker kombinieren. Abends wolle sie den Satz nach innen sprechen, wenn sie am sicheren Ort nach den jüngeren Anteile schaue.

6.2 Loyalität – der Bindungskleber für das Selbstkonzept

Wenn Menschen neben frühkindlicher Gewalt auch traumatisierende Bindungs- und Beziehungserfahrungen gemacht haben, und das ist bei den meisten Menschen, die an komplexen Traumafolgen leiden, der Fall, hat das gravierende Auswirkungen auf die Beziehungsgestaltung mit sich selbst. Die Bindung an die früheren primären Bezugspersonen musste in jedem Fall erhalten und geschützt werden, denn es gab nur diese. In der psychoanalytischen Betrachtungsweise finden wir dazu mit der Beschreibung der Dynamik der Introjektion oder Identifizierung wichtige und hilfreiche Anregungen unter anderem von Ferenczi (1933/1982): Traumatisierungserfahrungen in der Kindheit bedrohen die notwendige Einheit mit dem frühen Liebesobjekt. Diese muss um jeden Preis erhalten oder wieder hergestellt werden. Die Beziehungserfahrung wird verinnerlicht, der schädigende Elternteil wird so zum Selbstanteil. Die Elternteile bleiben idealisiert, indem das Kind deren Sicht, dass es böse und schlecht sei, übernimmt. Ein wichtiger Aspekt ist auch, dass wenn das Kind böse war, es zumindest nicht hilflos oder ohnmächtig gewesen ist. Frühe Objektbeziehungserfahrungen werden auf diese Weise verinnerlicht. Unter diesem Gebot müssen Betroffene sich erneut bestrafen, vernachlässigen und misshandeln. Durch die verinnerlichten inneren Verbote dürfen sie nicht liebevoll und fürsorglich mit sich selbst umgehen.

Auf der Verhaltensebene manifestieren sich gegen sich selbst gerichtete destruktive Verhaltensmuster, eine Unfähigkeit zur Selbstfürsorge sowie die Tendenz zur Wiederholung traumatischer Erfahrungen. Winnicott (1967) nahm an, dass ein Kind, dessen Zustand nicht von einer Bezugsperson gespiegelt wird, den aktuellen Zustand der Bezugsperson verinnerlicht und dieser zu einem Teil der Selbststruktur wird. Für die Betroffenen bedeutet das, sich selbst gegenüber genauso zu verhalten, wie die früheren Bezugspersonen es getan haben. Indem das Kind die Aspekte des Täters übernimmt, kann es sich vor dem Gefühl überwältigender Ohnmacht und Hilflosigkeit schützen. Nicht loyal gegenüber den früheren Bezugspersonen zu sein, würde deren Verrat bedeuten und damit auch eine Bedrohung für die dringend benötigte Selbstrepräsentanz. Um diese zu gewährleisten, erfolgt eine dissoziative Abwehr in den sich entsprechend konstituierenden Selbstanteilen.

Das Beschriebene verdeutlicht, wie sich das Selbstkonzept unbewusst über die Verinnerlichung der Beziehungsaspekte mit nahestehenden, früheren, traumatisierenden Bezugspersonen gestaltet. Ein Kind hat ohne seine Eltern keine Überlebenschance. Es muss die traumatisierenden Aspekte, die von ihnen ausgegangen sind, abspalten, beispielsweise indem diese verherrlicht oder idealisiert werden. Zur Stabilisierung des eigenen Selbst werden sie verinnerlicht und vom Kind als zu sich »dazugehörend« erlebt.

> Diese Dynamik erklärt, warum Lösungsblockaden auf der Beziehungsebene meistens nicht zu Prozessbeginn auftauchen, geschweige denn behandelt werden können: Denn das würde schließlich die Selbstrepräsentanz massiv bedrohen und Vernichtung bedeuten. Und Bedrohliches und Vernichtendes haben die Klienten und Klientinnen wahrlich genug erlebt.

Bohne (persönliche Seminarmitteilung von 2016) bezeichnet parafunktionale Loyalitäten als eine Verbundenheit im Leid mit anderen – auch mit eigenen inneren Selbstzuständen – und als eine Bringschuld gegenüber anderen. Bezogen auf komplexe Traumafolgen verstehe ich Loyalitäten gegenüber den Leid Verursachenden zunächst als Bringschuld sich selbst gegenüber. Unter den damaligen gegebenen Umständen ist es die einzige Möglichkeit gewesen, um zu überleben, denn andere Repräsentanzen als die, die von den Leid Verursachenden kamen, gab es nicht. Die Intervention zur Behandlung der Lösungsblockade Loyalität nach Bohne eignet sich hervorragend, um tief im Selbstkonzept verankerte Loyalitäten allmählich in den Erkenntnis- und Veränderungsprozess zu bringen – humorvoll, in kleinen Schritten und auf allen Systemebenen.

Schon früh im Behandlungsprozess, wenn wir über das erwachsene Ich und möglicherweise auch schon auf Ego-State-Ebene mit ersten Vorwurfsbehandlungen begonnen haben – um der selbstbestrafenden Systemdynamik die Wucht zu nehmen – kann es induziert sein, mit der Loyalitätsbehandlung zu beginnen. Nämlich dann, wenn die Vorwurfsbehandlung auf der Selbstbeziehungsebene stagniert. Oder der Prozess überhaupt stagniert. Voraussetzung ist natürlich, dass bereits eine gewisse Ich-Stärke, ein Co-Bewusstsein und eine erste Kooperation mit der inneren Welt bestehen.

Loyalitäten in den Veränderungsprozess bringen

Die Loyalitätsbehandlung erfolgt zunächst mit der Struktur, wie sie in Kapitel 6.2 beschrieben ist. Diese dem Klopfen eigene, immer wiederkehrende klare Behandlungsstruktur der einzelnen Klopfinterventionen mit dem Tanz von limbischer und präfrontaler Aktivierung und dem Einbezug des Innensystems spendet den Betroffenen viel Sicherheit und gibt ihnen einen klaren Rahmen vor. Auch und immer wieder bietet die klopfspezifische Beziehungsgestaltung ein ungefährliches Bindungsangebot, das Veränderungserfahrungen vergleichsweise leicht ermöglicht. In diesem sicheren und haltgebenden Rahmen tauchen dann freilich über die phänomenologische Steigerung, die ja durch die wortwörtlich übernommenen Ansichten und Formulierungen der Klienten und Klientinnen gebildet werden, überraschende und humorvolle Wendungen auf, die Perspektivwechsel und Erkenntnisgewinn ermöglichen. Der Abschluss der Intervention beinhaltet wieder einen starken Lösungssatz, der sich aber von seiner Struktur her zu den vorherigen unterscheidet. Er besteht aus zwei Teilen und es gibt zwei Varianten.

Bei *Variante 1* könnte es so aussehen, dass der eine Teil den im eigenen Selbstkonzept verankerten den Aspekt des »Du« aufgreift:

> »Auch wenn XY es mir niemals erlauben würde, meine Version von Kraft zu leben, erlaube ich mir guten Gewissens, ab jetzt meine Version von Kraft zu leben.«

Der zweite Teil des Satzes bezieht sich auf die eigene neu gewonnene Erkenntnis hinsichtlich der zu behandelnden Thematik. Dabei werden die Hände nacheinander aufgestellt, sodass die Handflächen auf Brusthöhe nach vorne zeigen. Die schwache Hand übernimmt den Part des Du, die starke Hand die eigene Lösung und Erlaubnis (siehe Abbildung 21).

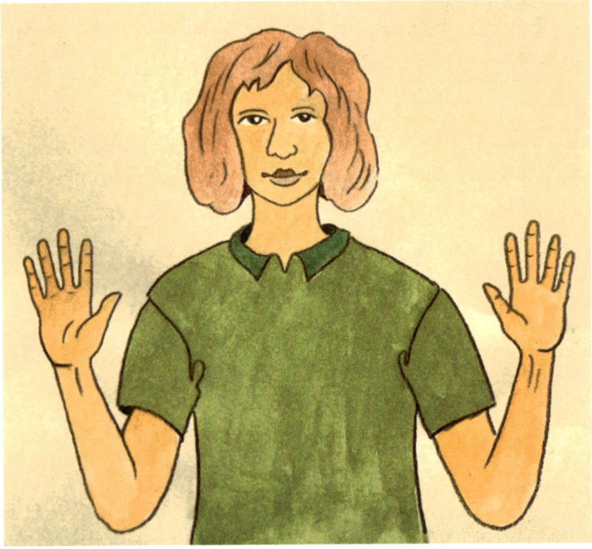

Abbildung 21: Geste zum Lösungssatz (Grafik: © Wiebke Vormstein, 2024)

Die *zweite Variante* beginnt mit dem Aufstellen der starken Hand und der *eigenen Lösung:*

> »Wenn ich heute beginne, mein Ding zu machen ...«

Dann folgt die Einbeziehung des *Du,* indem die andere Hand aufgestellt wird:

> »... bleibt das Schicksal von XY gewürdigt.«

Hilfreich sind oftmals auch Kraftausdrücke wie ...

> »Scheißegal, soll er in der Hölle schmoren!«

... oder so ähnlich. Aktuell wird der Nutzen von Schimpf- und Fluchwörtern jeglicher Couleur für die Selbstberuhigung und das eigene Wohlbefinden in der Malediktologie beforscht. Diese auf diese Art ausgedrückten Kraftausdrücke können für Klienten und Klientinnen oftmals sehr befreiend und entlastend sein, vor allem, wenn es um Lösungsblockaden auf der Beziehungsebene geht. Ein großer Schritt in Richtung Selbststärkung und Autonomieentwicklung ist damit gemacht. Unter unserer Zeugenschaft wird kraftvoll bekundet: »Ja, so war das und jetzt entwickle ich eine eigene Version meines Selbst«.

Fallbeispiel Frau W.: Loyalitäten in einem »Ich bin Schuld, du bist Schuld-System«

Im weiter oben beschriebene Fallbeispiel mit Frau W. hatte schon eine Kontaktaufnahme mit Innenanteilen stattgefunden, bevor die im Folgenden geschilderte Sequenz mit der Erwachsenen erfolgte. Deswegen erwähne ich an dieser Stelle kurz in Stichworten, was schon stattgefunden hat: Kennenlernen und differenziertere Wahrnehmung des Innensystems inklusive eines dunklen Anteils, Vorwurfsbehandlung über Klopfen mit diesem, dadurch deutlich weniger Selbstverletzung, Druckentlastung im Gesamtsystem, verbesserte Kooperation. In der Sequenz, die jetzt beispielhaft folgt, sind wir in der Behandlung noch weiter fortgeschritten und befinden uns in der 35. Sitzung. Frau W. verfügt inzwischen über eine gute innere Kooperation mit dem Innensystem, erste Traumaintegrationen sind schon erfolgt, ihre Gefühle kann sie inzwischen deutlicher und differenzierter wahrnehmen. Der noch lebenden Mutter gegenüber kann sie sich inzwischen gut abgrenzen, indem sie sich ihres Erwachsenseins bewusst ist (GWA aus dem Klopfprozess). Die Imagination der Acht nach Phyllis Krystal (1999) hilft ihr dabei, zunehmend besonders gegenüber ihrer Mutter ihren eigenen Raum einzunehmen und sich zu schützen. Manchmal noch auftretenden visuellen Flashbacks kann sie entgegensteuern – mit Klopfen, GWA und der Tresorübung. Diese Tools setzt sie regelmäßig zu Hause zur Selbsthilfe ein. Sie sorgt inzwischen zunehmend gut für sich, indem sie frühzeitig ihre Bedürfnisse wahrnimmt und sich dementsprechend versorgt. Mit ihrer inneren Welt ist sie über die innere Konferenz gut in Kontakt und bedürftige jüngere Ich-Zustände sind über den sicheren Ort und Helferwesen gut versorgt. Ihre zu dem Zeitpunkt aktuellen kraftvollen Lösungssätze »Meine Gefühle sind richtig« und »Es ist sowas von dran, stolz zu sein auf mich und meine Mädchen« setzte sie bis zu diesem Zeitpunkt regelmäßig ein. Dann kommt durch den Tod der Schwiegermutter eine neue Dimension in den Prozess, die nochmals massiven inneren Druck und eine abgrundtiefe Verzweiflung aufkommen lässt. Alles, was sie bisher mit ihrem Innensystem erarbeitet hat, komme ihr wie Verrat an der Mutter vor. Die Erwachsene erlebt daraufhin massive generalisierte Schuldgefühle und macht ihrem Innensystem abermals Vorwürfe bezogen auf die Gewalterfahrungen in ihrer Kindheit. Der innere Druck steigt. Diese bringen wir mit Klopfen nach dem Klopfprotokoll in den Prozess. Spezifische Vorwürfe an die 12-Jährige und die 8-Jährige tauchen auf und werden mit der Klopfintervention Selbstvorwurfsbehandlung prozessiert. Der Prozess stagniert, woraufhin wir mit dem Einverständnis der inneren Welt und der zwei starken Anteile – inzwischen ist einer hinzugekommen – die Loyalität der erwachsenen Frau W., dem erwachsenen Ich gegenüber der Mutter, in den Prozess bringen. Hier eine Auswahl der phänomenologischen Steigerung aus dem Prozess, die Selbstfürsorgeaffirmationen werden mantraartig angehängt:

> »... ich mir die Schuld gebe, dabei völlig vergesse, dass ich klein war, und die, die meinen Mädchen das angetan haben, groß ...«

> »... mit den Schuldzuweisungen möglicherweise den Druck verschärfe ...«

> »... ich oder etwas in mir draufhaut und damit scheinbar etwas ähnliches geschieht wie früher ...«

> »... etwas in mir damit meiner inneren Welt möglicherweise etwas Ähnliches antut, wie mir damals meine Mutter angetan hat ...«

> »... etwas in mir unter Umständen das frühere Verhalten meiner Mutter ein klein wenig kopiert, Kinder machen das ganz automatisch, sie haben sonst keine Überlebenschance ...«

> »... etwas in mir damit vielleicht eine gewisse Ähnlichkeit mit meiner Mutter hat und das ist schon seltsam, denn ich hasse sie ja eigentlich wie die Pest ...«

> »... etwas in mir doch scheinbar große Ähnlichkeit hat mit meiner Mutter, krass, da ich sie doch richtig hasse und leider verpasse, heute mein Leben zu leben und gut für mich zu sorgen ...«

Bei der phänomenologischen Steigerung gibt es heftige physiologische Abreaktionen in Form von Zittern durch den ganzen Körper, insbesondere bei den Formulierungen, in denen es um das Kopieren der Mutter geht. Frau W. bleibt dabei aber präsent – auch mit Hilfe des GWA –und wir begleiten das Zittern achtsam und leicht klopfend. Zum Abschluss formuliert Frau W. mit Aufstellen der linken und rechten Hand:

> »Auch wenn meine Mutter niemals freundlich zu mir war, verdammte Scheiße, darf ich mir heute erlauben, wirklich und tatsächlich freundlich mit mir und meiner inneren Welt umzugehen. Ich trainiere das, das kann ich.«

»Ich bin echt mehr als die Kopie meiner Mutter!«

Und jetzt erst kann der Vorwurf behandelt werden, den sie übergreifend an ihre kindlichen Anteile gerichtet hatte. Mit dem starken Lösungssatz:

»Meine Mädchen trifft keine Schuld. Die Verantwortung liegt ganz allein bei den Erwachsenen. NEIN! Ich bin nicht die Kopie meiner Mutter! Ich bin ich!«

Diese Sitzung hat große Auswirkungen auf Frau W. und ihr System. Insgesamt wird es ruhig, die starken Anteile signalisieren Neutralität. Der Belastungsgrad sinkt von 9 auf 3,5.

In der nächsten Sitzung wird von aufkommender Traurigkeit berichtet. Ihr sei klar geworden, dass sie die Schuldzuweisungen und Bestrafungen von ihren Eltern übernommen habe. Das mache sie sehr traurig. Sie äußert erstmals Trauer darüber, dass die Mutter gefühlt nicht für sie da und gemein war und der Vater ihr gegenüber massiv gewalttätig war. Frau W. erzählt, ich höre zu und helfe beim Einordnen. Zum Abschluss der Stunde richten wir hypnoimaginativ eine Herberge für die Traurigkeit ein, damit sie im Alltag eine Möglichkeit hat, nicht von der Trauer überschwemmt zu werden. Ihr gefällt die Vorstellung, dass ihre Trauer einen guten Platz bekommt und sie ihr begegnen kann, wenn sie das möchte.

Bei dieser kurzen Sequenz wird deutlich, dass der Vorwurf in diesem Fall erst behandelt werden konnte, als der unbewusste Loyalitätskonflikt gegenüber der Mutter im Prozess verstanden und in Bewegung gebracht worden war. Und erst dann konnte auch die Trauer wahrgenommen werden, die bislang durch Schuldzuweisungen und die verinnerlichte Loyalitätsrepräsentanz überlagert wurde. Die benutzten Formulierungen in der phänomenologischen Steigerung, die wichtig waren, um diese komplexe Thematik in Bewegung zu bringen, orientierten sich an den bisherigen Aussagen der Klientin. Ebenso ist es hilfreich, bei diesem zunächst einmal schwer erscheinenden Thema Distanzierung zu ermöglichen, indem Formulierungen wie »etwas in mir« benutzt werden. Das macht deutlich, dass es ist nur ein Teil der Betroffenen ist, der sich unbewusst so verhält, nicht das Ganze. Für die Klientin wird es damit leichter, sich diesem, für sie zunächst einmal unangenehmen und bislang vermiedenen Thema zuzuwenden. Für Frau W. waren Kraftausdrücke extrem hilfreich. Werden diese verwendet (und nur dann, wenn Klienten und Klientinnen etwas damit anfangen können), ist das entlastend. Unter meiner Zeugenschaft darf die Mutter damit beschimpft werden und indem ich in Resonanz mit der Klientin und ihrem System diesbezüglich sprachliche Angebote mache, bekommt die Klientin gewissermaßen die Erlaubnis, dass sie das auch aussprechen darf.

6.3 Eine Übersicht über Besonderheiten von Lösungsblockaden bei komplexen Traumafolgen

Die im Folgenden aufgelistete Reihenfolge entspricht nach meiner Erfahrung in etwa dem Zeitpunkt ihres Auftauchens und ihrer Häufigkeit im Behandlungsprozess bei komplexen Traumafolgen. Sie stellt lediglich meine subjektive Beobachtung, die ich seit etwa acht Jahren in der Praxis damit mache, dar:
Lösungsblockaden auf der Selbstbeziehungsebene:

- Altersregression und Dissoziation
- Selbstvorwürfe

Lösungsblockaden auf der Beziehungsebene:

- Loyalitäten
- Vorwürfe gegenüber anderen
- Erwartungen anderen gegenüber

> Jede Lösungsblockade kann separat, ohne ein komplexes Klopfprozedere, behandelt werden. Auch hier gilt hinsichtlich der Komplexität des Klopfprozederes die Regel: So zügig wie möglich und so kleinschrittig wie nötig, abhängig von der bereits vorhandenen Ich-Stärke der Klientin.

Oft und schon sehr früh im Prozessverlauf begegnen wir der Lösungsblockade Selbstvorwurf in allen Facetten und behandeln diese auf den Systemebenen, die sich phänomenologisch zeigen und abhängig vom aktuellen Prozessgeschehen Sinn machen. Der Königsweg verläuft zunächst wie immer über das erwachsene Ich. Eine Kombination mit der Behandlung der Lösungsblockade Loyalität auf der Beziehungsebene kann bei der Vorwurfsbehandlung unter Umständen notwendig sein, um Vorwürfe an sich selbst zu bestimmten Thematiken in den Veränderungsprozess zu bringen. Denn in der Regel haben wir es bei komplexen Traumafolgen mit einem zentral im Selbstkonzept verinnerlichten Scham-Schuld-Komplex zu tun (siehe Abschnitt 1.4). Mit diesem gehen Selbstabwertungen und Verletzungen auf allen Systemebenen einher.

> Scham und Schuldgefühle werden meistens durch die *Trias von Loyalitäten, Vorwürfen und Schuldzuweisungen sowie fehlendem Echtzeitalter aufrechterhalten.* Diese lässt sich mit Klopfen sehr gut behandeln.

Lösungsblockaden auf der Beziehungsebene können sich in Loyalitäten, Fremdvorwürfen und Erwartungen an andere manifestieren. Diese sind dem Bewusstsein in der Regel zunächst nicht zugänglich, bestimmen aber in hohem Maß das eigene Selbstkonzept. Um sie ins Bewusstsein und dann in den Prozess zu bringen, braucht es bereits eine gewisse Ich-Stärke, beginnendes Systemverständnis und erste gesamtsystemische Bewusstwerdungs- und Kooperationserfahrungen. *Fremdvorwürfe* tauchen oft erst relativ spät im fortgeschrittenen Prozess auf. Vorher werden diese von Vorwürfen an die eigene Person (»Ich bin schuld, ich bin ein schlechter Mensch.«) und Loyalitäten gegenüber den Verursachern und Verursacherinnen aus der Vergangenheit überlagert. Wenn sich während des therapeutischen Prozesses Mentalisierungsfähigkeiten und Affektdifferenzierung allmählich entwickeln und das Gefühl zu sich selbst und das Bewusstsein von sich stärker werden – erst dann kann ein Vorwurf an frühere Verantwortliche wahrgenommen und benannt werden. Das ist in der Regel befreiend und stärkt den Selbstwert. Deswegen werden Fremdvorwürfe an die Verursacher unter Umständen gar nicht behandelt. Die entscheidende Frage an dieser Stelle ist schlicht und ergreifend: »Stärkt Sie das, gibt der Vorwurf an XY Ihnen Kraft?« Wenn er schwächt, wird behandelt, sonst nicht. So wird der oder die Betroffene in seiner Wahrnehmung bestärkt, endlich einen Vorwurf ausdrücken zu können und zu dürfen (»Ja genau, Ihr Vater war ein Scheusal!«).

Bei der Übersicht über die Blockaden mag erstaunen, dass ich die *Erwartungen anderen gegenüber* am Ende der Aufzählung aufgelistet habe. Nach meiner Erfahrung spielt die Lösungsblockade Erwartung bei Komplextrauma verglichen mit einer Klientel ohne komplexe Traumafolgen eine eher unbedeutende Rolle. Woran könnte das liegen? Es kann sich um meine ganz persönliche, rein zufällige Beobachtung handeln. Es wäre aber auch möglich, dass Menschen dann, wenn sie unvorstellbare Gräueltaten überlebt haben, in der Gegenwart keinerlei Erwartungen mehr an diejenigen haben, die den Schmerz verursacht haben. Wenn sie mit einem Auftrag in die Behandlung kommen, könnte es ihnen wichtig sein, hier und jetzt das Beste aus ihrem Leben zu machen. Meistens wissen sie ganz intuitiv, dass sie selbst diejenigen sind, die das Steuer dafür in der Hand haben. Sie geben die Fernbedienung für ihr Leben nicht mehr her, auch nicht in Form von Erwartungen an andere, mit denen sie sich wieder in Abhängigkeit begeben würden. Anders kann es aussehen, wenn Menschen schon lange chronifiziert an schweren Traumafolgen leiden und womöglich schon eine starke Patientenidentität als Lösungsstrategie entwickelt haben.

6.4 Und wie geht das mit der Scham?

An dieser Stelle werden die Überlegungen aus Abschnitt 1.4 noch einmal aufgegriffen. Ich möchte einige Überlegungen und Möglichkeiten aufzeigen, die ich im Hinblick auf den Umgang mit Scham in der Prozessbegleitung als hilfreich erlebe. Die Behandlung von Scham kann sich in der therapeutischen Arbeit als Herausforderung gestalten. Sie kann bei Therapeutinnen leicht *Gegenübertragungsgefühle* von eigener Ohnmacht, Hilflosigkeit, Scham, aber auch Ungeduld und Ärger auslösen. Oft wird es von Therapeuten vermieden, sich diesen Gefühlen im therapeutischen Prozess zuzuwenden. Ich erinnere hier nochmal an Levine (2016): Wenn Scham nicht behandelt wird, breitet sich diese wie ein Krebsgeschwür aus. Oder an die Aussagen von Steele et al. (2017): Scham löst Dissoziation aus und erhält diese aufrecht. Sie zu behandeln ist für einen erfolgreichen therapeutischen Prozess unumgänglich. Die Thematisierung der Scham taucht an dieser Stelle im Buch auf, da ich zu ihrer Behandlung gerne Elemente aus dem Klopfprozedere in Kombination mit anderen therapeutischen Methoden verwende.

Generell sollte in der therapeutischen Begleitung in jedem Moment darauf geachtet werden, den Betroffenen eine neuerliche Beschämungserfahrung zu ersparen. Um der traumatischen Scham im therapeutischen Prozess zu begegnen, benötigt es ein bereits vertrauensvolles Arbeitsbündnis, in dem die Klientin und ihr Innensystem Sicherheit und Halt erlebt haben. Das Gesamtsystem hat die Erfahrung gemacht, dass mit ihren Grenzen und Bedürfnissen respektvoll und würdigend umgegangen wird. Eine achtsame, wertschätzende und allparteiliche therapeutische Haltung gegenüber allem, was sie ausmacht (siehe Kapitel 2), halte ich für wesentlich, um neuerlichem Beschämungserleben in der Therapie entgegenwirken zu können. Von vielen Fachleuten wie Porges (2017), van der Kolk (2015), Steele et al. (2017) und Siegel (1999) wird die Notwendigkeit einer authentischen therapeutischen Beziehung betont, in der die Klientin sich angenommen fühlt, damit sie anfangen kann, zu vertrauen und sich der Scham in kleinen Schritten zu nähern. Auch wird damit eine korrigierende Beziehungserfahrung ermöglicht. Van der Kolk (2015) betont, wie wichtig es ist, zwischen dem Kind von damals und der erwachsenen Person zu unterscheiden, um korrigierende Erfahrungen zu ermöglichen. Dieses Vorgehen ist in der in der Ego-State-Therapie oder in der Teilearbeit allgemein üblich. Er schlägt eine dreidimensionale Arbeit vor, mit Wechsel vom Denken in das Räumliche und Nonverbale und Emotionale, dort, wo auch die Scham sitzt. Scham löst sich nach DeYoung (2015) dann auf, wenn Betroffene Mitgefühl und Akzeptanz gegenüber den dunkelsten und hartnäckig geleugneten Anteilen empfinden. In der Therapie geht es darum, Interesse und

Neugierde ihnen gegenüber zu wecken und ihnen als Therapeut oder Therapeutin mit einer allparteilichen, zugewandten und offenen Haltung zu begegnen. Generell empfiehlt sich meines Erachtens bei traumatisierten Menschen eine Sitzordnung, in der Therapeut und Klientin sich nicht direkt anschauen. Dann kann die Klientin entscheiden, wohin sie schauen möchte und es ist nicht »peinlich«, wenn der Therapeut bemerkt, dass diese sie gar nicht anschaut. Direkter Augenkontakt oder eine frontale Sitzordnung könnten ein neuerliches Beschämungserleben auslösen.

Von der Scham zur Würde

Da Scham mit Kollaps, Erstarrung und Immobilität verbunden ist, ist eine therapeutische Intervention, die Bewegung beinhaltet, ratsam. Nach Zanotta (2019, S. 186) muss die Physiognomie der Scham sukzessive in eine dominante Physiognomie der gesunden Selbstbehauptung und des Würdeerlebens gebracht werden. Die aus den Ego-State- und Körpertherapien bekannten Pendeltechniken (Levine, 1998; Phillips, 2000; Phillips u. Frederick, 2003; Zanotta, 2019) oder auch der Positionswechsel im Raum wie die Ressourcengymnastik nach Schmidt (2010) sind dazu gut geeignet. Das Ziel dabei ist, sich aus einer ressourcenvollen Position der Belastungsposition sukzessive anzunähern. Bei dem hier vorgestellten Pendeln handelt es sich um den Positionswechsel im Raum. Sie ist den Körpertherapien zuzuordnen und wird bei Zanotta (2019, S. 186 ff.) beschrieben: Die Scham wird an einer Position im Raum externalisiert, ebenso ein ressourcenvoller Zustand. Aus der ressourcenvollen Ausgangsposition der Stärke, Würde, Kraft oder Freude nähert sich die Klientin dem schambesetzten Zustand wohldosiert und verweilt dort nur so lange, wie es für sie nötig ist, um zu spüren, wie es sich dort anfühlt. Dann pendelt sie wieder zum Gegenpol der Kraft zurück. Das geschieht am besten im Stehen, da die Klientin sich so in ihrer vollen Größe und Aufrichtung wahrnehmen kann. Ziel dabei ist, dass sie sich dem bisher unerträglich erscheinenden Gefühl in eigenem Zeitmaß nähert und dabei etwas über die Qualitäten dieses Gefühls an dieser Position erfährt:

> »Wofür ist dieser Zustand da, was will er sagen, wann ist er entstanden, was braucht er, was wünscht er sich von der Erwachsenen auf der Würdeposition?«

Das Pendeln von der Kraftposition aus ermöglicht eine selbstwirksame Erfahrung, bei der die eigenen Grenzen und das eigene Zeitmaß gewahrt werden können (siehe Abbildung 22). Als Therapeutinnen begleiten wir das respektvoll, würdigend und zugewandt. Wir »pacen« im Wesentlichen und halten den Rahmen. Wichtig ist, darauf zu achten, dass die Klientin nicht in den Sog der Schamstarre gerät, und auch, dass die Erfahrung der Scham nicht über zu schnelles Pendeln vermieden wird. Denn die Veränderung von Gefühlen kommt über den Körper und das Körpererleben. Nach Bull (1962) verändern sich die Gefühle einer Person nur dann, wenn diese auch ihre Haltung verändert. Auf diese Weise »stellt sie sich dem Gefühl«. Die Klientin behält die Kontrolle darüber, wie schnell sie wechselt, wie oft sie wechselt und wie lange sie im Zustand der Scham verweilen will. Nach einigen Pendeldurchgängen kann die Therapeutin die Klientin auf der Würdeposition fragen, ob sie dem schambesetzten Teil etwas sagen möchte. Oft äußern die Klientinnen spontan Dankbarkeit für diesen Zustand, dass er das ausgehalten hat, sagen ihm, dass es heute vorbei ist. Oder sie sagen dem Anteil, dass er keine Schuld trägt, an dem, was damals geschehen ist, und dass er von anderen beschämt worden ist. Dann kann man nochmal dazu einladen, auf die schambesetze Position zu pendeln und achtsam erfragen, ob sich für den schambesetzen Anteil etwas verändert hat.

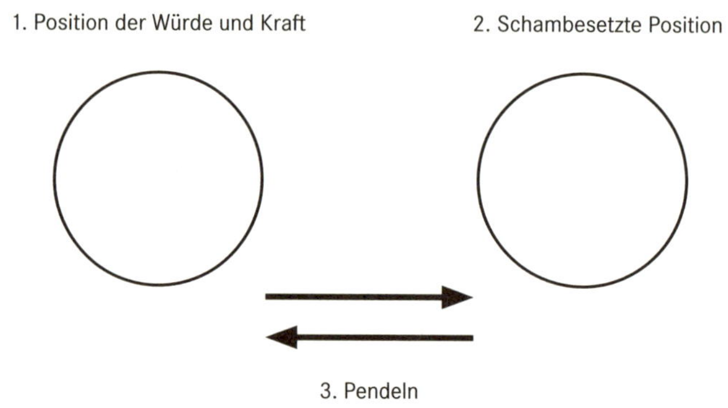

Abbildung 22: Positionswechsel mit Pendeln (© Anke Nottelmann, 2019)

Mit Pendeln und Klopfen den Veränderungsprozess einläuten

Scham wird in der Regel durch drei Lösungsblockaden aufrechterhalten:

- Loyalität (Levine, 2016, bezeichnet Scham als »Klebstoff der Loyalität«),
- massive Selbstvorwürfe in Form von Schuldgefühlen (van der Kolk, 2015), und
- Scham hält Dissoziation aufrecht und löst diese aus (Steele et al., 2017). Sobald die Alltagspersönlichkeit in Gefahr kommt, mit diesem Gefühl konfrontiert zu werden, dissoziiert sie in den entsprechenden, dieses Schamgefühl tragenden Zustand.

Da springt uns doch geradezu an, dass die Behandlung mit Klopfen – und hier explizit unter Einbezug eben dieser Lösungsblockaden – Sinn ergeben könnte. Von daher halte ich dieses Vorgehen für eine hervorragende Möglichkeit, um einen würdevollen, leichten und auch humorvollen Umgang mit dem quälenden Schamerleben zu ermöglichen und Erlösung zu finden. Ich kombiniere, um die Begegnung mit einem schambesetzten Teil zu ermöglichen und die Erstarrung der Scham in einen Veränderungsprozess zu bringen, gerne die Pendeltechnik, wie sie bei Zanotta (2019, S. 186 ff.) beschrieben wird, mit einigen traumspezifischen Klopf-Tools, wie sie in den Kapiteln 5 und 6 schon eingeführt wurden. Vorausgesetzt, das Klopfen ist an dieser Stelle schon bekannt und es gibt einen Auftrag und Einverständnis des Systems, diese Arbeit zu machen und der Scham zu begegnen, beginnen wir mit dem Pendeln, indem die Klientin zunächst die Position für die Kraft und dann die für die Scham im Raum festlegt. *Der Start ist auf der Würde-/Kraft-/Freudeposition.* Die Qualität dieses ressourcenvollen Zustandes wird mit Fragen aktiviert, wie beispielsweise:

> »Wann haben sie sich stark gefühlt? Was macht Ihnen Freude? Was bedeutet Würde für Sie? Wann haben Sie das erlebt? Gehen Sie bitte mit dieser Erinnerung in Kontakt. Was erleben Sie jetzt, was fühlen Sie, wie fühlt sich Ihr Körper an, was denken Sie über sich, wenn Sie damit in Kontakt sind? Bleiben Sie dabei und nehmen das in vollen Zügen wahr. Genießen Sie das.«

Sollte dies über die Erinnerung hinsichtlich des eigenen Erlebens nicht möglich sein, können Würde, Kraft oder Freude auch über einen Stellvertreter exploriert werden: Ein Tier, ein Bild oder eine Figur. Das Gefundene wird ausführlich mit allen Erlebens- und Sinnesqualitäten exploriert, möglicherweise auch noch mit einer Geste auf der Würdeposition verstärkt. Oft taucht auf dieser Position spontan ein starker Satz auf oder wir suchen gemeinsam einen, wie beispielsweise: *»Ich bin eine starke, erwachsene Frau. Ich kann was!«* Dieser wird dann laut ausgesprochen und mit leichtem Klopfen auf dem Brustbein verankert, sofern dies als angenehm und stärkend erlebt wird. Das kann der GWA sein, oder ein *Kompetenzanker,* der in diesem Moment auf der Kraftposition gefunden wurde. Der Start über das Klopfen mit dem GWA oder Kompetenzanker hilft dabei, die Klientin immer wieder mit den Erlebensqualitäten der kraftvollen Position in Kontakt zu bringen. Dann, nach einem Moment des Innehaltens und Nachspürens, wird im stimmigen Zeitmaß der Klientin zwischen der würde- und der schambesetzten Position hin- und hergependelt. Sollte zwischendrin eine Affektüberflutung stattfinden oder die Klientin dissoziativ abrutschen, können mithilfe des Klopfens eine Affektberuhigung, eine Reorientierung und neuerliche Verankerung auf der Würdeposition erfolgen. Tauchen ein Schuldgefühl oder ein Vorwurf auf, oder es wird deutlich, dass eine Loyalität den weiteren Prozess blockiert, können diese Lösungsblockaden an dieser Stelle mit Klopf-Tools in den Veränderungsprozess gebracht werden. Lösungsblockaden können sowohl auf der einen als auch auf der anderen Position behandelt werden. Das sollte abhängig vom Prozessgeschehen und von Grad der Dissoziationsneigung entschieden werden. Die Klientin sollte dies alles achtsam wahrnehmen können und dabei mit uns in Kontakt sein. Den Abschluss bildet in der Regel das Nachspüren auf der Würdeposition. Oftmals entsteht spontan ein starker Lösungssatz, wie etwa: *»Ich bin stolz auf mich. Es ist vorbei!«*, der mit leichtem Klopfen auf dem Brustbein verankert oder mit einer Selbstberührung, Umarmung oder Geste verbunden wird.

7 Klopfen mit dem Innensystem

»Unser Körper ist in Wahrheit
eine Gemeinschaft verschiedener Individuen,
die harmonisch zusammenarbeiten,
um unsere Zugehörigkeit zur Welt zu ermöglichen.«
O'Donohue (2010, zit. nach Fritzsche, 2018, S. 131)

7.1 Allgemeine Überlegungen zum Klopfen mit Innenanteilen, Indikation und Kontraindikation für den Klopfprozess auf Ego-State-Ebene

Bisher wurde beschrieben, wie einfache Klopf-Tools insbesondere zu Prozessbeginn hauptsächlich darauf abzielen, den alltagsfunktionalen Ich-Zustand nachhaltig zu aktivieren und zu entlasten. Der Übersicht halber werden sie hier nochmal aufgelistet:

- Präsenz in der Gegenwart mit dem Gegenwartsanker stärken (Abschnitt 5.2),
- Selbstbeziehung nachhaltig auch gegenüber dem Innensystem mit der Selbstfürsorge-Übung verbessern (Abschnitt 5.3),
- mit dem Klopfen Affektregulation und Selbstkontrolle ermöglichen (Abschnitt 5.4),
- Dissoziation mit der Reorientierungsübung und dem GWA stoppen (Abschnitt 5.4),
- Selbstvorwürfe über den erwachsenen Ich-Zustand behandeln (Abschnitt 6.1).

Das Innensystem wurde dabei stets mit einbezogen; meistens indirekt über das erwachsene Ich, manchmal auch schon direkt. Im weiteren Prozessverlauf kann es gerade bei komplexen Systemen extrem hilfreich sein, Thematiken zunächst dort zu behandeln, wo sie entstanden sind, um dem System insgesamt Entlastung und Erleichterung zu ermöglichen. Oft nimmt der innersystemische Druck bereits deutlich ab, wenn ein einzelner Innenanteil Entlastung erfährt.

Einzelne separate Klopfinterventionen bieten sich geradezu an, um Probleme, die sich auf Ego-State-Ebene zeigen, dort auch in den Prozess zu bringen.

Typische Themen für einen Klopfprozess auf Ego-State-Ebene sind innerer Druck, Affekte mit hohem Arousal, Scham- und Schuldgefühle, gegenseitige Vorwürfe, phobische Vermeidung, Selbstverletzung und Traumaverarbeitung im Innensystem. Auch und insbesondere mit den für das erwachsene Ich nicht so beliebten, destruktiv erscheinenden Innenanteilen lässt sich gut mit Klopfen arbeiten, wenn bereits ein Arbeitsbündnis mit ihnen besteht. Die mit dem Klopfszenario einhergehende Verknüpfung präfrontaler und limbischer Aktivierung, Selbstfürsorge, gepaart mit der Haltung von unabdingbarer Wertschätzung, Zuversicht, Leichtigkeit und Humor eignen sich hervorragend, um in der traumatischen Situation stecken gebliebene Ich-Zustände und deren Schemata zu unterbrechen und zu verändern.

Indikation für Klopfen mit Innenanteilen:

- Es besteht bereits sowohl ein gutes Arbeitsbündnis zwischen Klientin und Therapeutin als auch zum Innensystem.
- Es gibt bereits ein Ko-Bewusstsein und eine gewisse Akzeptanz des erwachsenen Ich-Zustandes gegenüber dem Innensystem.
- Es gibt bereits eine Kooperation zwischen dem erwachsenen Ich-Zustand und dem Innensystem sowie dem Innensystem untereinander (innere Konferenz, innerer Dialog etc.).
- Klopfen ist bereits im Behandlungsprozess etabliert und es wurden gute Erfahrungen damit gemacht.
- Das Innensystem kennt und akzeptiert die Methode.
- Es gibt einen Auftrag, Themen auf Ego-State-Ebene zu behandeln.
- Die Behandlung auf der Erwachsenen-Ebene würde den erwachsenen Ich-Zustand überfordern.
- Es gibt genügend Mentalisierungsfähigkeiten auf Ego-State-Ebene.

Kontraindikation für einen Klopfprozess mit Innenanteilen:

- Ego-States kommen spontan und unkontrolliert.
- Der erwachsene Ich-Zustand befindet sich seinen Innenanteilen gegenüber im Vermeidungsmodus.
- Es gibt nicht genügend Mentalisierungsfähigkeiten für einen Klopfprozess, wie es beispielsweise bei sehr jungen traumanahen Ich-Zuständen der Fall ist.

Im Prozess wird über inneren Dialog, innere Konferenz, Brückentechnik etc. deutlich, dass es ein belastendes Thema im Zusammenhang mit einem Innenanteil gibt. Im Einverständnis zwischen dem entsprechenden Innenanteil und dem erwachsenem Ich-Zustand wird ein *Auftrag* formuliert. Dieser Auftrag kann auch mit geschlossenen Fragen im Yes-Set exploriert werden und inhaltsabstinent sein. Das gesamte Innensystem nickt ab, beziehungsweise es gibt kein Veto von innen, dieses Problem mit Klopfen zu behandeln. Es wird geklärt, ob andere jüngere Anteile am sicheren Ort in Sicherheit bleiben, während der betroffene Innenanteil arbeitet. Auch über den erwachsenen Ich-Zustand lässt sich zum Thema des entsprechenden Innenanteils arbeiten, bei jüngeren Ich-Zuständen sollte das auf jeden Fall erfolgen.

7.2 Klopf- und Kurbelvorlieben von Innenanteilen

Es ist möglich und wahrscheinlich, dass es auf Ego-State-Ebene für verschiedene Anteile unterschiedliche Klopf- und Kurbelvorlieben gibt. Dies gilt es, vor dem Klopfprozess mit einem Ich-Zustand zu überprüfen. Oft können traumanahe Ich-Zustände sich nicht berühren, weil die Vorstellung, den eigenen Körper zu berühren, ein Tabu darstellt. Der Körper hat meist in einem dissoziativen Zustand abscheuliche Erfahrungen ertragen müssen und diese Körpererinnerung stellt für den betroffenen Ich-Zustand sein momentanes Wirklichkeitserleben dar. Er steckt mit allen Sinnesmodalitäten, Wahrnehmungsqualitäten und seinem Verhaltensrepertoire fest in der früheren traumatischen Situation. Körperberührung kann wie ein Trigger wirken und ein »Als-ob-Erleben« wie in der früheren traumatischen Situation auslösen. Die Wahrnehmung des Körpers kann für einen Anteil auch komplett weg dissoziiert sein, sodass der Körper gar nicht gespürt werden kann oder von der traumatisierten Person als nicht zu sich zugehörig erlebt wird. All das gilt es zu berücksichtigen, wenn von Ego-State-Seite aus Interesse bekundet wird, Klopfen zum Wenden der inneren Not einzusetzen.

Wenn das sonst übliche Klopfen der Körperpunkte durch Selbstberührung nicht möglich ist, wird zunächst gewürdigt, dass es im Moment so ist: *»Wie gut, dass Sie merken, was Ihnen nicht guttut«*. Dann schauen wir gemeinsam nach Ausnahmen und anderen Möglichkeiten: Gibt es Punkte, bei denen für den betroffenen Innenanteil eine leichte klopfende Berührung möglich oder zumindest in der Vorstellung möglich ist? Ist das Klopfen für diesen auf einem Gegenstand vorstellbar? Hier sind Erfindungsreichtum und Ausprobieren gefragt. Weiter überprüfen wir ebenso für die Selbstfürsorge-Übung, welche Berührung beim Kurbeln möglich ist. Manche Innenanteile, die sich nicht berühren können, malen beispielsweise mit einem bunten Stift Kreise auf ein Blatt Papier, wobei die Farbe von Anteil zu Anteil variieren kann. Manchmal werden auch ein Sitzkissen oder meine Hündin beklopft und bekurbelt.

7.3 Selbstfürsorge will geübt sein, aber wie und mit wem oder was?

Selbstfürsorgeaffirmationen werden dort formuliert und »dahin« adressiert, wo die Behandlung im System erfolgen soll. Diese eigentlich sehr schlichten und einfachen Interventionen aktivieren unmittelbar eine wohlwollende Selbstbeziehung der Person mit sich selbst, ihre Innenanteile eingeschlossen. Für die Innenanteile eröffnet das ungewohnte neue Perspektiven. Ich erinnere nochmal an van der Kolk (2015), für den die Beziehung des Menschen mit sich selbst das Hauptproblem bei komplexen Traumafolgen darstellt. Bohne (2016c) bezeichnet die Intervention der Selbstakzeptanzübung als Portfolio der Psychotherapie: als Reintegration eines ausgeblendeten Themas oder als Maßnahme zur Auflösung von Abspaltungs- und Dissoziationsprozessen.

> Auch oder vor allem auf Ego-State-Ebene fördert allein schon die Selbstfürsorge-Übung gesamtsystemisch betrachtet integrative Kapazitäten, Ko-Bewusstsein und innere Kooperation.

Bestenfalls findet der fragliche Anteil einen interessierten, vielleicht sogar freundlicheren Umgang mit sich und jenen Anteilen im System, die im Zusammenhang mit der zu behandelnden Thematik stehen. Für den besagten Anteil ist es ein Ambivalenz- und Ambiguitätstraining und weitet das Toleranzfenster seines meist sehr engen und rigiden Denk-, Gefühls-, Erlebens- und Verhaltensspektrums. Es fördert Mentalisierungskapazitäten. Und schlicht und ergreifend erfolgt damit eine Würdigung seines eigenes Soseins und seines Platzes im Gesamtsystem: »Ich bin erstaunlicherweise okay, so wie ich bin«. Für die Klopfbehandlung mit einem Innenanteil benötigen wir in jedem Fall die entsprechenden Selbstfürsorgeaffirmationen. Das sind andere als für das erwachsene Ich.

Die Selbstfürsorgeaffirmation wird da formuliert und dahin adressiert, wo behandelt werden soll. Auf folgenden Ebenen des Systems können Affirmationsbildungen erfolgen:

- *Indirekte Arbeit mit einem Innenanteil über den erwachsenen Ich-Zustand:* Wird über den erwachsenen Zustand mit einem Innenanteil gearbeitet (siehe Abbildung 23), wird die Selbstfürsorgeaffirmation über den erwachsenen Zustand an den entsprechenden Ich-Zustand adressiert und formuliert, zum Beispiel so:

  »Auch wenn ich die Angst der 4-Jährigen spüre, bin ich okay, so wie ich bin, mit allem, was mich ausmacht, und die 4-Jährige auch.«

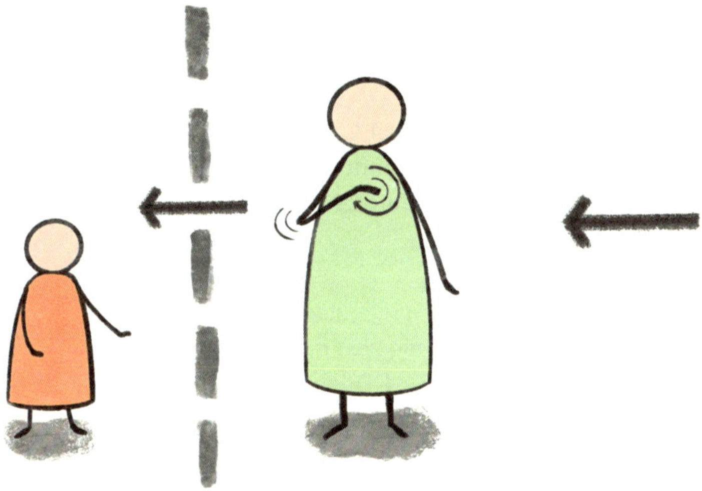

Abbildung 23: Indirekte Arbeit mit einem Innenanteil über den erwachsenen Ich-Zustand (Grafik: © Nicola Graf, 2024)

- *Direkte Arbeit mit einem Innenanteil:* Es wird eine stimmige Affirmation für den entsprechenden Innenanteil gesucht (siehe Abbildung 24). Wenn das schwierig ist, wird die Affirmation verdünnt oder es erfolgt eine Formulierung über einen Stellvertreter wie beispielsweise über den erwachsenen Ich-Zustand oder andere Innenanteile:

  »Auch wenn ich als 12-Jährige dieses Thema habe, bin ich ganz okay.«

  »Auch wenn ich als 12-Jährige dieses Thema habe, findet die Erwachsene mich erstaunlicherweise okay.«

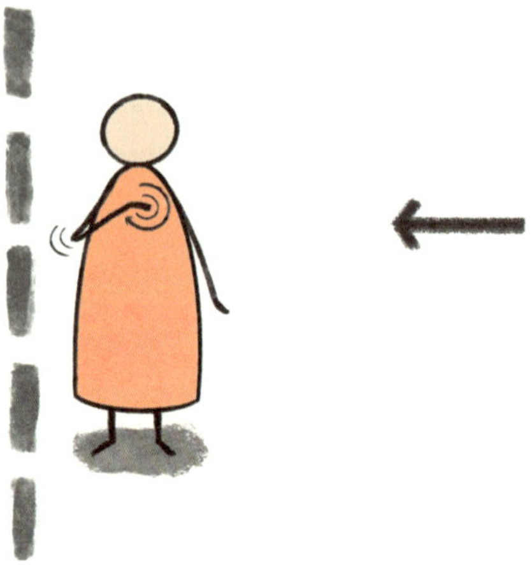

Abbildung 24: Direkte Arbeit mit einem Innenanteil (Grafik: © Nicola Graf, 2024)

- *Direkte Arbeit mit Ich-Zuständen untereinander:*
  Beim Vorwurf eines Ich-Zustandes an einen anderen jüngeren oder bedürftigen Anteil kann dieser aufgegriffen und behandelt werden (siehe Abbildung 25), zum Beispiel so:

  > »Auch wenn ich, die 12-Jährige, der 4-Jährigen einen massiven Vorwurf mache, dass sie das hat mit sich machen lassen, findet die Erwachsene mich trotzdem okay und die 4-Jährige auch.«

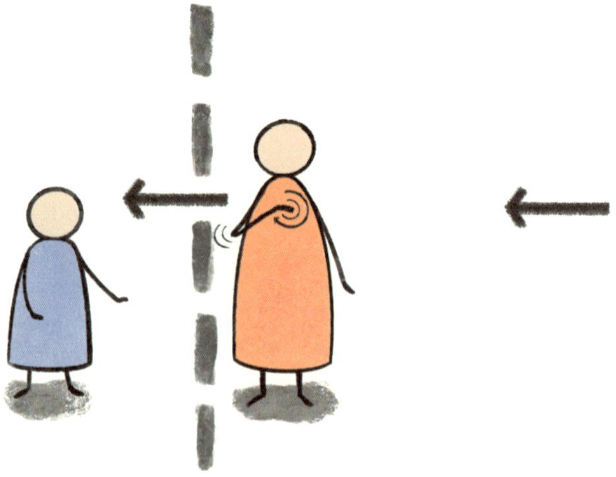

Abbildung 25: Direkte Arbeit mit Innenanteilen untereinander (Grafik: © Nicola Graf, 2024)

7.4 Wenn's kracht im System – Vorwürfe untereinander

Vorwürfe im System muten an wie Fremdvorwürfe und sind gerade bei Scham- und Schuldthematiken ausgeprägt, insbesondere wenn die sogenannten verletzenden, wütenden Ich-Zustände sich gegen die jüngeren und bedürftigen Ich-Zustände richten. Steele et al. (2017) verstehen Wut als sekundäre Emotion, »die vor Scham, Trauer, Verletzlichkeit, Hilflosigkeit und Machtlosigkeit schützt. Dies ist oft bei feindseligen Anteilen so, etwa bei denjenigen, die Selbstverletzungen initiieren oder andere Anteile zu Selbstschädigung [...] animieren. Oft sind sie in destruktiven und schädigenden Verhaltensweisen gefangen, die einen gegen Scham gerichteten Angriff auf sich selbst beinhalten« (S. 381). Statt Vorwürfe an die früheren Verursacher zu richten, werden jüngere Anteile beschuldigt, abgewertet, bestraft und verletzt. Aus Loyalität kann und darf der Vorwurf an die ehemaligen Verursacher des Leids weder als solcher wahrgenommen noch formuliert werden.

> Der Vorwurf wird an dieser Stelle behandelt, um eine weitere Fragmentierung, Selbstabwertung und Selbstverletzung zu unterbrechen und das Gesamtsystem zu beruhigen. Jede neuerliche Beschuldigung und Bestrafung bedeutet für die beschuldigten Anteile eine abermalige Beschämungserfahrung und hält deren Selbstkonzept, sich als klein, nichtig und wertlos zu erleben, aufrecht. Im Gesamtsystem steigt mit jeder Beschuldigung und Bestrafung der innere Druck oder die innere Unruhe, was wiederum wie ein Teufelskreis zu weiterem selbstbestrafenden und -verletzenden Verhalten führen kann. Die Chronifizierung von Dissoziation und Fragmentierung schreitet weiter voran.

Folgende Vorwurfsszenarien sind im System möglich:

- Der erwachsene Mensch beschuldigt einen oder mehrere Innenanteile:

  »Die da drinnen sind schuld, dass es mir so schlecht geht.«

  Die Behandlung erfolgt über das erwachsene Ich. Bei der Formulierung der Affirmationen werden die betroffenen Innenanteile mit einbezogen.

  »... finde ich den Gedanken interessant, mich irgendwann okay zu finden und die da drinnen auch.«

- Ein Anteil gibt sich selbst die Schuld. Die Behandlung erfolgt direkt mit diesem Anteil.

  »... bin ich, die 14-Jährige, ein mini bisschen okay.«

  Achtung: Sollte dieser Anteil noch sehr jung sein, übernimmt das erwachsene Ich die Vorwurfsbehandlung!

  »... bin ich, die Erwachsene, okay, mit allem, was mich ausmacht, und die 4-Jährige auch.«

- Ein Anteil macht einem anderen Schuldzuweisungen. Die Behandlung erfolgt über den beschuldigenden Anteil mit Einbezug des beschuldigten Ich-Zustandes.

  »... bin ich, die 14-Jährige, echt klasse, und zumindest mag die Erwachsene die 4-Jährige.«

Wenn die Vorwurfsbehandlung über das erwachsene Ich erfolgt, kann sofort mit dem Klopfen gestartet werden, wenn es gesamtsystemisch einen Auftrag und Einverständnis dazu gibt. Bevor mit einem Schuldzuweisenden oder sich selbst die Schuld gebenden Innenanteil im Klopfprozess gearbeitet werden kann, macht es Sinn, diesen zunächst kennenzulernen und uns sein Vertrauen zu erarbeiten. Das kann über indirekte oder direkte Kontaktaufnahme geschehen oder auch über die innere Konferenz. Auch ein Kennenlernen über die Leere Stuhl-Technik ist denkbar. Watkins und Watkins (1991) empfehlen, mit jedem Ich-Zustand ebenso eine Anamnese durchzuführen wie mit der Patientin als Gesamtsystem. Therapeuten sollten verstehen, warum der Ich-Zustand Hilfe aufsucht, und was dieser für seine innere Funktion hält. Auch postulieren Watkins und Watkins (2003, S. 144), wie schon an früherer Stelle erwähnt, nur mit jenen Ich-Zuständen in Kontakt zu treten, die mit einem bestimmten Problem, dass die Patientin lösen möchte, in Zusammenhang stehen. Als Therapeutinnen gehen wir in Resonanz zu dem innerem Erleben des Anteils, der mit uns zu dieser spezifischen Thematik in Kontakt tritt.

In der Regel sind besonders die Schuld zuweisenden Innenanteile extrem misstrauisch gegenüber Therapeutinnen und Menschen überhaupt. Ebenso gegenüber Veränderungsprozessen im Allgemeinen, denn damit würde ja die bisherige Systemkohärenz bedroht. Schließlich haben sie dafür gesorgt, dass der Mensch, der uns da gegenüber sitzt, mit allen diesem Ich-Zustand damals zur Verfügung stehenden Bewältigungsstrategien überlebt hat. Es passiert auch, dass die betroffenen Innenanteile Sorge haben, in der Therapie weggemacht zu werden. Und das aus gutem Grund. Oft haben sie die Erfahrung gemacht, dass man niemandem trauen kann und man besser dran ist, wenn man sich nur auf sich selbst verlässt. Vielleicht haben sie auch schon schlechte therapeutische Vorerfahrungen gemacht. Dieses berechtigte Misstrauen gilt es unbedingt zu würdigen. Mit der Dosis Wertschätzung, die für diesen Anteil bekömmlich ist, begegnen wir ihm vorbehaltlos, interessiert und offen. Seine Funktion für das Gesamtsystem will verstanden und gewürdigt werden. Erst wenn das geschehen ist und wir einen Auftrag für eine vorher umschriebene Intervention mit Klopfen bekommen haben und das Gesamtsystem damit einverstanden ist, können wir mit der Vorwurfsbehandlung starten. Auch das erwachsene Ich sollte zu diesem Zeitpunkt schon ein gewisses Ko-Bewusstsein haben und sich hinreichend neutral bis leicht wohlwollend nach innen wenden können.

Richtet sich der *Vorwurf eines Innenanteils an einen anderen,* wird dieser zunächst phänomenologisch wie ein Fremdvorwurf (siehe Bohne, 2022, S. 66 und Kapitel 4) behandelt:

> »Auch wenn ich, die 14-Jährige, der 4-Jährigen von meiner Seite aus berechtigte Vorwürfe mache ...«

Beim zweiten Teil der Affirmation ändern wir das Prozedere in die Selbstvorwurfsbehandlung um und erweitern die Formulierung um den Teil, der beschuldigt wird:

> »... findet die Erwachsene mich erstaunlicherweise okay und die 4-Jährige auch.«

Denn es wäre an dieser Stelle absurd und würde die innersystemische Dynamik aufrechterhalten und verschärfen, wenn ein beschuldigender Anteil die Verantwortung bei einem jüngeren lassen würde, wie es bei der Behandlung des Fremdvorwurfs mit einem realen Gegenüber der Fall wäre. Mit der in mehreren Selbstfürsorgeaffirmationsprozessen mit phänomenologischer Steigerung gewonnenen Erkenntnis, dass der jüngere Ich-Zustand in der Regel nicht anders konnte, richtet sich das zunächst ausgedünnte Verzeihen von dem vorwerfenden Anteil an den beschuldigten Ich-Zustand:

> »Und jetzt verzeihe ich der 8-Jährigen ein mini mini kleines bisschen ...«

Mit einem Fallbeispiel aus einer Behandlungssequenz mit der uns inzwischen bekannten Frau W. veranschauliche ich im Folgenden einen kleinen Ausschnitt aus einem recht frühen Prozessstadium, und zeige, wie ich Klopftools und Ego-State-Arbeit kombiniere. Hier geht es um das Kennenlernen eines Anteils, innersystemische Schuldzuweisungen und deren Behandlungen.

Fallbeispiel Frau W. – »Ich bin schuld, du bist Schuld« mit Innenanteilen

Nach der ersten Vorwurfsbehandlung mit der Erwachsenen (siehe Abschnitt 6.1) stiegen die innere Unruhe und die selbstverletzenden Impulse bei Frau W. abermals an. Zu Hause hatten ihr der GWA, Klopfen der Punkte zur Affektberuhigung und das Kurbeln bislang dabei geholfen, diese Impulse hinreichend steuern zu können. Über inneren Dialog wird zunächst deutlich, dass sich eine Stimme meldet, die auf die Erwachsene tierisch sauer sei, die sich aus dem Staub mache, wenn es brenzlig würde. Aber noch schlimmer als die seien die »Pisser« da drin. Die Stimme, die Frau W. nur als dunkles großes Etwas wahrnehmen kann und die von ihr abgewandt ist, behauptet, das Kind habe es damals ja nicht anders gewollt. Es sei schuld und müsse bestraft werden. Bei genauerem Hinhören über inneren Dialog der Erwachsenen mit diesem Anteil wird deutlich, dass dieser mehreren kindlichen Anteilen die Schuld gibt. Frau W. muss in dieser Sequenz immer wieder reorientiert und der GWA aktiviert werden. Sie formuliert die Sorge, verrückt zu sein und Aussichtslosigkeit, wie das denn jemals funktionieren solle. Sie will das alles weg haben. Daraufhin melden sich mehrere Anteile in heller Aufruhr, die Angst haben, weggemacht zu werden. Ich begegne dem über Hineinsprechen in das System mit meiner Zusicherung, dass ich das hier in der Therapie nicht zulassen würde und es auch nicht meine Absicht sei, irgend etwas wegzumachen. Und das hier nur Dinge geschehen würden, die für alles, was sie ausmacht, in Ordnung seien. Auf meine Intervention hin tritt etwas Beruhigung im System ein.

Die Vermeidung klopfend und kurbelnd willkommen heißen

Diesem *inneren Konflikt* und den *Vermeidungstendenzen* von Frau W. gegenüber ihren Anteilen begenen wir mit *Selbstfürsorgeaffirmationen* mit phänomenologischer Steigerung über das erwachsene Ich. Damit bekommen ihre Befürchtungen unter meiner Zeugenschaft einen Ausdruck und gleichzeitig hört das innere System zu. Frau W. formuliert nach mehrmaligem sorgfältigem Überprüfen Folgendes für sich:

»Auch wenn ich verständlicherweise bisher viel Angst hatte vor diesem dunklen Teil und auch vor den anderen da drinnen und die wegmachen wollte, es mir dadurch aber dooferweise nie wirklich besser ging – ganz im Gegenteil – halte ich es heute für klug, mich diesem Zustand und den anderen da drinnen Schritt für Schritt in meinem Zeitmaß zuzuwenden. Denn es gibt Menschen, die mich mögen, mit allem, was mich ausmacht. Und ich bin heute dazu in der Lage, für meine Sicherheit zu sorgen und mache mein Ding.«

Als *starken Lösungssatz* formuliert Frau W. nach mehreren Selbstfürsorge-Runden:

»Ab heute wende ich mich dem dunklen Anteil und dem, was sonst noch in mir ist, Schritt für Schritt in meinem Zeitmaß zu! Ich kann das lernen, ich kann das!«

Der Belastungsgrad sinkt von über zehn auf fünf. Für die jüngeren Ich-Zustände, die sie am Ende der Sitzung auf meine Nachfrage etwas deutlicher und differenzierter wahrnehmen kann, wird zum Abschluss der Stunde der sichere Ort wiederholt.

In der folgenden Sitzung tauchen bei der Erwachsenen heftige *Vorwürfe* verbunden mit Scham- und Schuldgefühlen auf. Sie gebe sich die Schuld daran, das früher alles gemacht zu haben:

»Du bist selbst schuld daran, dass du das alles gemacht hast.«

Wir behandeln den generalisierten Selbstvorwurf nach Auftragsklärung und Einverständnis von innen mit dem Klopfprozedere über das erwachsene Ich mit phänomenologischer Steigerung:

»Auch wenn mir gerade klar wird, dass ich das früher, als ich klein war, nicht anders konnte, und später als Teenager nicht anders wollte, als es so zu tun, wie ich es gemacht habe, ich wollte damals doch nur dazugehören ...«

Beim Verzeihen kann Frau W. 0,01 % zulassen. Dabei kommt es zu einer heftigen emotionalen und physiologischen Abreaktion mit Zittern und um sich schlagen, die von mir klar zugewandt und wertschätzend begleitet wird. Wir klopfen zusammen die Körperpunkte Punkte durch. Es kommt Trauer hoch, die sie erstmalig zulassen kann. Dann zeigen sich massive dissoziative Phänomene in Form von Depersonalisationserleben mit einer starken machtvollen Ausprägung. Atmosphärisch steht Kräftemessen als Angebot im Raum. Ich begleite diesen Zustand unaufgeregt, freundlich wohlwollend, heiße ihn willkommen und erinnere an die zu Behandlungsbeginn getroffenen Absprachen: keine Gewalt gegen mich, meine Einrichtung und auch nicht nach der Therapie gegen Innenanteile. Der Anteil outet sich als der dunkle Teil. Er wolle endlich richtig gesehen werden und aktiv mit ins Boot geholt werden. Ich sichere ihm zu, dass ich in der Therapie dafür sorgen werde. Wir gehen gemeinsam durch den Raum, da der dunkle Teil es auf dem Stuhl nicht aushält. Dabei orientiert sich der Anteil klopfend im Hier und Jetzt und benennt Gegenstände. Klopfen fände er okay, das habe der Erwachsenen bislang ganz gut geholfen. Das funktioniere auch für ihn. Zur Unterschiedsbildung und Präsentifikation findet er den Satz:

> »Hier und jetzt ist es sicher und okay.«

Ich bedanke mich bei diesem Teil für sein Kommen und verspreche ihm, wann immer es geboten sei, seinen Rat einzuholen. Zum Abschluss der Sitzung kommt es zu einer *Reorientierung des erwachsenen Zustandes* auch mit Hilfe des GWA:

> »Ich bin erwachsen und kann das jetzt steuern.«

Im orientierten Zustand erfolgt eine Rückkopplung des Prozesses an Frau W., die am Ende der Stunde Erstaunen äußert, dass ich sie ausgehalten habe.

Diese Sitzung hatte eine immense Wirkung auf das Gesamtsystem. Frau W. teilte mit, dass die Stunde sehr geholfen habe. Die inneren Kinder seien nun wirklich in Sicherheit am sicheren Ort. Sie könne sie differenziert wahrnehmen. Es werde hell da drin. Auch habe sie Kontakt zu dem starken Anteil (die Formulierung hatte sich bei Frau W. geändert) aufnehmen können. Der sei gekommen, um Macht zu demonstrieren. Er habe tiefes Misstrauen. Er wolle gefragt und nicht weggemacht werden, wolle dabei sein.

In den folgenden Stunden gehen der innere Dialog und die innere Kooperation voran. Selbstverletzendes Verhalten wird weniger. Mit dem starken Teil erfolgt eine Stuhlarbeit, bei der er die Aufmerksamkeit durch mich genießt. Er findet es gut, dass sich die Erwachsene ihm zuwendet. Aber er sei tierisch wütend auf die 12-Jährige, der er die Schuld an der Gruppenvergewaltigung gibt. Nach längerem Dialog bekundet der dunkle Teil, dass seine Beschuldigungen und Bestrafungen nicht wirklich das brächten, was er wolle. Er wisse eigentlich gar nicht so genau, was er wolle, nur bestrafen. Aber helfen würde das letztendlich nicht. Über geschlossene Fragen hole ich mir einen Auftrag für eine Vorwurfsbehandlung ein, auch mit dem Einverständnis der 12-Jährigen, die sehnlichst darauf wartet, nicht mehr beschimpft zu werden und extremes Misstrauen bekundet.

Via Stuhlarbeit erfolgt eine Vorwurfsbehandlung mit dem starken Teil. Zunächst werden für diesen Teil Selbstfürsorgeaffirmationen gesucht, die den Prozess der Vorwurfsbehandlung einleiten:

»Auch wenn ich dieses Thema habe, findet die Erwachsene mich erstaunlicherweise okay und die 12-Jährige auch.«

In Resonanz und mit Fingerspitzengefühl wird der Vorwurf des starken Anteils an die 12-Jährige mit Benennung und Steigerung des Phänomens in den Prozess gebracht:

»Auch wenn ich zu Recht tierisch wütend bin auf die 12-Jährige, findet die Erwachsene mich erstaunlicherweise okay und die 12-Jährige auch.«

Bei der Frage, ob die 12-Jährige nicht anders konnte oder wollte, kommt keine Resonanz, erst bei der Frage, ob sie es nicht anders wusste. Die Formulierung wird in den weiteren Prozess genommen:

»Auch wenn mir gerade klar wird, dass die 12-Jährige es echt nicht besser wusste – die ist halt etwas doof – findet die Erwachsene mich erstaunlicherweise okay und die 12-Jährige auch.«

»Auch wenn mir gerade klar wird, dass die 12-Jährige es wirklich nicht besser wusste – die ist total naiv gewesen –, findet die Erwachsene mich erstaunlicherweise okay und die 12-Jährige auch.«

»Auch wenn mir gerade klar wird, dass sie es echt nicht besser wusste ... sie wollte nur dazugehören, findet ...«

»Auch wenn die 12-Jährige es echt nicht besser wusste, sie wollte doch nur dazugehören zu den Erwachsenen und ist an die Falschen geraten, sie hätte besser mal auf mich gehört, findet ...«

»Auch wenn sie es echt nicht besser wusste und von daher auch nicht anders konnte, findet ...«

Zum ersten Mal weicht die Wut des starken Anteils gegenüber der 12-Jährigen einem kleinen wenig Verständnis für diese. Verzeihen ist in winzigen Portionen möglich. Als *starker Lösungssatz* für den *starken Anteil* wird formuliert und auf einer roten Karte notiert:

»Die 12-Jährige wollte dazugehören. Ein hoher Preis für ihre Naivität.«

Nach Bedanken und Würdigen erfolgt ein Stuhlwechsel und dann eine Rückkopplung an die Erwachsene. Über inneren Dialog wird deutlich, dass die 12-Jährige erstaunt ist, erstmal sehr erleichtert, aber auch skeptisch, wie es jetzt weitergehen wird. Die Skepsis wird wertschätzend gewürdigt. Nach Würdigung und Dank an die 12-Jährige für ihren Mut wird diese wieder an den sicheren Ort geleitet. Mit dem starken Anteil und der Erwachsenen wird zusammen besprochen, wie der Satz des starken Anteils in den Alltag integriert werden kann. Die *Erwachsene* will eine blaue Karte mit dem Satz:

»Ich habe Mitgefühl für meine 12-Jährige. Die wusste und konnte es nicht anders.«

Abends wollen der starke Anteil und Frau W. die Sätze gemeinsam lesen. Außerdem wird besprochen, dass der starke Anteil den Satz einsetzen wird, bevor es abermals zu selbstverletzendem Verhalten kommt und dieser die Erwachsene bei einem entsprechenden Impuls sofort auf den Plan rufen will.

Diese Stunde schob den inneren Friedensprozess mächtig an und sorgte für einen regelrechten Erkenntnisschub, sowohl bei der Erwachsenen als auch beim gesamten Innensystem. In den darauffolgenden Stunden konnte unter Mithilfe des starken Anteils erstmalig ein Fremdvorwurf an die ehemaligen Aggressoren formuliert und auch als solcher behandelt werden. Dies wirkte auf das Gesamtsystem und besonders auf die 12-Jährige sehr entlastend.

Abschließend lässt sich festhalten, dass diese Sequenzauswahl aus einem recht frühen Stadium des Prozesses von Frau W. einen, meiner Erfahrung nach, fast schon typischen Prozessablauf mit Klopf-Tools bei Schuldzuweisungen in komplexen dissoziativen Systemen zeigt. Das erwachsene Ich verfügt über die vorher gelaufenen Klopfinterventionen schon über hinreichend Selbststeuerungsmöglichkeiten, um mit dem, was bisher vermieden wurde, in Kontakt zu treten, und den damit verbundenen belastenden Gefühle umgehen zu können. Aktiviert durch die Vorwurfsbehandlung über den erwachsenen Ich-Zustand, die wie eine Anschubdynamik, ein Anklopfen nach innen wirkt, regte sich Protest im Innensystem. Mit diesem, was da protestiert, kann dann Kontakt aufgenommen werden. Manchmal lässt sich indirekt über das erwachsene Ich weiterarbeiten. Prozessdiagnostisch hätten wir dann eine wichtige Erkenntnis über einen Innenanteil gewonnen, mit der wir im weiteren Verlauf weiterarbeiten könnten. In dieser Sequenz erfolgte eine unmittelbare direkte Weiterarbeit mit dem Innenanteil, der sich so machtvoll und demonstrativ zeigte. Nach Kontaktaufnahme und erstem Kennenlernen war die Vorwurfsbehandlung angezeigt. Über die wertschätzend humorvolle phänomenologische Steigerung der Beschuldigung wurde deren Inhalt die Schwere und bis zu dem Zeitpunkt übermächtige Bedeutungshoheit für den starken Ich-Zustand genommen. Durch den damit verbundenen Perspektivwechsel veränderte sich die bisherige reflexhafte Beschuldigung in eine neue Erkenntnis, die unmittelbar einen freundlicheren Umgang mit dem beschuldigten Anteil ermöglichte.

Mit der Rückkopplung an das erwachsene Ich und gemeinsamen Transfer in den Alltag erfolgte auf neuronaler Ebene die Aktivierung und Bahnung einer systemischen Lösung. Damit diese sich festigt, und die Erkenntnis ins Repertoire des Systems übergeht, muss sie gehegt und gepflegt werden. Die Worte des Neurowissenschaftlers Daniel J. Siegel (1999) »Use it or lose it« drücken das einfach aus. In diesem Fall war es nicht im Nu verschwunden. Stattdessen wurde in einer relativ kleinen Sequenz von wenigen Therapiestunden eine Erfahrung gemacht, die nachhaltige Auswirkungen auf das System hatte.

7.5 »Hier und jetzt« – der Gegenwartsanker für Innenanteile

In der Sequenz mit dem starken Anteil im obigen Fallbeispiel von Frau W. orientierte sich dieser klopfend mit der Reorientierungsübung im Therapieraum und der Gegenwart. Hier müsste es eigentlich »orientieren« und nicht »reorientieren« heißen, da dieser bislang noch nicht über eine Präsentifikation in der Gegenwart verfügte. Traumanahe Innenanteile sind fixiert im »Als-ob-Erleben« in der traumatischen Situation oder in der Bewältigung dieser mit entsprechenden Kompensationsmechanismen. Ihr gesamtes Wahrnehmungs-, Gefühls- und Verhaltensspektrum ist fokussiert auf diese damals zu bewältigende Lebenssituation. Im therapeutischen Kontakt mit einem traumanahen Anteil ist es von daher wichtig, diesen dabei zu unterstützen, zu realisieren, dass er sich heute in einer anderen Situation befindet, die sich wirklich und wahrhaftig von der ehemals traumatisierenden unterscheidet: in einer anderen Zeit, in einem anderen Raum, mit einem anderen Menschen. Ihm dabei behilflich zu sein, zu realisieren, dass hier und jetzt und heute keine aktuelle Bedrohung von außen erfolgt, ist wesentlich. Der traumanahe Anteil sollte die Möglichkeit haben, sich gewahr zu werden, dass er sich in der Wirklichkeit orientieren kann, wie sie sich im Therapieraum abspielt.

Beim erwachsenen Ich würde hier als Klopfintervention die Reorientierungsübung mit dem GWA, der auf das Echtzeitalter verweist, eine hilfreiche Intervention sein. Das wäre bei einem jüngeren Anteil kontrainduziert, denn dieser befindet sich schließlich gerade in der primären Defensivreaktion aus der Zeit, in der er entstanden ist, und wir sollten ihn dort nicht mit unserer Intervention verankern. Mit Hilfe der klopfenden (Re-)Orientierung (Klopfen, Gegenstände benennen etc.) und einem diesem Ich-Zustand gemäßen Gegenwartsanker lässt sich humorvoll eine Präsentifikation desselben fördern. Durch diese unterschiedsbildende Maßnahme werden Orientierung in der Gegenwart sowie Sicherheitserleben aktiviert. Wenn der Anteil orientiert ist, kann man das mit der Selbstfürsorgeaffirmation mit phänomenologischer Steigerung verbinden, beispielsweise so:

> »Auch wenn mir gerade klar wird, dass ich völlig vergessen habe, dass heute eine andere Zeit ist als damals, nämlich das Jahr 20.., und ich hier im Therapieraum bin, und von diesem Raum keine Gefahr ausgeht, und ich gerade erst gecheckt habe, dass die Therapeutin auch für unsere Firma da ist, und gerade auch ganz freundlich guckt, und von ihr keine Gefahr ausgeht, kann ich merken, dass es hier und jetzt im Moment sicher ist, bin ich sicher, und die anderen auch. Hier im Raum im Jahr 20.. ist es sicher.«

Und dies wiederum einfach mit einem starken Satz, der Gegenwart und Unterschiedsbildung zur traumatischen Situation repräsentiert, klopfend auf dem Brustbein verankern. Ein Beispiel für einen *Hier und Jetzt-Gegenwartsanker* könnte lauten:

> »Heute ist eine andere Zeit als damals. Heute ist es wirklich sicher!«

7.6 Starke Anteile und ihre Loyalitäten

Die Bindung an den Täter und damit auch die Loyalität ihm gegenüber ist in frühkindlichen traumatisierten Systemen ein ausgeprägtes Phänomen, das in der Vergangenheit das Überleben ermöglicht hat. Das Kind braucht die Bindung zur nahen Bezugsperson, auch wenn sie diejenige war, die das Leid verursacht hat. Sonst ist es verloren. Die Bezugsperson wird dementsprechend verherrlicht, alle Repressionen durch sie werden wie in doppelter Buchführung in einem unbewussten Prozess abgespalten. Bedürftige Anteile zeigen sich in ihrer Anpassungsleistung eher unterwürfig, ängstlich und hilflos. Starke Ego-States übernehmen sehr häufig die Verhaltensweisen und Haltung der früheren Aggressoren: über Modellernen, Anpassungs- oder Identifikationsprozesse und Introjektionsprozesse (Watkins u. Watkins, 2003; Fritzsche u. Hartmann, 2010). Diese Bewältigungsstrategie kann als ehemalige Überlebensfunktion, als Antwort auf Hilflosigkeit, Todesangst und Ohnmacht verstanden werden, und dient originär meistens dem Schutz von bedürftigen Ich-Zuständen. Dazu schreibt Susanne Leutner (Leutner u. Cronauer, 2022):

> Der Grund dafür ist, dass die Bindung um jeden Preis gehalten werden muss. Denn Menschen sind, besonders Kinder, allein nicht überlebensfähig. Bindung unter dem Druck von Gewalt aufrechtzuerhalten, ist eine schier unlösbare Aufgabe, die die Psyche zerreißt. Sie können nicht einfach weggehen. Sie entwickeln z. B. die Strategie: »Wenn ich selbst mache, was der Täter mir antut, verschont er mich«. Oder sie bilden in sich die Überzeugung: »Da er/sie nicht böse sein kann, denn er ist mein Vater/meine Mutter, bin ich die Böse«. Diese beiden Strategien werden vom Bindungssystem hervorgebracht und schützen es. Sie sind oft beide vorhanden und dann in unterschiedlichen Anteilen repräsentiert. (S. 225 f.)

Loyalitäten springen uns geradezu an, wenn wir im Behandlungsprozess übernommenen Bestrafungs- und Selbstabwertungsszenarien innerhalb des Gesamtsystems begegnen. Nicht ohne Grund finden wir in vielen Schulen Begriffe wie »täteridentifizierter Ego-State« (Emmerson, 2003), »Täterintrojekt« (u. a. Huber, 2003; Peichl, 2007a), »täterloyale Introjekte« oder Formulierungen wie »der Feind im Inneren« (Huber, 2013). Ich finde diese Zuschreibung für eine potentialorientierte Prozessbegleitung mit systemischer Sichtweise nicht wirklich günstig. Bleibt man bei der Sprache, so bedeutet »Introjekt« aus dem Lateinischen übersetzt: intro = hinein, iacere = werfen. Etwas von der ehemaligen Täterin oder dem ehemaligen Täter oder Aspekte dessen wurden in den Menschen hineingeworfen. Das Hineingeworfene befindet sich nun wie ein Fremdkörper im Innersten der Klientin. Dieser Fremdkörper gehört eigentlich nicht zu ihr und sollte am besten herausoperiert werden. Das ist genau das, was wir bei vielen komplex traumatisierten Menschen vorfinden, manchmal auch in der Gegenübertragung bei den Behandelnden: *»Ich will das nicht haben. Machen Sie das weg!«* Dieser Umstand drückt sich dann unter anderem in Vermeidungsverhalten wie im obigen Fallbeispiel von Frau W. aus, die ihren dunklen Teil am liebsten weghaben will. Auch schwingt bei der Formulierung »Täterintrojekt« etwas Kompliziertes, was man nicht genau versteht, mit. Etwas – ich kann das Wort Täterintrojekt kaum aussprechen – Bedeutungsschwangeres und Schweres. Dem Menschen mit seinen Anteilen, die diese Bewältigungsstrategie verinnerlicht haben, wird dabei irgendwie eine passive Rolle zugeschrieben. Diese Anteile gehören aber unbedingt zum System und waren und sind in ihrer Ausprägung alles andere als passiv. Sie haben das Überleben gesichert, auch wenn das zunächst nicht den Anschein haben mag, und wollen jetzt in ihrer Funktion verstanden werden.

> Die bestrafenden und Schuld zuweisenden Anteile in ihrem Sosein zu sehen, zu würdigen und zu verstehen ist das erste und zentrale Anliegen in der Therapie.

Es folgt eine Auswahl wichtiger Funktionen, die starke Anteile haben können:

- Parafunktionale Loyalität zu nahen Bezugspersonen, auch wenn sie noch so grausam waren. Es gab nur die.
- Die Idealisierung der verursachenden Elternteile.
- Die Notwendigkeit, die Bindungsbeziehung zu schützen, führt zu Dissoziation inkompatibler Emotionen und zum Entstehen von entsprechenden Selbstanteilen (Freyd, 1996).
- Die modellhaft verinnerlichte Vorstellung des früheren Aggressors, die mit Bestrafung, Vernachlässigung und destruktiven Verhaltensweisen einhergeht.
- Das vorbeugende Verhalten gegenüber der erwarteten Bestrafung von einem realen Interaktionspartner: *»Bevor du mir etwas tust, mach ich es lieber selbst«*. Das hebt den betroffenen Anteil oder das Gesamtsystem aus der Passivität und dem Ohnmachtserleben in eine aktive Rolle.
- Die Bewältigungsstrategie, die in der traumatisierenden Situation aus der früheren Defensivreaktion Kampf entstanden ist und sich für die Bewältigung ähnlicher Situationen bewährt hat.
- Die Abwehr von eigenen Schamgefühlen und Beschämungserleben.
- Die Abwehr von Trauer und Scham (Nathanson, 1992; Steele et al., 2007).
- Die Entstehung zur Unterstützung jüngerer, ehemals ohnmächtiger, hilfloser Anteile.

Wenn die Behandlung insgesamt stagniert oder die Vorwurfsbehandlung über das erwachsene Ich oder auch auf Ego-State-Ebene keine Entlastung bringt, kann der unbewusste Loyalitätskonflikt gegenüber den ehemaligen Verursachenden von Innenanteilen oder auch beim erwachsenen Ich-Zustand im Weg sein. Und so lange die Loyalität als »Klebstoff« zum Leid Verursachenden besteht, darf sich möglicherweise nichts verändern. Es können unter Umständen weder Vorwürfe im System transformiert werden – was sich daran zeigen würde, dass die Prozessbegleitung keine entlastende Wirkung erzielt – noch können Fremdvorwürfe an die ehemaligen Verursachenden wahrgenommen, formuliert und schon gar nicht transformiert werden. Auch die Behandlung von Schamgefühlen und das Gewahrwerden von Trauer gestalten sich schwierig, denn sowohl Loyalitäten als auch Vorwürfe und Selbstbestrafungen dienen der Abwehr dieser Gefühle.

Der Klopfprozess, der Loyalitäten in Bewegung bringen soll, erfolgt in diesem Fall etwas anders als im normalen Klopfsetting. Zunächst sollte über inneren Dialog die Funktion der Haltung und Verhaltensweise des Ich-Zustandes gemeinsam verstanden und gewürdigt werden. In seiner aktuellen Ausprägung stehen Haltung und Verhaltensweise meistens konträr zu dem, was die eigentliche Funktion und Motivation des Ich-Zustandes bei seiner ursprünglichen Entstehung zur Bewältigung der früheren traumatischen Situation war. Dann lässt sich, Auftrag und Einverständnis vorausgesetzt, die rigide Haltung des Innenanteils mit der Behandlung der Lösungsblockade Loyalität in etwas abgewandelter Form allmählich in den Erkenntnisprozess bringen und verändern. Hilfreich ist meines Erachtens auch hier wieder die wortwörtliche Übernahme der Formulierung des Anteils, das Benennen des wahrgenommenen Phänomens und unsere in Resonanz mit diesem Anteil entstehenden Gefühle und die dazugehörigen im Konjunktiv formulierten Hypothesen über die zugrunde liegende Dynamik.

Beispielhaft könnte die Formulierung der Affirmationen mit phänomenologischer Steigerung wie folgt aussehen:

»Auch wenn ich mit meinem Verhalten gegenüber der 4-Jährigen möglicherweise reflexhaft etwas ähnliches mache, wie das, was XY ihr angetan hat, findet die Erwachsene mich erstaunlicherweise okay und ist es heute sicher.«

»Auch wenn mein Verhalten möglicherweise eine gewisse Ähnlichkeit mit dem hat, was XY der 4-Jährigen angetan hat, findet die Erwachsene mich erstaunlicherweise okay und ist es heute sicher.«

»Auch wenn ich in solchen Momenten vielleicht gar nicht auf dem Schirm habe, dass ich es möglicherweise ziemlich ähnlich mache wie XY, und wenn ich genauer drüber nachdenke, ich gar nicht weiß, warum ich das mache ...«

»... wenn ich jetzt darüber nachdenke und das vielleicht sogar etwas blöd findet ...«

»... wenn ich jetzt genauer darüber nachdenke und das sogar richtig blöd findet ...«

»... völlig vergesse, meinen eigentlichen früheren Job zu machen, denn da habe ich das Kind eigentlich beschützt, ...«

Darauf folgt ein starker Lösungssatz mit Aufstellen der linken und dann der rechten Hand:

»Auch wenn mein Vater mir niemals erlauben würde, das Kind gut zu behandeln, kann ich/will ich lernen, meinen eigentlichen Job zu machen und das Kind heute zu beschützen. Ich bin in Wahrheit ein Beschützer.«

Die andere Variante könnte sein:

»Wenn ich heute meinen Job richtig gut mache und das Kind schütze, bleibt das Schicksal von XY und derer, die vor mir waren, gewürdigt.«

Oft kann erst nach dieser Intervention ein Vorwurf an die Verursachenden formuliert werden. Jetzt wird grünes Licht dafür gegeben. Dem starken Anteil ist seine eigentliche Funktion für das System klar geworden. Aus der verinnerlichten Haltung und dem dazugehörigen reflexhaften Verhalten in einem sehr engen Spektrum wird eine reflektierte Handlung, eine erste Erkenntnis, ein erster Perspektivwechsel. Das sind Dehnungsübungen für den Toleranzmuskel, der bislang rigiden und stereotypen Schemata und Verhaltensweisen. Die Geste mit dem Aufstellen der Hände hat etwas sehr Würdevolles und Kraftspendendes. Sie öffnet den Brustkorb und verschafft Raum. Die Kraft dieser Geste lässt sich durch die eigene Praxis erfahren. Probieren Sie das mit dem Aufstellen der Hände einfach mal aus, wenn Sie mögen. Ich bekomme jedes Mal eine Gänsehaut, wenn solch ein Prozess bis zu dieser Erkenntnis kommt. Dann beginnen wirklich die Friedensglocken im System zu läuten. Und ich bin immer wieder über die Wirksamkeit dieser Intervention erstaunt: wie vergleichsweise schnell, tiefgehend und humorvoll die sonst so schwer und zäh zu behandelnden Loyalitätskonflikte in den Prozess zu bringen sind. Dies bestätigt meine Erfahrung, dass sich mit Klopfen prozessorientiert sehr leicht und sehr sicher schon vergleichsweise früh im Verlauf Loyalitätskonflikte behandeln lassen und damit der Gefahr von Stagnation und Vermeidung entgegengewirkt wird.

8 Traumaintegration mit Klopfen

»Erinnern
das ist
vielleicht
die qualvollste Art
des Vergessens
und vielleicht
die freundlichste Art
der Linderung
dieser Qual«
Fried (zit. nach Sachsse, 2004, S. 184)

8.1 »Frieden schließen mit dem emotionalen Gehirn«

Van der Kolk (2015) beschreibt als wichtigen Faktor für Genesung, dass wir mit dem emotionalen Gehirn Freundschaft schließen:

> Wenn wir posttraumatische Reaktionen verändern wollen, müssen wir den Zugang zum emotionalen Gehirn erschließen und eine Therapie für das limbische System durchführen: Wir müssen das defekte Alarmsystem wieder funktionsfähig machen und das emotionale Gehirn in die Lage versetzen, seine normale Funktion zu erfüllen [...]. Der Neurowissenschaftler Joseph Le Doux hat gezeigt, dass wir zum emotionalen Gehirn bewusst nur durch Selbstgewahrsein Zugang erlangen können, d. h., indem wir den medialen Präfrontalen Cortex aktivieren, jenen Teil des Gehirns, der registriert, was in uns vor sich geht, und uns so ermöglicht, zu fühlen, was wir fühlen. (S. 246 f.)

Weiter postuliert van der Kolk (2000) als übergeordnetes Ziel in der Arbeit mit traumatisierten Menschen, dass ihnen dabei geholfen wird,

> sich von dem Verfolgtsein durch die Vergangenheit und von den Fehlinterpretationen erregender Stimuli, die eine Rückkehr des Traumas hervorrufen, weg zu einem Leben im Hier und Jetzt zu bewegen, um fähig zu sein, auf gegenwärtige Anforderungen mit all ihren

> Fähigkeiten zu reagieren. Um dies zu erreichen, müssen die Betreffenden die Kontrolle über ihre emotionalen Reaktionen wiedererlangen und das Trauma in eine umfassende Lebensperspektive einordnen – als ein Ereignis (oder eine Serie von Ereignissen) der Vergangenheit, das zu einer bestimmten Zeit an einem bestimmten Ort stattfand. (S. 217)

Dies könne nur stattfinden, wenn die Klientin zum einen den ausdrücklichen Wunsch äußere und zum anderen stabil genug sei, um sich noch einmal mit traumatischen Erlebnissen aus der Vergangenheit zu konfrontieren. Wobei die wirklich entscheidende Frage natürlich ist, wann für ein Individuum und sein System ein hinreichendes Maß an Stabilität erreicht ist und was diese ausmacht. So etablierten sich in der traumatherapeutischen Landschaft die Phasenmodelle, wie sie in Kapitel 3 beschrieben wurden. Die Idee der Phasenmodelle ist, dass Klientinnen irgendwann über genügend Stabilität verfügen, um den Risiken, die eine Traumaintegration mit sich bringt, etwas entgegensetzen zu können. Auf gar keinen Fall soll eine Traumverarbeitung zu Retraumatisierung führen oder aber dissoziativ amnestische Barrieren aufreißen. Dieser Grundsatz gilt natürlich in jedem Fall auch weiterhin.

Wie schon erwähnt, weiche ich mit der Entwicklung des Klopfens für den traumatherapeutischen Prozess schon seit einigen Jahren von dem »klassischen« Phasenmodell ab. Inzwischen beginne ich in der potentialorientierten Traumatherapie oft schon recht früh im Behandlungsprozess mit den ersten Traumaintegrationen. Der Zeitpunkt dafür ist strikt am Phänomen orientiert, und daran, wie sich dieses im Prozess zeigt: »Et kütt wie et kütt«, wie man in Köln sagen würde. Oder: »Es ist dran, wenn es dran ist«. Dieses Vorgehen ist genau am Prozess des Systems ausgerichtet und dient in der Regel der Erreichung eines Teilziels. Damit meine ich keinesfalls, Traumaintegrationen dem Zufall zu überlassen oder diesbezüglich beliebig zu handeln. Es versteht sich von selbst, dass bei einer komplexen Persönlichkeitsorganisation bereits eine umfangreiche Kooperations- und Koordinationsarbeit stattgefunden hat und die Klientin über interozeptive Fähigkeiten und grundsätzliche Regulationsmöglichkeiten verfügt. Für den entsprechenden jüngeren Ich-Zustand, für dessen emotionale Erinnerung die Traumaintegration erfolgt, bestehen bereits hinlänglich innere Sicherheit und Fürsorge. Außerdem hat er einen inneren Helfer oder Helferwesen an der Seite (siehe Kapitel 3). Auch die äußere Sicherheit sollte natürlich gegeben sein. Dazu positioniert sich Luise Reddemann (2004a) sehr klar: *»Wenn Täterkontakt, keine Traumakonfrontation. Punkt!«* (S. 144). Wenn alle diese Bedingungen gegeben sind, bestimmt die Weisheit des Gesamtsystems der Klientin das Timing für die Traumaintegration einzelner traumatischer emotionaler Erinnerungen. Als Therapeutinnen sind wir Coaches an der Seite, behalten den Überblick und schätzen ein, ob eine Integration zum fraglichen Zeitpunkt förderlich ist und welche Prozesstechnik dafür eingesetzt werden sollte. Dabei sind wir im Austausch mit der Klientin und ihrem Innensystem sowie den entsprechenden, dies betreffenden Anteilen, beispielsweise mit der Frage: *»Hält alles in Ihnen es für eine gute Idee, dass wir uns jetzt mit der Erwachsenen der Not der 6-Jährigen zuwenden?«* Wie es weitergeht, wenn eine Zustimmung vom Gesamtsystem erfolgt ist, führe ich weiter unten aus.

8.2 In guter Gesellschaft: multisensorische Prozesstechniken

Wirksamkeitsstudien belegen (Pfeiffer, 2022), dass multisensorische Prozesstechniken hinsichtlich der Integration traumatischen Materials in die Gesamtpersönlichkeit seit einigen Jahren als unumstritten in ihrer Wirksamkeit gelten. Zu ihnen zählt neben EMDR auch das Klopfen. EMDR dürfte aktuell vermutlich die am besten erforschte Methode – zumindest bei einfacher PTBS – sein. Einige grundsätzliche Überlegungen zu den multisensorischen Prozesstechniken: Beide Methoden beziehen den Körper mit in den Prozess ein, wenn auch auf ganz unterschiedliche Weise. Beide grenzen die zu bearbeitende traumatische Erinnerung sehr präzise ein. Ich drücke es gerne so aus: »Traumaintegration gleicht einer endoskopischen Operation.« Sehr präzise, sehr schonend, mit einer gut funktionierenden und klug durchdachten Prozesstechnik. Klar umgrenzt und präzise wird der »Hotpoint« in der Amygdala – jener Punkt mit der belastendsten emotionalen Erinnerung, der Traumaspur – angesteuert und reaktiviert. Dabei brauchen wir keine Traumainhalte, um traumatische emotionale Erinnerung zu transformieren. Lediglich die dazugehörigen Erlebensqualitäten wie wir sie im BASK-Modell nach Braun (1988) finden. Das Verhalten, die Affekte, die Körpersensationen und die Kognitionen, die dazu gehören, müssen aktiviert werden. Dann erfolgt in einem sehr klar strukturierten Setting auf multisensorischen Ebenen ein Durchprozessieren. Francine Shapiro (1998) beschreibt es als ein Reprozessieren der traumatischen Erinnerung.

Auf sie geht das EMDR, das zunächst als reine Traumabearbeitungsmethode konzipiert wurde, zurück. In einer persönlichen Belastungssituation entdeckte Shapiro zufällig, dass rhythmische Augenbewegungen hilfreich waren, um das Belastungserleben zu reduzieren. Systematisch konzeptionell entwickelt sie daraufhin EMDR als eigenständige Methode zur Traumabearbeitung. Eine Grundannahme des EMDR ist, dass unverarbeitete traumatische Belastungen die seelisch-körperliche Balance stören, sich in Symptomen, Gefühlen und Gedankengängen ausdrücken und ihren Niederschlag in der Körperphysiologie finden (Leutner u. Cronauer 2022, S. 76). Zugrunde liegt dem EMDR das *AIP-*

Modell (Adaptive Information Processing) nach Shapiro (1998), dem Wirkmodell des EMDR, was sich generell auf alle Methoden der Traumaintegration übertragen lässt:

- Unverarbeitete traumatische Erinnerungen drücken sich in Symptomen aus.
- Sie müssen aufgefunden und bearbeitet werden.
- Damit geht eine Vernetzung auf neuronaler Ebene einher.
- Wenn zwei Erlebenszustände miteinander verbunden werden, können spontan neue Einsichten oder die Erfahrung der Integration auftreten.
- Die seelisch körperliche Balance wird wiederhergestellt.

Werden die belastenden Erfahrungen aufgefunden, präzise umgrenzt und prozessiert, so wird das innere Gleichgewicht wiederhergestellt. EMDR ist eine Methode, die eine Assoziation fragmentierter Erinnerung bewirkt. Demzufolge braucht es natürlich einiges an Vorarbeit beziehungsweise Vorbeugung – besonders im Falle einer komplexen Persönlichkeitsorganisation mit dissoziativen Ausprägungen, denn die Klientinnen müssen zu jeder Zeit die Kontrolle über ihren eigenen Prozess behalten können. Das Standardvorgehen beim EMDR ist, dass das belastende Material in seinen verschiedenen Erlebensqualitäten exploriert und durchprozessiert wird, während die Klientin mit den Augen der Fingerbewegung der Therapeutin folgt, die auf einer waagerechten Linie in recht schnellem Tempo hin und her gehen. Diese bilaterale Stimulation unterstützt die Vernetzung mit neuen Informationen. Dadurch wird die emotionale Ladung stark vermindert. Es gibt auch andere Formen der bilateralen Stimulation, wie die auditive oder die haptische. Die damit einhergehende negative Kognition *(»ich bin ausgeliefert«)* wird mit einer neuen verbunden, die über Informationen im Hier und Jetzt verfügt *(»heute kann ich etwas tun«)*. Indem die Therapeutin und die Klientin achtsam dem inneren Prozess und den Selbstheilungskräften der Klientin vertrauen, wird das Reprozessieren von Emotionen, Gedanken, Körperempfinden und inneren Bildern im EMDR zu einem Kernstück der Veränderung. Dabei wird das Vertrauen in den Selbstheilungsprozess gefördert und Selbstregulation und ein Gefühl der Handlungsfähigkeit werden wiederhergestellt (Solomon u. Rando, 2012). Die damit gemachten Veränderungen betreffen alle Erlebensqualitäten. Das eigentliche Protokoll besteht aus acht Phasen, in denen das Erleben in unterschiedlichen Qualitäten ermittelt, eingeschätzt, bearbeitet und zu einem guten Ende gebracht wird. Dieses Protokoll kann sicherlich als ein Standardprotokoll für viele Explorationsverfahren angesehen werden, wie es beispielsweise auch bei der Bildschirmtechnik (u. a. Reddemann u. Sachsse, 1998; Reddemann, 2004c, 2004a, 2017; Huber, 2003) zur Anwendung kommt.

Es gibt zwischen der Traumaintegration mit dem Klopfprozedere und dem EMDR etliche Parallelen. Diesbezüglich interessant sind auch die Gedanken zum *emotionalen Erinnerungsupdate* von Bruce Ecker (Pfeiffer, 2022, S. 125 ff.), in denen sich einige Ähnlichkeiten zum AIP-Modell wiederfinden. Zum Verständnis einige neurophysiologische Überlegungen, nachzulesen bei Pfeiffer (2022): Unbewusste emotionale Erinnerungen sind eine eigenständige Einheit. Schon sehr früh im Leben können sie im basolateralen Teil des Amygdala-Areals gespeichert werden. Denn die Amygdala, das zentrale Hirnareal für die Analyse möglicher Gefahren und Furchtkonditionierung, die als wichtigster Speicher für unbewusste emotionale Erinnerung gilt, ist von Geburt an voll funktionsfähig. Hirnareale für höhere kognitive Funktionen reifen erst zu einem späteren Zeitpunkt aus. Auch wenn wir keine bewusste Erinnerung daran haben können, behalten wir das, was uns im früheren Leben gestresst hat, in uns. Unser Körper speichert die Erinnerung und reagiert – oftmals reflexhaft – auf das, was unserem Bewusstsein nicht zugänglich ist, beispielsweise mit einem unspezifischen hohen Arousal. Diese unbewussten emotionalen Erinnerungen können sich in automatisierten stereotypen Verhaltensweisen und Körperreaktionen äußern. In der Regel manifestieren sie sich als eine Kombination aus Emotionen, Gedanken, Handlungen und Interaktionsmustern. Sie können als »emotionale Schemata« bezeichnet werden: körperliches Erfahrens-, Verhaltens- und Empfindungserleben, das durch innere oder äußere Stressoren immer wieder getriggert wird. Thematiken wie Medikamentenabusus, Drogen und Selbstverletzung sind vor diesem Hintergrund als Selbstmedikationsversuche zu verstehen, um die schwer aushaltbaren und dem Bewusstsein nicht zugänglichen Körperempfindungen zu regulieren – denn so ließ sich das nicht fassbare früher Erlebte am besten bewältigen. Diese Tatsache hat das Gehirn bislang als beste Reaktion für die Gegenwart gespeichert.

Im *Erinnerungsupdate nach Ecker* (zit. nach Pfeiffer, 2022, S. 127) wird die dauerhafte Veränderung der emotional-körperlichen Reaktionen und der damit verbundenen automatisierten Verhaltensweisen auf Themen, Menschen oder Ereignisse, die zu einem frühen Zeitpunkt als sinnvoll eingestuft wurden, beschrieben. Die Erinnerungsspur im basolateralen Kern der Amygdala, so Pfeiffer (2022), ist die Zielstruktur des Update-Prozesses. Frühe Bindungsmuster – und damit auch die traumatischen – haben ihren Ursprung ebenfalls in diesen Hirnarealen. Nach Ecker (2015, 2018) läuft der Update-Prozess wie folgt:

1. Reaktivierung: Indem an den Trigger gedacht wird, die auslösende Situation, den schlimmsten Moment mit allen Erlebensqualitäten, erfolgt eine Aktivierung der unbewussten Erinnerung, sodass die dazugehörigen Emotionen und Gedanken im Körper und Geist erlebbar werden.

2. Mismatch: In einem zeitlich nahen Abstand zur Reaktivierung muss eine neue Info erfolgen.
3. Aktivierung eines emotionales Gegenerlebnisses.

Ecker betont die Wichtigkeit, dass Altes und überraschendes Neues aktiviert werden, bis es »klick« macht, und alte Erfahrungen überschrieben werden, die ein emotionales Gegenerlebnis erzeugen.

8.3 Traumaintegration und Traumaverarbeitung nicht ohne das System: mit wem oder was, womit und wozu?

Hinsichtlich der traumaverabeitenden Prozesstechniken gibt es einige sprachliche Verwirrungen. In einigen Schulen wird der Begriff der »Traumakonfrontation« verwendet (u. a. bei Reddemann, 2004a; Müller, 2019; Neuner, 2008; Leutner, 2019). Hauptsächlich bei dissoziativen Ausprägungen und Erscheinungsformen angewandt finden wir den Begriff der »Traumasynthese« (u. a. bei Steele et al., 2017), was den Austausch traumatischer Erinnerungen zwischen dissoziierten Anteilen meint. Spangenberg (2019) benutzt die Bezeichnung der »Traumaintegration« und Phillips und Frederick (2003) sprechen über die »Transformation traumatischer Erfahrungen«. Bezieht der verwendete Begriff der Traumabearbeitung sich hauptsächlich auf die angewandten Prozesstechniken wie EMDR, Screening- oder Beobachtertechnik kommt oft der Begriff der »Traumaexposition« zum Einsatz. Michaela Huber (2003) spricht von der »Traumadurcharbeitung« und der »Synthese der traumatischen Erinnerung«.

> Ich finde den Begriff der *Traumaintegration* inzwischen am passendsten, um zu beschreiben, wie der erwachsene Mensch sich in einem interozeptiven Vorgang der bislang oftmals dissoziativen, amnestischen, traumatischen, emotionalen Erinnerung eines Innenanteils zuwendet und diese mit allen Sinnes- und Erlebensqualitäten als eine Erfahrung aus der Vergangenheit in sein Gesamtsystem integriert. In diesem prozesshaften Geschehen wird die ehemals belastende emotionale Erinnerung transformiert und als ein Teil der persönlichen Biografie integriert, ohne dass bei neuerlicher externaler oder internaler Reizdarbietung eine emotionale Überflutung oder Dissoziation stattfindet.

Wenn eine Verarbeitung traumatischen emotionalen Erlebens auf Ego-State-Ebene geschieht – was ich im zweiten Abschnitt dieses Kapitels in einem Fallbeispiel genauer beschreibe –, bezeichne ich das als *Traumaverarbeitung*. In diesem Fall verarbeitet der entsprechende Anteil die Wucht der Emotionen, unter denen er leidet, sodass er Erleichterung und Erlösung erfahren kann. Diese emotionale traumatische Erinnerung ist dann aber in der Regel noch nicht in die Gesamtpersönlichkeit integriert. Im Anschluss daran kann diese spezifische emotionale Erinnerung auch zusammen mit dem erwachsenen Ich in die Gesamtpersönlichkeit integriert werden. Auf diese Weise realisiert dann auch der Erwachsene mit allen Bewusstseinsqualitäten: »So war das, das ist wirklich mir passiert«. Erst dann handelt es sich um eine Integration der bislang in einem Anteil dissoziativ abgespaltenen emotionalen Erinnerung in das Gesamtsystem. Dies ist mit Realisation verbunden (Steele et al., 2017, S. 481). Es ist ein Sich-zu-eigen-Machen der Erinnerung bei gleichzeitiger Präsentifikation in der Gegenwart. Das Gewesene wird so akzeptiert, wie es war, sodass die Erinnerung zu einem Bestandteil der eigenen Biografie werden kann.

Ich bin nicht der Ansicht, dass im Falle von Dissoziation jede traumatische Erinnerung im Dienst des Systems mit jedem Anteil geteilt werden muss oder sollte. Wozu sollte das gut sein? Nicht ohne Grund gibt es so etwas wie eine heilsame Amnesie. Meines Erachtens muss nicht jeder Anteil nochmal alles mitbekommen und will das in der Regel auch gar nicht. Aus der Perspektive des Systems ist es meistens so, dass die erwachsene Person ihren Job machen und das bislang Vermiedene mit schonender Prozesstechnik zu sich nehmen und realisieren soll. Und eine solche *schonende Prozesstechnik ist das Klopfen.* Hochwirksam, aber schonend und sicher. Es muss auch nicht jede traumatische Erinnerung integriert werden. Meine Beobachtung ist, dass nach erfolgten erfolgreichen Integrationen so etwas wie eine Generalisierung der Transformationserfahrungen einsetzt. Als würde sich nach mehreren Integrationserfahrungen und dem damit einhergehenden Selbstwirksamkeitserleben das Selbstheilungsprinzip durchsetzen.

> Deswegen halte ich es auch an dieser und gerade an dieser Stelle mit der Integrationsarbeit wie folgt: *»so viel wie nötig und so schonend und sparsam wie möglich«.*

Klienten verfügen, wenn sie traumatische emotionale Erinnerungen mit Klopfen integrieren, bereits über ein hinreichendes Maß an Steuerungs- und Kontrollerleben. Sie können sich von traumatischem Material distanzieren, wie beispielsweise mit dem GWA und der Tresorübung. Sie können sich selbst beruhigen, etwa mit der Selbstfürsorge-Übung oder dem Klopfen zur Affektberuhigung. Und sie verfügen bereits über hinreichende integrative Kapazitäten, sodass sie sich tröstend und annehmend inneren verletzten Zuständen zuwenden und diese auch außerhalb des Therapieraumes neutral bis wohlwollend versorgen können, wie beispielsweise mit dem sicheren Ort, innerem Trost und der Verzeihübung aus dem Klopfprozedere. Die erwachsene Person verfügt mit dem GWA über die Möglichkeit, bewusst in ihrer erwachsenen Präsenz bleiben zu können und setzt diesen auch ein.

Wir machen keine Traumaintegration um ihrer selbst willen. Eine Traumaintegration ist harte Arbeit und bringt die Betroffenen zunächst noch einmal mit dem Schmerz in Kontakt, auch wenn wir es noch so schonend gestalten. Indikation für eine Integration ist, dass die Klientin trotz der bisherigen stabilisierenden, die Selbstregulation fördernden und stärkenden Maßnahmen immer noch Not hat, und mit Absprache ihres Innensystems den Wunsch äußert, diese zu wenden. Die besagte Not kann sich beispielsweise darin zeigen, dass der betroffene Mensch nach wie vor viel Druck verspürt, Schlafstörungen hat und schreckhaft ist. Oder es ist so, dass Not, Angst, Unruhe und Verzweiflung bei einzelnen Innenanteilen nach wie vor bestehen. Über den *inneren Dialog* oder die *innere Konferenz* wird exploriert, um welchen Innenanteil es geht und welche traumatische Belastung integriert werden soll. Melden sich über die innere Konferenz beispielsweise mehrere Anteile, wird mit dem Innensystem besprochen, welche traumatische Erinnerung von welchem Anteil als erstes an die Reihe kommen soll. Dann wird mit dem Gesamtsystem geklärt, mit welcher Methode (Klopfen, EMDR, Bildschirm oder eine Kombination von Bildschirm mit Klopfen) die Traumaintegration erfolgen soll und welcher Anteil die Arbeit machen soll. Die verschiedenen Prozesstechniken sind vorab schon vorgestellt worden. Mit Klopfen wurde bis zu diesem Zeitpunkt schon eine Fülle von selbstwirksamen Erfahrungen gemacht, sodass dieses in den meisten Fällen von den Klienten und vom Innensystem favorisiert wird, sowohl von dem entsprechenden Anteil als auch dem erwachsenen Ich. Der Königsweg sollte immer über das erwachsene Ich verlaufen, denn dieses hat es bislang schließlich aus gutem Grund unbewusst vermieden, die fragliche emotionale Erinnerung als zu ihm zugehörig zu betrachten, leidet aber unter den Auswirkungen dieser Nichtrealisierung. Für mich lautet ein Credo *»Kinderarbeit ist in Deutschland verboten«*. Wenn ein jüngerer Anteil die Arbeit selbst machen will, könnte das ein Hinweis auf mangelndes Vertrauen zum erwachsenen Ich sein. Dann müsste unter Umständen über inneren Dialog nochmal überprüft werden, was der Anteil braucht, um dem erwachsenen Ich vertrauen zu können. Aber in der Regel bekunden jüngere Anteile kein Interesse daran, bei der Arbeit dabei zu sein, sondern wollen, dass die erwachsene Person die Arbeit macht. *»Die soll endlich ihren Job machen«,* so oder so ähnlich lauten oftmals die Aussagen von jüngeren Innenanteilen. Das Misstrauen der erwachsenen Person gegenüber ist zu diesem Zeitpunkt oft noch da, aber nicht mehr so ausgeprägt wie zu Beginn der Prozessbegleitung, weil jetzt schon viele gute Erfahrungen im Hinblick auf Zuwendung und Versorgung gemacht worden sind. Auch die starke Fraktion der Innenanteile wird natürlich mit einbezogen und um ihr Einverständnis gebeten. Wenn nicht, muss dies zunächst geklärt und möglicherweise ein Kompromiss oder ein »Stillhalteabkommen« ausgehandelt werden. Wenn alle genannten Faktoren zutreffen, kann in der drauffolgenden Stunde in der Regel die Traumaintegration erfolgen.

8.4 Multisensorischer Tanz – Traumaintegration mit dem Klopfprotokoll

»Vergangenheiten sind dir eingepflanzt,
um sich aus dir, wie Gärten, zu erheben.«
Rilke (2021, S. 333)

Mit dem von mir entwickelten *Klopfprotokoll Traumaintegration,* das sich an den Standardprotokollen für Traumabearbeitung orientiert, steht eine extrem sichere, schonende und gleichzeitig hochwirksame Prozesstechnik zur Verfügung. (Der Ablauf des Protokolls findet sich im Praxisteil in Abschnitt 9.2). Haben wir bisher die Grundzüge einer potentialorientierten Traumatherapie und, wie in diesem Buch beschrieben, die Klopf-Tools auf verschiedenen Systemebenen im Prozess systematisch angewandt, so verfügt die Klientin an dieser Stelle bereits über hinreichende Selbstregulationsmöglichkeiten und hat bereits Verständnis über sich und ihr System erlangt. Sollte es durch die Traumaintegration zu einem neuronalen Nachhall kommen, kann sie die stabilisierenden Elemente des Klopfprozederes auch zu Hause zur Beruhigung und Selbstfürsorge anwenden. Dass es in den Tagen nach der Integration einen Nachhall gibt, ist ein übliches Phänomen, da die neuronalen Netzwerke sich neu sortieren, und mit dem Abzittern im Säugetierbereich zu vergleichen. Einiges, was das Klopfprozedere insbesondere für die Traumaintegration zu einer so wesentlichen Bereicherung macht, fast schon revolutionär in seiner Einfachheit und gleichzeitigen Komplexität, wurde in den Kapiteln 5, 6 und 7 bereits erwähnt. An dieser Stelle fasse ich es explizit noch einmal für die Traumaintegration zusammen: Das Klopfsetting bietet den Betroffenen durch seinen *klar strukturierten Aufbau und Ablauf* ein hohes Maß an Sicherheit und

Orientierung. Die Grundhaltung im Klopfprozedere, bestehend aus Zuversicht, Leichtigkeit und wertschätzendem Humor bei gleichzeitiger Würdigung des Leids, hilft den Klienten, sich den Therapeuten bei der Transformation traumatischer emotionaler Erinnerungen zuzumuten. Bei der oft humorvollen Suche nach stimmigen, wirksamen und kraftvollen Lösungssätzen werden traumaferne Aktionssysteme wie Neugierde, Spiel und positive Bindung aktiviert. Herausragend ist beim Klopfen die *gemeinsame Handlungsebene* zwischen Klient und Therapeut, die etwas Gemeinsames tun. Für van der Kolk (2015) ist das gemeinsame Tun, »keeping together in time« (S. 395), für traumatisierte Menschen an sich schon ein heilsames Element. Als ungefährliches Bindungsangebot auf Augenhöhe ist es Balsam für die Bindungswunde. Das Nervensystem der Betroffenen erhält wie von selbst nonverbal die Information *»Ich bin nicht allein, die Therapeutin/der Therapeut ist an meiner Seite, wir tun das Gleiche«*. Dies ist auch für die vorsprachlich betroffenen Innenanteile eine wichtige Botschaft. Therapeutin und Klientin gehen in unmittelbare Resonanz, indem sie die Punkte beide synchron und leicht auf ihrem eigenen Körper klopfen. All das stellt schon einmal sowohl ein »mismatch« als auch ein Gegenerlebnis dar, um die Worte Eckers (2025, 2018) zu benutzen.

Das Klopfen mit dem *Klopfprotokoll Traumaintegration* erfolgt in einem sehr klar strukturierten *multisensorischen Setting,* das den Körper in verschiedenen Varianten mit einbezieht. Der Klopfprozess ist eine Kombination von motorischer, rhythmischer, sich wiederholender Bewegung, bei gleichzeitiger taktiler Berührung und haptischer Stimulation. Ich fasse dazu noch einmal zusammen:

- Die zur spezifischen Traumaerinnerung dazugehörigen Hauptemotionen werden präzise aufgespürt und benannt, um die entsprechende Traumaspur zu aktivieren.
- Diese Hauptemotionen werden auf der Körperebene präzise lokalisiert.
- Dadurch kommt es zu einer präzisen Eingrenzung der jeweiligen traumatischen emotionalen Erinnerung und zu einer genauen Ansteuerung der betreffenden Traumaspur.
- Der GWA hält die Klienten in der Gegenwart orientiert!
- Das Beklopfen von Akupunkturpunkten führt zur unmittelbaren Aktivierung und gleichzeitigen Kontrollierbarkeit hinsichtlich der traumaspezifischen Affekte.
- Das »Kurbeln« mit den Selbstfürsorge-Affirmationen regt Trost und Beruhigung durch taktile Berührung und sprachliche Hinwendung an.
- Kognition und gesprochene Sprache haben im Klopfprozess eine große Bedeutung – sowohl bei der gemeinsame Suche nach stimmigen Lösungsätzen am Ende einer Klopfsequenz als auch beim lauten Aussprechen der im Prozess gefundenen Lösungssätze.

Anders als bei den meisten anderen Traumabearbeitungsprotokollen wird vorher nicht explizit eine traumabezogene Kognition erfragt, und auch nicht, wie die Klientin später über sich denken möchte. Nach meiner Erfahrung war es in früheren Prozessen sehr oft so, dass am Ende etwas völlig anderes herauskam, als vorher angenommen und festgelegt wurde. Hier wird mit Zuversicht dem Prozess und der Weisheit des Klientensystems vertraut, und interessiert und offen geschaut, was am Ende des Prozesses als neue Erkenntnis zum Vorschein kommen will. Dies entspricht dann den starken Lösungssätzen, die im Prozess entstehen, und die die Klientin und ihr System mit nach Hause nehmen. Während des Prozessierens steht die Therapeutin der Klientin *Halt gebend* zur Seite. Dabei machen wir Therapeuten gar nicht so viel. Unsere Aufgabe ist es, mit Zuversicht und Leichtigkeit das Setting zu halten, sodass die Klienten und Klientinnen ihren notwendigen Prozess durchlaufen und die unterbrochene Handlung, in der der Körper bisher feststeckte, nun zu Ende bringen können. Dabei »quatschen« wir die Betroffenen nicht raus aus ihrem Prozess. Wir timen, pacen und würdigen *(»Sie machen das gut, weiter so, gut so«)* und suchen am Ende des Prozesses gemeinsam nach starken Lösungsätzen.

Mit Klopfen »in der Spur« bleiben

Generell besteht bei der Traumaintegration die Gefahr, dass über Assoziationsketten unkontrolliert andere Traumanetzwerke aktiviert und dissoziativ amnestische Barrieren aufgeweicht oder aufgerissen werden. Ich habe schon etliche Patienten und Patientinnen behandelt, bei denen genau das in Vorbehandlungen passiert ist und die nach einer Traumaintegration vollkommen dekompensiert und »neben der Spur« waren. Nach meiner Beobachtung kann das vor allem beim EMDR relativ leicht passieren, insbesondere wenn Therapeuten noch nicht so viel Erfahrung mit traumatherapeutischen Prozessen haben. Aufgrund der bilateralen Stimulation und der gleichzeitigen Aktivierung beider Gehirnhälften ist EMDR hochwirksam und mächtig, der »Ferrari« unter den Prozesstechniken. Und genau deswegen ist es ja auch so wichtig, die zu behandelnde traumatische emotionale Erinnerung, die Traumaspur und den dazugehörigen Hotpoint, präzise einzugrenzen und zu lokalisieren.

Neben vielen anderen Prozesstechniken zur Traumaintegration in meinem therapeutischen Werkzeugkoffer ist das Klopfprozedere für mich inzwischen der absolute Favorit geworden. Ich wende Klopfen zur Traumaintegration inzwischen seit acht Jahren mit fast allen meinen Klienten und Klientinnen an und habe bisher noch nicht einmal erlebt, dass über Assoziationsketten dissoziativ amnestische Barrieren aufgeweicht und dabei unkontrolliert andere Traumanetzwerke geöffnet wurden. Das finde ich eine hochinteressante und faszinierende Beobachtung. Wohl aber habe ich erlebt, dass während der eigentlichen Integrationsarbeit bei zu der zu integrierenden Traumaspur unmittelbar weitere Aspekte der traumatischen emotionalen Erinnerung auftauchten – beispielsweise ein oder auch mehrere Affektwechsel. Oder aber, dass unspezifisches dissoziatives Erleben an sich plötzlich als assoziative Erfahrung wahrgenommen und benannt werden konnte *(»Ich kann die Kälte, die Leere, das Nichtsein von damals spüren«).*

Auch nach einer Traumaintegration kann es im Laufe der darauffolgenden Tage vorkommen, dass noch andere Aspekte der fraglichen durchprozessierten Traumaspur auftauchen – aber eben nur bezogen auf die traumatische Erinnerung – wie beispielsweise eine bislang noch nicht entdeckte Lösungsblockade, die der Transformation der Erinnerungsspur im Weg standen oder ein Affektwechsel wie etwa von Ekel zu Scham. Das sind sehr interessante Beobachtungen. Mir scheint es so, als halte das Klopfprozedere an sich die Menschen in der angesteuerten Traumaspur, sodass sie nicht aus der Bahn fliegen und in andere Traumanetzwerke hineingeraten. In der Schweiz gibt es den Begriff des »Aufgleisens«. Das hatte ich bislang so noch nicht gehört. Der Begriff meint, dass etwas gut auf den Weg gebracht wird. Dabei denke ich sofort an die erstaunliche Pünktlichkeit und Zuverlässigkeit der Schweizer Bahnen oder die genialen Konstruktionen der Zahnradbahnen in den Bergen.

> Mit dem Klopfprozedere wird die zu behandelnde traumatische Erinnerung gut »aufgegleist« und mit Humor, Leichtigkeit und Wertschätzung auf den Transformationsweg gebracht.

Vom Pendeln zwischen limbisch und kortikal, Mismatch und emotionalen Gegenerlebnissen

Meine Erfahrung ist, dass die motorische Handlung, also das Klopfen der Punkte, der Klientin viel *Kontrolle* ermöglicht. Das Klopfen bringt nicht nur die belastenden Emotionen in den Transformationsprozess, sondern bewirkt auch, dass die Klientinnen wirklich körperlich anwesend bleiben, als würden sie sich in die Gegenwärtigkeit, in das achtsame Gewahrsein hineinklopfen. Diese Form von haptischer Stimulation in Form von Gesichtsberührungen nutzen auch schon Säuglinge zur Beruhigung (Grunwald, Weiss, Mueller u. Rall, 2014; Grunwald, 2017). Mit dem Gegenwartsanker, ebenfalls eine multisensorische Stimulation, startet die Klientin in den Integrationsprozess. Der GWA hilft ihr während des gesamten Prozesses dabei, in ihrer erwachsenen Kompetenz präsent bleiben zu können, sodass sich die Erwachsene als Gesamtperson dem Integrationsprozess zuwenden und mit allen Erlebens- und Sinnesqualitäten realisieren kann, dass es so war, wie es war und es heute vorbei ist. Die innere Welt und auch der Anteil, zu dem diese traumatische Erinnerung gehört, bleiben dabei in *Sicherheit.* Droht die Klientin während des Prozessierens dissoziativ abzurutschen, erfolgt unmittelbar eine *Pendelbewegung:* weg vom Traumamaterial hin zu der aktuellen sicheren Gegenwart mit dem *GWA,* mit dem die Klientin wieder *in der Gegenwart reorientiert* wird. Dabei können auch das Beklopfen der Handkante mit der Reorientierungsübung und Orientierungshilfen in Zeit und Raum hilfreich sein (siehe Abschnitt 5.4). Hat sich die Klientin orientiert, erfolgt ein kurzer Check, ob die innere Welt wieder in Sicherheit ist. Im Anschluss daran erfolgt eine neuerliche *Pendelbewegung* hin zur emotionalen Erinnerung, wieder Start mit dem GWA. Diese kann mit dem *Kurbeln* und dem Aufgreifen dessen, was sich soeben phänomenologisch gezeigt hat, eingeleitet werden. Etwa so: *»Auch wenn ich gerade dissoziativ abgerutscht bin – kein Wunder angesichts der Konfrontation mit der Todesangst der 4-Jährigen – bin ich okay, so wie ich bin, mit allem, was mich ausmacht, und die 4-Jährige auch. Ich kann nur erwachsen für meine Sicherheit sorgen und bestimme heute, wo es langgeht. Ich bin erwachsen und bleibe es auch!«* Nach dieser multisensorischen und kognitiven Intervention mit dem Kurbeln erfolgt wieder eine *Pendelbewegung* hin zum traumatischen Affekt, angesprochen und lokalisiert im Körpererleben. Ein Hin- und Herpendeln von traumatischem Material in die Gegenwartspräsenz, ein Verweben von limbischer und kortikaler Aktivierung. So formen sich neuronale Netzwerke um. Die Klientin behält die Kontrolle und bleibt hinsichtlich der emotionalen Belastung durch das Klopfen in einem für sie gut aushaltbaren Maß. Dieses Prozedere wird nur solange durchgeführt, bis eine deutliche Absenkung des Belastungsgrades – manchmal ist auch ein kleiner Schritt ein großer – eingesetzt hat. Meist taucht unmittelbar aus dem Prozess eine kognitive Erkenntnis auf. Beispielsweise: *»Ich habe überlebt, was ein Wunder!«* Diese wird dann als starker Lösungssatz in Absprache mit dem System notiert und *im Körper verankert.* Dafür wird eine sich angenehm anfühlende Körperstelle gesucht, der Lösungssatz laut ausgesprochen und auf dem Brustbein oder einer anderen Stelle geklopft. Dann wird nach innen geschaut, wie es dem betroffenen Anteil, zu dem diese traumatische Erinnerungsspur gehörte, geht. Dieser wird gehört, gegebenenfalls versorgt. Ebenso alle Innenanteile, die möglicherweise noch etwas dazu beisteuern wollen. In der Regel wird es nach einer gelungenen Traumaintegration innerlich ruhig und friedlich. Die Klientin erfährt während des gesamten Integrationsprozesses fortwährend ein starkes Mismatch zur früheren traumatischen Situation im Sinne von Ecker (2015, 2018). Ich erinnere hier auch noch einmal an die Aussage von Gerald Hüther (2006), dass wenn der Lösungsversuch, der in dieser Situation gefunden wurde, deutlich besser ausfällt, als man es aufgrund von Vorerfahrungen erwartet hatte, im Gehirn das Belohnungszentrum aktiviert wird. Die damit einhergehende vermehrte Freisetzung des Signalstoffes Dopamin hat eine stabilisierende Wirkung auf diejenigen neuronalen Verschaltungen, die an der erfolgreichen Lösung des betreffenden Problems beteiligt sind (S. 79).

Lösungsblockaden und wichtige Zeugen

Sollte die Belastung nicht abgesunken sein und der Prozess stagnieren, könnte es sein, dass *Lösungsblockaden* vorliegen, die eine Transformation der Belastung verhindern. Ebenfalls eine Besonderheit beim Klopfprozedere und enorm wichtiges Instrument ist, dass diese Blockaden gegebenenfalls durchprozessiert werden können (siehe Kapitel 6), beginnend mit den wahrscheinlichsten. Sollte bei der Integrationsarbeit erstmalig ein Vorwurf an die üblichen Verdächtigen benannt werden können und dieser die Klientin stärken, wird er nicht behandelt, sondern bleibt als neue, meist befreiende Erkenntnis stehen. Zum Beispiel so: *»Mein Vater war wirklich ein Arschloch!«* Nur wenn der Fremdvorwurf die Klientin schwächt, bringen wir diesen in den Prozess. Dabei wird die volle Verantwortung am Ende bei dem Verantwortlichen gelassen (mit einer wegschiebenden Geste des linken Arms nach hinten, siehe Abbildung 26), die wie folgt lauten könnte:

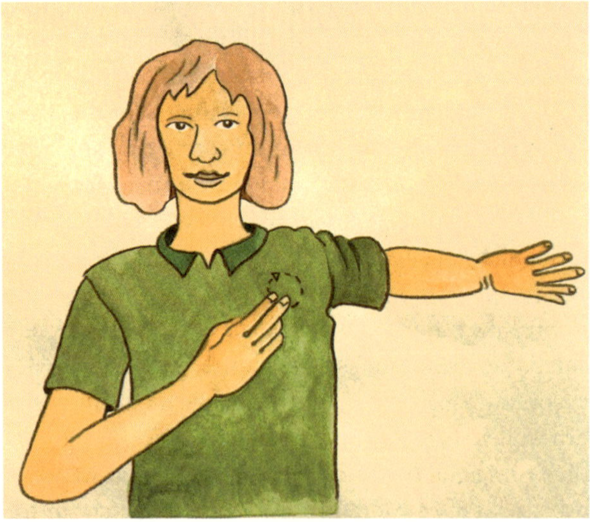

Abbildung 26: Die Verantwortung beim Gegenüber lassen (Grafik: © Wiebke Vormstein, 2024)

»Ganz egal, ob der nicht anders konnte/wollte/wusste, ich lasse die gesamte Verantwortung bei ihm, denn XY war erwachsen und ich noch ein Kind. Das Kind von damals trifft keine Schuld!«

»Ganz egal, ob der nicht anders konnte/wollte/wusste, ich lasse die gesamte Verantwortung bei XY, die moralische, die juristische, die pädagogische, die karmische ...«

Eine Lösungsblockade kann insbesondere bei der Traumaintegration auch der *letzte oder wichtige Zeuge* sein, den wir bisher noch nicht kenngelernt haben. Michael Bohne (2017) spricht vom »letzten Zeugen«. Bei einer komplexen Persönlichkeitsorganisation begegnen wir aber vielen traumanahen Innenanteilen und zahlreichen spezifischen oder unspezifischen traumatischen emotionalen Erinnerungen. In einem solch komplexen System können viele Zeugen vorkommen, weswegen ich an dieser Stelle vom »wichtigen Zeugen« spreche. Was hat es mit dem wichtigen Zeugen auf sich? Es kann sein, dass das Phänomen – zum Beispiel die Todesangst – nicht besser werden darf, weil das Leid des Innenanteils, der dieses Symptom trägt, noch nicht hinreichend gewürdigt worden ist, und dieses Symptom genau darauf aufmerksam macht. In der Regel hat der fragliche Anteil zu diesem Zeitpunkt schon viel Würdigung und Trost erfahren. Möglicherweise handelt es sich also um einen Hinweis darauf, dass die Würdigung jetzt oder zu einem späteren Zeitpunkt nochmal aufgegriffen oder weitergeführt werden sollte. Oder aber es gilt zu überprüfen, ob ein starker Anteil an dieser Stelle doch noch etwas gegen eine Linderung des Symptoms hat. Es ist außerdem möglich, den wichtigen Zeugen wie eine Lösungsblockade im Klopfprozedere zu behandeln, also das Phänomen mit Steigerung in der Selbstfürsorge-Übung kurbelnd zu würdigen und damit in den Prozess zu bringen. Eine Besonderheit bei der phänomenologischen Steigerung an dieser Stelle ist, diese jetzt nicht nur im Konjunktiv zu formulieren, denn die Erwachsene hat den jüngeren Ich-Zustand ja tatsächlich durch die bisherige Vermeidung beziehungsweise Dissoziation »alleine gelassen«. Eine Formulierung könnte so oder so ähnlich lauten:

»Auch wenn die Todesangst der 4-Jährigen, vor der ich die ganze Zeit solche Angst hatte, sodass ich die voll ausgeblendet habe, möglicherweise ein ganz wichtiger Zeuge war, um möglicherweise darauf aufmerksam zu machen, also auf die Not von damals, bin ich okay, so wie ich bin, und meine 4-Jährige auch. Und auch wenn ich bisher nie wirklich sehen konnte, wie groß die Not der 4-Jährigen war und sie damit auch irgendwie alleine gelassen habe, bin ich okay, so wie ich bin, und meine 4-Jährige auch. Auch wenn ich ... fange ich jetzt an, zu begreifen, was meine 4-Jährige damals ertragen musste, und bin okay, so wie ich bin ... Auch wenn das jetzt echt lange gedauert hat, bis ich das kapiert habe, bin ich okay, so wie ich bin ... Ich danke dem Mädchen in mir, dass es so mutig war, dass es das überlebt hat. Ich danke auch dem Körper und den Gefühlen, dass sie mich daran erinnert haben, was meine 4-Jährige geleistet hat. Das vergesse ich dir nicht. Danke meiner 4-Jährigen, dass ich heute lebe.«

8.5 Fallbeispiele Traumaintegration und Traumaverarbeitung

»Mit der letzten Traumaintegration mit Klopfen hat sich viel verändert. Viel durfte raus von tief innen her, das Gefühl, nicht mehr zu ersticken. Kontrolliert rauslassen zu können, war sehr erleichternd. Klopfen war so eine Art Anker. Ich konnte mich lenken und steuern. Ganz wichtig war, dass die Erwachsene gearbeitet hat und vorne bleiben konnte. Es tat sehr weh, und ja, ich habe stellenweise sogar geschrien. Meine Therapeutin war da und gab mir Sicherheit. Ich konnte steuern und merke jetzt, wie erleichternd diese Phase für mich war. Irgendwie fühle ich mich im Gehirn verbundener, nicht so abgetrennt, und bekomme sehr viel mit. Dadurch kann ich mich besser steuern, auch in schwierigen Situationen. Ich bin nicht mehr wie gelähmt und ertrage nicht mehr, sondern handle und kann auch sprechen, bin nicht mehr sprachlos. Die stärkenden Sätze sind so wichtig, besonders für zu Hause – ›So war es. Ich habe überlebt. Heute bin ich in Sicherheit. Ich kann das! Ich schaffe das! Heute fühle ich mich!‹«

Aussage einer Klientin, die wegen einer dissoziativen Identitätskonfusion behandelt wurde (2017)

Wenn ich das oben stehende Zitat lese, verneige ich mich innerlich vor der gewaltigen und mutigen Arbeit, die diese Klientin, die wir im ersten Fallbeispiel im Kapitel zum Thema Haltung (siehe Kapitel 2) schon kennengelernt haben, gemacht hat. In ihrer Aussage steckt vieles, was mir für eine gelungene Traumaintegration wichtig erscheint, und sich befreiend und Energie freisetzend auf die Klientin auswirken kann. Ich fasse das im Einzelnen nochmal stichwortartig zusammen.

Im Prozess:

- Ganz wichtig: Die Erwachsene macht die Integrationsarbeit.
- Die Betroffene kann sich steuern und behält die Kontrolle.
- Die Therapeutin gibt Halt und vermittelt Sicherheit.

Auswirkungen des Prozesses:

- Erleichterung,
- Synthese,
- gesteigertes Kohärenzerleben,
- gesteigertes Mobilitätsgefühl und Vitalitätserleben,
- verbesserte Wahrnehmung,
- Erweiterung des Handlungsspielraumes,
- kraftvolle Lösungssätze zur Realisation.

Der Königsweg: Traumaintegration über das erwachsene Ich

Die Kindheit von Frau G. war stark durch die mehrfache Behinderung ihrer drei Jahre älteren Schwester bestimmt. Sie habe sich für ihre ältere Schwester in ihrer Kindheit sehr verantwortlich gefühlt und eine tiefe Zuneigung und Verbundenheit zu ihr erlebt. Die Schwester starb, als Frau G. elf Jahre alt war. Bis zur Grundschule verbrachte Frau G. viel Zeit bei den Großeltern väterlicherseits. Die Mutter sei selbst immer wieder psychisch erkrankt. Das Familiensystem mit einem jüngeren und einem älterem Bruder sei immer irgendwie überfordert gewesen. Sie erlebte es so, dass für sie und ihre Brüder nie viel Zeit gewesen sei. Im Alter von etwa neun Jahren habe sie mehrere sexuelle Übergriffe durch einen einige Jahre älteren Bekannten erlebt. An viele Phasen ihrer Kindheit habe sie nur noch nebulöse Erinnerungen. Ein extremer Alkoholkonsum, selbstverletzendes Verhalten und depressive Phasen hätten sie in ihrer Jugend und jungem Erwachsenenalter begleitet und überleben lassen. Eine therapeutische Unterstützung im jungen Erwachsenenalter sei für sie sehr hilfreich gewesen, sich für sich und ihr Leben zu entscheiden.

Das vorherrschende Phänomen zu Beginn der Therapie war, dass sich Phasen der Überforderung und der Erschöpfung, in denen sie sich für mehrere Tage komplett von der Welt zurückziehen musste und auf der Couch vor sich hindämmerte, abwechselten. Damit ginge es ihr aber nicht wirklich gut und sie beschimpfe sich dafür. Hohe Anspannung, schlechter Schlaf, Albträume und ein immens hoher

Anspruch an sich und ihre eigene Leistungsfähigkeit wurden thematisiert. Unterschwellig habe sie immer das Gefühl, dass es ihr nicht gut gehen dürfe. Als Auftrag an die Therapie formulierte sie, ruhiger werden zu wollen, besser schlafen zu können, einen freundlicheren Umgang mit sich zu finden und Traumatisches aufzuarbeiten. Und sie benannte, dass es auch Dinge gebe, an die sie sich nicht wirklich erinnern könne, wie zum Beispiel an die Zeit bei den Großeltern, mit der sie ein undefinierbares belastendes Gefühl verbinde.

Der Prozess lief gut an. Wir setzten schon zu Beginn Klopfelemente in der Therapie ein. Der GWA half ihr besonders gut dabei, bei der Arbeit als Erwachsene präsent bleiben zu können. Damit fühlte sie sich nicht mehr so empfindlich gegenüber Kritik. Die Selbstfürsorge-Übung setzte sie regelmäßig ein. Auch viele Selbstvorwürfe wurden schon bearbeitet und das Verzeihen mit dem Klopfen auf dem Zeigefinger wurde für sie zu einem alltäglichen Begleiter. Ihr gefiel, dass sie sich damit freundlicher sich selbst gegenüber zuwandte. Auch das Klopfen zur Affektberuhigung wurde von ihr genutzt. Ihre innere Welt lernte sie zunehmend kennen, auch eine sehr kritische und eine antreibende Stimme. Mehrere jüngere Innenanteile, eine 8/9-Jährige, mehrere »Kleine«, die bei den Großeltern waren, und die 11-Jährige wurden in verschiedenen Facetten am sicheren Ort versorgt. Frau G. konnte sich den Innenanteilen zunehmend wohlwollend zuwenden. Erste Traumaintegrationen über sexuelle Übergriffe in ihrer Jugend und um den Tod ihrer Schwester herum hatten mit Klopfen und teilweise auch in Kombination mit der Bildschirmtechnik bereits stattgefunden und sie deutlich beruhigt.

Mittlerweile befinden wir uns etwa in der dreißigsten Stunde und sie quält zunehmend die Frage und Unsicherheit, ob es in der Zeit bei den Großeltern zu Übergriffen durch den Großvater gekommen sein könnte. Diese Zeit ist von einem frühen Erwachen am Morgen, überhaupt schlechtem Schlaf verbunden mit Übelkeit und einem Ekelgefühl, das sie nicht zuordnen kann, geprägt. In dieser Zeit fällt es ihr schwer zu essen. Sie fühlt sich verzweifelt und getrieben. Frau G. möchte sich dieser Unsicherheit zuwenden und wünscht sich Klarheit. Mit der inneren Welt über die innere Konferenz in Kontakt wird deutlich, dass es innen eine große Angst gibt, aber auch eine große Sehnsucht, dass die Qual endlich aufhöre. Außerdem kommt von innen ein Verbot. Über dieses dürfe nicht gesprochen werden. Etwas in ihr hat große Angst, dass dies ein Verrat an den Eltern bedeuten würde. Auf meine Frage, ob sich die Qual denn verändern dürfe, wenn nicht über Inhalte gesprochen werde, kommt einstimmiges Nicken und Verwunderung, wie das denn gehen solle. Ich erinnere an das Klopfen und dass man dabei ja gar nichts erzählen müsse, von dem, was geschehen sei. Dass man sich lediglich den quälenden Gefühlen zuwenden würde. Ich sichere zu, dass man gar nichts erzählen müsse. Ein jüngerer Anteil, der die Altersstufe von drei bis sechs Jahren mit sehr diffusen Gefühlen verkörpert, findet das gut, aber nur unter der Voraussetzung, dass die Erwachsene von nun an übernimmt. Frau G. nimmt an dieser Stelle mehrere Stimmen wahr, was sie beinahe zerreiße.

An dieser Stelle machen wir erstmal mit Einverständnis von innen die Selbstfürsorge-Übung und kurbeln eine Weile. Dabei greifen wir all die Phänomene auf, die von innen benannt wurden: die Sorge vor dem Verrat dem Familiensystem gegenüber, die innere Ambivalenz, die Angst, dass ich ihr nicht glauben könnte, und die Unsicherheit, ob sie sich selbst glauben kann. Dabei wird es ruhiger und Frau G. kann sehr konzentriert nach innen hören. Das Einverständnis, die diffusen Qualen des betroffenen Anteils mit Klopfen zu integrieren, wird gegeben. Die innere Welt will während des Prozessierens mit dem Klopfprotokoll in Sicherheit bleiben. Die diffusen Gefühle der Kleinen – Ekel, Verzweiflung und Scham – werden aufgespürt und im Körper lokalisiert: in der Kehle und Brust, verbunden mit einem Würgereiz. Während des Aufspürens kommt der GWA mehrmals zum Einsatz, Frau G. wechselt dabei auch die Position im Raum. Von dieser vorher schon zum sicheren Kompetenzplatz erklärten Position, soll die Traumaintegration erfolgen. Der Belastungsgrad wird bei über zehn angegeben. Der Prozess beginnt mit dem GWA: *»Ich bin 38 Jahre alt und bleibe es auch«, und dem Kurbeln: »Auch wenn ich den Ekel, die Verzweiflung und die Scham der Kleinen spüre, schätze, liebe und akzeptiere ich mich so, wie ich bin, mit allem, was mich ausmacht, die Kleine auch. Heute kann ich für meine Sicherheit sorgen und gehe meinen ganz eigenen Weg«.* Beim Durchprozessieren mit Klopfen der Punkte, muss mehrmals an den GWA erinnert werden. Frau G. wird übel, sie bekundet massive Schmerzen im Bauch und Unterleib und windet sich. Sie gibt dem Impuls nach, klopfend durch den Raum zu gehen, und bleibt dabei im Prozess. Mehrmals sagt sie: »Puh, wie schrecklich, wie eklig, war das gemein«. Sie tritt mehrmals aus und ist dabei achtsam mit sich in Kontakt.

Nach dem ersten Klopfdurchgang geht die Belastung auf acht runter. Es kommt zu einem Affektwechsel, ein Gefühl von Einsamkeit taucht auf, sowie Schmerzen im Unterleib als somatisches Phänomen. Damit starten wir den nächsten Klopfdurchgang. Nach diesem geht die Belastung runter auf sieben. Jetzt kann erstmals ein Fremdvorwurf an den Großvater formuliert werden. Sie will den Vorwurf an ihn in den Prozess bringen, denn der tue ihr nicht gut. Aus diesem Prozess kommt der Lösungssatz: *»Es ist tatsächlich wahr, mein Großvater war ein Schwein! Die Kleine trifft überhaupt keine Schuld«.* Nach dieser Sequenz tritt große Erleichterung ein. Die innere Welt ist beruhigt, erschöpft, einverstanden. Frau G. hat ihr Versprechen dieser gegenüber gehalten. Sie will die Sätze zur Realisation zwei Mal täglich laut aussprechen und dabei klopfen. Die innere Welt soll und will dabei mit einbezogen werden und insgesamt am sicheren Ort bleiben. Ich rege an, gemeinsam zu feiern, was Frau G. und ihre innere Welt sich überlegen wollen: »Da wird uns schon was einfallen«. Wir besprechen, dass es möglich ist, dass noch mehrere Tage lang etwas nachprozessieren kann und dies eine ganz natürliche Reaktion ist. Frau G. kennt das schon aus der vorherigen Integrationsarbeit und ist zuversichtlich, dass sie mithilfe des Tresors, des sicheren Ortes, des Gegenwartsankers und überhaupt den Klopf-Tools klarkommt.

In der kommenden Sitzung berichtet sie, dass sie besser schlafe und sich insgesamt erholter fühle. Morgens beim Aufwachen müsse sie manchmal weinen. Das geschehe einfach und sei letztendlich erleichternd. Dann klopfe sie ganz sanft auf das Brustbein oder lege die Hand auf die Stelle und nehme innerlich die Kleine in den Arm und sage ihr, dass sie wirklich keine Schuld treffe. Auch die Übelkeit sei so gut wie verschwunden. Ihre Kleine sei wirklich ein tolles Mädchen, weil sie das durchgestanden habe. Aber sie sei wütend und fassungslos, dass das habe geschehen können. Sie sei tierisch wütend auf die Eltern, für die habe sie das letztendlich gemacht, und auf den Großvater. Sie habe den Eindruck, dass da noch etwas angeschaut werden müsse, denn da sei noch ein anderes Gefühl aufgekommen: eine unfassbare Angst der Kleinen, und eine Starre, die sie an Tod erinnere.

Also führen wir nochmal eine Traumaintegration durch (siehe Protokoll im Praxisteil in Kapitel 9). Diesmal mit dem Fokus auf die Angst und die Starre. Wieder ist der SUD bei über zehn und geht nach dem ersten Durchgang runter auf 8,5. Anschließend tauchen Fassungslosigkeit und Wut auf und sie kann zeitweilig nicht mehr sprechen. Ich übernehme beim Kurbeln das Aussprechen des Phänomens: *»Auch wenn ich gerade in Kontakt mit der Sprachlosigkeit von damals komme – denn es durfte nicht benannt werden, es war ein Geheimnis – und ich aus Rücksicht auf meine Eltern nichts sagen durfte, bin ich …«* Mit dem Fokus auf Sprachlosigkeit und Starre prozessieren wir mit einem Klopfdurchgang. Dann erfolgt ein dritter Durchgang mit Wut und Trauer. Aus dem Prozess kommen die starken Lösungssätze: *»Es war so, wie es war! Das Gefühl von Sterben gehört in die Vergangenheit. Heute ist eine andere Zeit«.*

Danach geht die Belastung auf fünf runter. Zum Abschluss wird die Loyalität mit dem Familiensystem in den Prozess gebracht: *»Auch wenn ich … aus Rücksicht auf die anderen nicht sprechen durfte, aus Angst, die zu verraten und das ganze System zum Einsturz zu bringen, …«.* Dieser Teil wird abgeschlossen mit den Lösungssätzen: *»Heute nehme ich nur noch Rücksicht auf mich und sage das, was ich zu sagen habe! Neuerdings nutze ich mein Talent, mich anzustrengen nur für meine ›artgerechte‹ Wohlfühlzone«.* Die Belastung geht auf drei runter.

Diese Integrationssequenz hatte merkliche Auswirkungen auf Frau G. und ihr Innensystem: Sie erlebte sich nicht mehr als so überfordert, fühlte sich deutlich weniger erschöpft und insgesamt viel ruhiger. Eine bewusste wohltuende, wenn auch zunächst schmerzliche Klarheit, breitete sich anstelle des Nebels aus.

Traumaverarbeitung mit einem Innenanteil – Scham und Schuld

Frau O. erlebte in ihrer Kindheit durch ihren Vater massive sexualisierte und emotionale Gewalt. Die Mutter schaute weg. Diagnostisch handelte es sich bei Frau O. um komplexe Traumafolgen mit partieller dissoziativer Identitätskonfusion. Vornehmliche Symptome sind innerer Druck und Anspannung, Episoden von selbstverletzendem Verhalten und Alkoholkonsum sowie Hypertonie.

Im Laufe der ersten Stunden spricht Frau O. gut auf die Teilearbeit sowie auf das Klopfen an. Sie ist froh, dass endlich zur Sprache kommt, dass sie ein reiches Innenleben hat. Im Laufe der nächsten Stunden zeigen sich Ego-States, die sich um massive traumatische Erfahrungen gruppieren. Es gibt eine 6-Jährige, die nichts spürt, eine 8-Jährige, die verzweifelte Todesangst wahrnimmt, sowie eine 13-Jährige, die die Wucht der Gefühle kaum aushält, sich immer mal wieder selbst verletzt, wenn sie den immensen inneren Druck nicht mehr aushält oder exzessiv Alkohol konsumiert. Auf solche Sequenzen hat die Erwachsene keinen bewussten Zugriff oder Steuerungsmöglichkeiten und – wenn überhaupt – lediglich nebulöse Erinnerungen.

Die erste Therapiephase läuft gut. Die verschiedenen Ich-Zustände haben sich kennengelernt und sind im inneren Dialog miteinander, für die jüngeren Ich-Zustände wurde ein sicherer Ort gefunden. Innere Helfer und der innere Dialog über eine täglich stattfindende innere Konferenz der Erwachsenen mit ihrem Innensystem wurden etabliert. Erste erfolgreiche Traumaintegrationen mit dem Klopfprotokoll über die Erwachsene sind erfolgt.

Dann kommt eine Phase, in der der innere Druck enorm steigt. Beim Hineinhören wird deutlich, dass es sich um die 13-Jährige handelt, bei der Erinnerungen hochkommen, die sie kaum ertragen kann. Diese kann es nicht aushalten, den Körper zu spüren, was ein jüngerer Ich-Zustand ihr wiederum vorwirft: *»Warum spürst du was, ich habe mich abgeschaltet«*. Sie, die 13-Jährige, wird von Scham und Schuldgefühlen gequält und nimmt ein endloses Meer von Trauer wahr.

Traumaverarbeitung Teil 1 mit Innenanteil: Nach dem Dialog mit der Erwachsenen und dem Innensystem entscheiden wir uns, über den »leeren Stuhl« direkt mit der 13-Jährigen zu arbeiten, die auf diesem Platz nimmt. Die Erwachsene möchte sich erst einmal ausklinken, weil sie befürchtet, dass sie die Wucht der Gefühle nicht aushalten kann. Die 13-Jährige stimmt dem zu. Der Rest der inneren Welt will am sicheren Ort bleiben und ist mit der Arbeit einverstanden. Es kommt kein Veto von innen. Von der 13-Jährigen bekomme ich den Auftrag, dass der Druck der Gefühle nachlassen soll. Sie fühlt sich schuldig und schämt sich abgrundtief, dass sie der Mehrfachvergewaltigung durch den Vater im Beisein eines Zuschauenden nicht entkommen konnte. Die 13-Jährige findet Klopfen gut, denn sie hat mitbekommen, dass es der Erwachsenen und den jüngeren Ich-Zuständen vermehrt große nachhaltige Erleichterung und Entlastung gebracht hat. Aber sie weiß auch, dass sie sich auf gar keinen Fall berühren kann und möchte. Sie möchte aber dennoch gerne von dieser Methode profitieren. Wir probieren aus, wie für sie sowohl die Selbstfürsorge-Übung als auch das Klopfen funktionieren können. Beim Klopfen äußert sie spontan, dass Berührung im unteren Bereich des Unterschenkels für sie möglich sei. Sie klopft rhythmisch von oben nach unten auf die Innenseite ihres Unterschenkels. Ich führe diese Bewegung ebenfalls aus. Die 13-Jährige empfindet das Klopfszenario auf diese Art und Weise als machbar. So können wir uns der Selbstfürsorge-Übung zuwenden. Ich mache einige Vorschläge und sie entscheidet sich dafür, die Selbstfürsorge-Übung mit kreisförmigen Bewegungen mit einem Stift auf einem Blatt Papier auf dem Klemmbrett zu machen. Bei der Suche nach für diesen Ich-Zustand stimmigen Selbstfürsorgeaffirmationen kommt die 13-Jährige auf die Sätze: *»Auch wenn ich mich schuldig fühle, gefühlt zu haben, findet die Erwachsene mich erstaunlicherweise okay. Heute bin ich in Sicherheit und kann lernen, meinen eigenen Weg zu gehen.«* Der »Hier und Jetzt«-GWA für die 13-Jährige ist nach kurzem Überlegen: *»Hier und heute ist es sicher«.*

Nach einer ganz kurz skizzierten stichwortartigen inhaltlichen Exploration der traumatischen Situation werden die Hauptemotionen aufgespürt: Scham und Schuld, die als Brennen im gesamten Körper lokalisiert werden. Die Belastung wird als zehn sprengend angegeben. Wir leiten den Klopfprozess mit der Selbstfürsorgeaffirmation ein. Nach dem ersten Klopfszenario geht die Wucht der Belastung schon auf sechs bis sieben runter.

Ein massiver Selbstvorwurf taucht auf, der mithilfe der phänomenologischen Steigerung bearbeitet wird. Die Erkenntnis, dass die 13-Jährige nicht anders konnte, versetzt diese in Staunen. So kann die Verzeihübung eingeleitet werden. Dabei klopft sie ebenfalls auf den Unterschenkel beziehungsweise diesmal auf den Knöchel, mit den Worten: *»Und jetzt verzeihe ich mir. Ich, die 13-Jährige, konnte nicht anders, mich trifft keine Schuld. Dissoziation kann man sich nicht aussuchen«.* Wieder und wieder wiederholt sie diese Erkenntnis. Dabei taucht eine große Traurigkeit auf, die wiederum in den Klopfprozess mit aufgenommen wird. Anschließend wird es deutlich ruhiger in ihr. Die Belastung sinkt auf zwei. Sie nimmt den starken Lösungssatz mit, den ich ihr auf eine farbige Karte – sie wählt grün für die Hoffnung – schreibe, und den sie in der kommenden Woche sehr oft lesen will.

Ganz zum Ende der Sequenz mit der 13-Jährigen flackert Wut auf den Vater auf. Ich vermute, dass der Prozess weitergehen wird. Ich erinnere an den Tresor und ihren sicheren Ort. Die 13-Jährige begibt sich in Sicherheit, und Frau O., die Erwachsene, nimmt auf ihrem eigenen Stuhl Platz. Am Ende der Stunde wird die Erwachsene auf Wunsch der 13-Jährigen noch kurz über den Prozess informiert. Sie ist erstaunt über die Erleichterung, die sie fühlt, und sehr erschöpft.

Traumaverabeitung Teil 2 mit Innenanteil: In der kommenden Stunde bekundet die Erwachsene, dass die innere Konferenz deutlich besser laufe. Sie habe klareren Kontakt, auch zu der 13-Jährigen. Deren Radikalität befremde sie. Sie lerne diesen Teil besser kennen und dies erlebe sie als kraftvoll. Der Teil habe eine immense Kraft und Energie. Es gebe Reste vom letzten Mal. Die 13-Jährige komme nicht darüber hinweg, dass sie habe fühlen müssen. Gefühle von Ausgeliefertsein und Ohnmacht seien aufgetaucht.

Es folgt eine zweite Sitzung mit dem *Klopfprotokoll Traumaintegration* via Stuhlarbeit mit der 13-Jährigen, diesmal mit den explorierten Hauptemotionen Ausgeliefertsein, Ohnmacht und Schulderleben. Im Körper lokalisiert sich die Empfindung hauptsächlich in Form von heftigen Schmerzen im Genitalbereich. Der Einstieg über die Selbstfürsorgeaffirmationen erfolgt über eine etwas andere Formulierung: *»Auch wenn ich mich schuldig fühle, weil ich fühlen musste (statt ›gefühlt habe‹), findet die Erwachsene mich erstaunlicherweise okay, bin ich heute in Sicherheit und gehe meinen eigenen Weg«.*

Nach zwei Klopfdurchgängen reduziert sich die Belastung von neun auf sieben. Anschließend muss wiederum am hartnäckigen Selbstvorwurf gearbeitet werden. Während des Verzeihens taucht die Erkenntnis auf, dass die 13-Jährige fühlen musste, weil sie vom Vater gefoltert wurde. Dabei laufen Tränen. Die auftauchende Trauer wird nochmals mittels Klopfen durchprozessiert. Die Sequenz endet mit dem spontan auftauchenden starken Lösungssatz: *»Die 13-Jährige trifft keine Schuld. Sie musste fühlen, sie wurde gefoltert«.* Dieser wird notiert. Bei der 13-Jährigen tritt große Erleichterung ein.

Traumaintegration Teil 3 mit der Erwachsenen: Nach dieser Sitzung kommt es besonders im Innensystem zu großer Erleichterung und Entspannung. Laut Frau O. fahre auch die Erwachsene im Alltagszustand nicht mehr so hoch. Aber sie sei erschrocken über den Zettel mit dem Folteraspekt. Sie habe das im Nachhinein als extrem fürchterlich empfunden. Es sei bei der Erwachsenen zu heftigen körperlichen Reaktionen in Form von Zittern und Übelkeit gekommen. Deswegen entschlossen wir uns, deren Emotionen, also das Entsetzen und die Fassungslosigkeit, mit Klopfen durchzuprozessieren. Es erfolgt die Integration über den erwachsenen Ich-Zustand. Mit den Selbstfürsorgeaffirmationen: *»Auch wenn ich fassungslos und entsetzt bin, dass der Vater mich als 13-Jährige gefoltert hat, schätze und achte ich mich so, wie ich bin, die 13-Jährige auch. Heute behalte ich den Überblick und gestalte mein Leben selbst«,* wird der Integrationsprozess mit Klopfen eingeleitet.

Mehrere Klopfdurchgänge mit wechselnden Emotionen wie Entsetzen, Verzweiflung, Ekel und Scham folgen. Die Belastung geht runter von zehn auf vier. Jetzt kann von der Erwachsenen ein *Fremdvorwurf* an den Vater formuliert und die komplette Verantwortung für das abscheuliche Verhalten bei ihm gelassen werden.

Der Abschluss erfolgt mit dem starken Lösungssatz: *»Ich sorge dafür, dass es mir heute gut geht. Ich kann das, den Rest lerne ich«.* Der Belastungsgrad sinkt weiter auf zwei. Zum Ende des Prozesses breiten sich Müdigkeit und Erleichterung aus.

Mit diesen drei aufeinanderfolgenden Traumaintegrationssitzungen unter Verwendung des Klopfens hat sich für Frau O. und ihr System eine Menge verändert. Der Selbstverletzungsdruck ist nachhaltig in den Hintergrund getreten. Der Blutdruck, der bis dahin immer viel zu hoch war, hat sich in einen normalen Blutdruck im eher unteren Normbereich verwandelt, Alkoholexzesse waren für viele Monate kein Thema mehr.

9 Praxisteil: Anleitungen für die praktischen Übungen und Tabellen für den Überblick

In diesem Kapitel werden jene Übungen vorgestellt, die im Buch bereits als für mich wesentliche Bestandteile in der potentialorientierten Traumatherapie erwähnt, aber bislang noch nicht detaillierter erläutert wurden. Voraussetzung für die Anwendung aller Übungen ist natürlich, dass es einen Auftrag und das Einverständnis des Gesamtsystems dafür gibt. Darüber hinaus finden Sie zwei Tabellen, die einen Überblick über die Lösungsblockaden und die Klopftools zu Prozessbeginn geben sollen.

9.1 Ausgewählte Übungen zur Stärkung des erwachsenen Ichs

Für alle hier dargestellten Übungen gilt: je größer die Dissoziationsausprägung, desto weniger Tranceinduktion!

Bei Schwierigkeiten mit Imagination kann man die beiden folgenden Übungen, den »Schutzkreis« und die »Acht«, auch mit Bändern im Raum auslegen oder auf einem Papier die Acht mit einem Stift umfahren.

Der Schutzkreis

Der Schutzkreis (in Anlehnung an Phyllis Krystal, 1999) ist eine imaginative Symbolarbeit, die das Erleben des eigenen inneren Raumes, das Gefühl von Schutz und von Sicherheit, ein Erleben von Grenzen zur Außenwelt verdeutlichen soll. Die Übung dient der Stärkung des erwachsenen Ich-Zustandes, dem Gefühl für den eigenen Raum und der Autonomieentwicklung. Für mich stellt der Schutzkreis die Sicherheitsübung für das erwachsene Ich dar:

»Wenn Sie mögen, schließen Sie bitte die Augen und machen Sie es sich auf Ihrem Platz bequem. Sie können sich auf Ihre ganz eigene Art und Weise ankommen lassen, in Ihrem eigenen inneren Raum, Ihrer eigenen inneren Wirklichkeit. Vielleicht, indem Sie wahrnehmen, wie die Lehne im Rücken Sie stützt, Sie Kontakt zur Sitzfläche haben, die trägt, und wie Ihre Fußsohlen Kontakt zum Boden haben. Der ist da und bleibt da. Sie können sich wahrnehmen lassen, wie Ihr Atem kommt und geht, wie von selbst in seinem ganz eigenen Rhythmus auf Ihre ganz eigene Art und Weise. Wenn Sie mögen, lassen Sie vor Ihrem inneren Auge einen Kreis um sich herum entstehen, der in etwa den Umfang Ihrer ausgestreckten Arme hat. Stellen Sie sich diesen Kreis aus gelbgoldenem Licht vor, aus Energie, wie ein großer Hula-Hoop-Reifen aus Licht. Es reicht vollkommen aus, wenn Sie einen solchen Kreis einfach denken, das ist völlig in Ordnung. Der Kreis liegt auf dem Boden und Sie sind mitten drin im Zentrum Ihres Kreises, Ihres Schutzkreises. Sie sind mitten drin in diesem Ihrem Kreis mit Ihrem ganz einzigartigen Sosein, auf Ihre ganz einzigartige Art und Weise. Nehmen Sie wahr, wie Sie mittendrin sind in diesem Kreis aus gelbgoldenem Licht. Der Kreis schützt Sie vor den Einflüssen von außen in Ihrem einzigartigen Sosein, mit allem, was Sie ausmacht. Mit all Ihren Talenten, Fähigkeiten, Stärken und auch mit Ihren zarten und verletzlichen Seiten. Und Sie können sich wahrnehmen lassen, wie Sie aus der Mitte Ihres Kreises heraus vor den Einflüssen von außen geschützt sind. Sie sind im Zentrum Ihres Kreises mit Ihrer Souveränität, mit Ihrer Handlungskompetenz, mit Ihrem Handlungsspielraum. Sie können sich zusammen mit Ihrem Kreis frei bewegen: tanzen, einen Kopfstand machen, hüpfen und rennen. Ihr Kreis aus Licht, Ihr Schutzkreis ist da und bleibt da. Machen Sie diese Übung für einige Momente (selten länger als zwei Minuten), solange es spielerisch geht und Ihnen guttut. Mit dem Wissen, dass diese Übung auch ohne Ihr Zutun in Ihrem Unbewussten Wirkung zeigt, lassen Sie sich ganz allmählich mit Ihrer Aufmerksamkeit wieder aus Ihrer inneren Wirklichkeit in die äußere Wirklichkeit auftauchen mit einem Gähnen, Strecken, Dehnen oder Klimpern mit den Wimpern. Und dann lassen Sie sich wieder voll in der äußeren Wirklichkeit ankommen. Willkommen!«

Die Acht – den eigenen Raum einnehmen

Die Acht (in Anlehnung an Phyllis Krystal, 1999) ist eine imaginative Symbolarbeit, die das Erleben des eigenen inneren Raumes, der eigenen Grenzen in Interaktion mit einer anderen Person deutlich werden lässt. Sie ist hilfreich, um vor emotionaler Verwicklung zu schützen und deutlich zu machen: »Ich bin hier als eigenständige Person mit meinem einzigartigen Sosein und da bist du mit deinem einzigartigen Sosein«.

Vor der Übung fragen wir unsere Klientin oder unseren Klienten, ob es sich um eine Person oder mehrere Personen handelt, vor der er oder sie seinen beziehungsweise ihren eigenen Raum behaupten möchte. Sollten es mehrere Personen sein, stellt man sich in der folgenden Imagination keine Bilder von Menschen vor, sondern wählt für diese Gruppe (Team, Familie etc.) ein Symbol aus. Das muss keine assoziative Verknüpfung haben.

»Wenn Sie mögen, schließen Sie bitte die Augen und machen Sie es sich auf Ihrem Platz bequem. Sie können sich auf Ihre ganz eigene Art und Weise ankommen lassen in Ihrem eigenen inneren Raum, Ihrer eigenen inneren Wirklichkeit. Vielleicht, indem Sie wahrnehmen, wie die Lehne im Rücken Sie stützt, Sie Kontakt zur Sitzfläche haben, die trägt, und Ihre Fußsohlen Kontakt zum Boden haben. Der ist da und bleibt da. Sie können sich wahrnehmen lassen, wie Ihr Atem kommt und geht, wie von selbst in seinem ganz eigenen Rhythmus auf Ihre ganz eigene Art und Weise. Wenn Sie mögen, lassen Sie vor Ihrem inneren Auge einen Kreis aus Licht um sich herum entstehen, der in etwa den Umfang Ihrer ausgestreckten Arme hat. Stellen Sie sich diesen Kreis aus gelbgoldenem Licht, aus Energie vor, wie ein großer Hula-Hoop-Reifen aus Licht. Es reicht vollkommen aus, wenn Sie einen solchen Kreis einfach denken, das ist völlig in Ordnung. Der Kreis liegt auf dem Boden und Sie sind mittendrin im Zentrum Ihres Kreises, Ihres Schutzkreises. Sie sind mittendrin in diesem Ihrem Kreis mit Ihrem ganz einzigartigen Sosein, auf Ihre ganz einzigartige Art und Weise. Der Kreis schützt Sie vor den Einflüssen von außen in Ihrem einzigartigen Sosein, mit allem, was Sie ausmacht. Und Sie können in der Mitte Ihres Kreises bleiben, auch wenn Sie sich jetzt einen zweiten Lichtkreis vorstellen, in etwa in der gleichen Größe und der gleichen Farbe wie Ihr eigener. Der zweite Kreis berührt Ihren an einer Stelle, ohne zu überlappen. Bitten Sie nun das Bild von der Person, von der Sie sich abgrenzen möchten, in die Mitte dieses zweiten Kreises hinein. Wenn Sie sich aus dem Zentrum des Kreises bewegen oder das Bild der anderen Person sich langsam aus der Mitte entfernt, stellen Sie sich wieder im Zentrum vor. Manchmal ist es hilfreich, sich vorzustellen, dass man von oben auf die Szenerie schaut, als könnte man Sie beide wie Spielfiguren in der Mitte platzieren. Wenn Sie beide Kreise klar sehen oder denken können, und sowohl Sie als auch Ihr Gegenüber sich im Zentrum des jeweiligen Kreises befinden, stellen Sie sich bitte ein blassblaues Licht vor, das entlang eines goldenen Kreises fließt. Es bewegt sich vom Berührungspunkt der beiden Lichtkreise aus im Uhrzeigersinn zunächst um den Kreis Ihres Gegenübers herum, bis es zu dem Punkt zurückkommt, an dem sich die beiden Kreise berühren. Sehen Sie nun vor Ihrem inneren Auge dem blauen Licht zu, während es in Ihrem Kreis links an Ihnen vorbeiwandert, um Sie herum bis zum Berührungspunkt. Mit Ihrem inneren Auge können Sie die Zahl Acht verfolgen, die das blaue Licht beschreibt. Verfolgen Sie nun für einige Male die Bewegung des blauen Lichtes in Form der Acht. Das blaue Licht symbolisiert die bestehende Verbindung, und doch nimmt jeder seinen ganz und gar eigenen Raum ein. Machen Sie diese Übung für einige Momente (selten länger als zwei Minuten), solange es spielerisch geht. Mit dem Wissen, dass diese Übung auch ohne Ihr Zutun in Ihrem Unbewussten Wirkung zeigt, lassen Sie sich ganz allmählich mit Ihrer Aufmerksamkeit wieder in die äußere Wirklichkeit auftauchen. Willkommen!«

Das Ressourcen-Team

... oder wie ich es auch gerne nenne: Das »Rückenstärk-Team« gibt es in zahlreichen Varianten und Schulen (u.a. Reddemann, Huber, Marilyn Luber) und ist mit der Übung mit den inneren Helfern verwandt, die auf altem schamanistischen Wissen basiert. Wenn es der Klientin oder dem Klienten noch schwerfällt, eigene Ressourcen wahrzunehmen, so werden diese zunächst als Gestalten von außen externalisiert, mit dem Ziel, dass diese Stärken irgendwann internalisiert werden können. Das Ressourcen-Team ist ein imaginatives Unterstützungsteam, das dem funktionalen Alltags-Ich der Betroffenen dabei hilft, eine Situation gut zu meistern. Außerdem dient es der generellen Stärkung des erwachsenen Ichs. Es eignet sich auch hervorragend für das Berufs-Ich der Therapeutinnen und Therapeuten und unterstützt deren Psychohygiene.

Die Übung kann in Imagination oder im Gespräch erfolgen. Möglich ist, das Team an einem schönen imaginativen Ort zusammenzustellen. Der Ablauf ist im Wesentlichen so, dass die Situation erfragt wird, die man bewältigen will (ohne inhaltlich einzusteigen), und anschließend besprochen wird, welche Fähigkeiten oder Eigenschaften dafür benötigt werden. Wenn es sich nicht um eine konkrete Situation handelt, wird exploriert, welche Fähigkeiten oder Qualitäten das Ich generell zur Stärkung benötigen würde. Dann wird das Team, bestehend aus bis zu vier oder fünf Teammitgliedern mit den entsprechenden Eigenschaften zusammengestellt. Mitglieder des Teams können sich aus Menschen, Fabelwesen, Tieren, Romanfiguren, der Person selbst (in einer früheren Zeit), der weisen Person, die sie einmal sein wird, berühmten Persönlichkeiten etc. rekrutieren. Entscheidend ist, dass diese Wesen genau über die Fähigkeiten verfügen, die der Klient oder die Klientin benötigt, um die Situation zu bewältigen und sich zu stärken. Die Teammitglieder werden nacheinander visualisiert und um die betroffene Person herum aufgestellt. Jedes Teammitglied sagt einen hilfreichen, kraftvollen Satz, der notiert wird. Dann wird das nächste Teammitglied gesucht. Wenn das Team komplett ist, wird imaginiert, wie man mit dem gesamten Ressourcen-Team in die Situation hineingeht – oder beim generellen Team – wie der folgende Tag zusammen mit dem Team beginnt. Diese Visualisierung wird anhand des BASK-Modells (Verhalten, Gefühle, Körperempfindungen, Gedanken über sich mit diesem Team) konkretisiert, auch mithilfe von Fragen: »Wer geht voraus? Wer bildet den Schluss? Wie sieht die Situation/der Tagesbeginn aus, wenn das Team dabei ist? Was genau geschieht da?« Zum Abschluss kann man imaginativ aus der Situation herausgehen und an einem (vorher schon ausgewählten) schönen Platz ein *Gruppenfoto* machen. Auch das wird konkretisiert: »Bekommt das Bild einen *Rahmen?* Wie sieht der aus? Hat das Bild eine Über- oder Unterschrift? Ist das Bild bunt oder schwarz/weiß? Wo wird es aufgehängt? Wie können Sie immer wieder an Ihr Team denken und es in Ihren Alltag mitnehmen?«

Die Tresorübung

Die Tresorübung dient der Distanzierung von traumatischem Material, das hauptsächlich in Form von belastenden visuellen Flashbacks und intrusiven bildhaften Erinnerungen auftritt. Auch dient sie der Distanzierung von akustischen oder olfaktorischen Erinnerungen. Es geht hier darum, als Erste-Hilfe-Maßnahme ein konkretes Gegenbild zu entwerfen und dem Klienten oder der Klientin damit eine Kontrollerfahrung über die Bilder des Schreckens zu ermöglichen. Der Tresor wird nach meiner Erfahrung am besten ohne eine Tranceinduktion konkret im Gespräch entwickelt. Es geht hier nicht um Vernichtung oder Vermeidung, sondern um eine Möglichkeit, Belastendes sicher verwahren zu können, sodass die dazugehörige emotionale Erinnerung zu gegebener Zeit integriert und transformiert werden kann. Dafür wird zunächst die Sinnesmodalität (Bilder, Filme, Gerüche, Geräusche) der traumatischen Erinnerung erfragt, ohne inhaltlich darin einzusteigen! Die Beschaffenheit des Tresors (Achtung: kulturspezifische Unterschiede beachten) wird hinsichtlich der Farbe und Größe, des Schließmechanismus, der Anzahl der Fächer etc. konkretisiert.

Die am häufigsten auftretende Form von Flashbacks ist das visuelle Wiederleben. Die dabei auftauchenden Bilder können in der Vorstellung auf einer DVD/VHS, einem USB-Stick oder Ähnlichem sicher verwahrt werden. Anzahl und Beschaffenheit der »Hardware« werden genau festgelegt und dann in den Tresor gelegt. Kassetten können unterschiedliche Farben haben (z. B. bezogen auf verschiedene Altersstufen), beschriftet sein und in verschiedenen Fächern des Tresors gelagert werden. Gerüche können in ein verschließbares Glas, Geräusche auf einer CD oder einem USB-Stick gespeichert, Bilder einfach lose oder in einem Umschlag in den Tresor gelegt werden. Für unspezifische Gefühle kann eine Gestalt, zum Beispiel ein Edelstein, verwendet werden.

Zum Abschluss wird das Abschließen des Tresors konkret begleitet, beispielsweise mit der Formulierung:

> »Schließen Sie den Tresor. Sie hören an einem metallischen Klicken, dass er zu ist. Rütteln Sie dran und überprüfen Sie, ob der Tresor wirklich verschlossen ist«.

Besprechen Sie konkret, wie diese Übung im Alltag angewendet wird.

Ganz wichtig ist, festzulegen, wo der Tresor stehen soll. Er sollte sich nicht in den privaten Räumen der Klientin oder des Klienten befinden. Die Gringotts-Bank in der Winkelgasse bei Harry Potter, die Deutsche Bank in Frankfurt, eine versteckte Lichtung, oder was auch immer in den Sinn kommt, sind geeignete Orte.

Lichtstrom-Übung oder Energiedusche

Auch von der Lichtstromübung gibt es zahlreiche Varianten (u.a. bei Huber, Reddemann, Wöller). Die Lichtstromübung ist geeignet, um unangenehme Körperempfindungen und Gefühle fortzuspülen und auch, um sich mit Kraft und Energie anzufüllen. Ich nutze gerne die Kombination und verbinde das mit dem Bild einer Dusche. Beide Teile (Reinigung und Energie tanken) können aber auch unabhängig voneinander gemacht werden, abhängig davon, was die Klientin oder der Klient gerade braucht. Sie eignet sich gut als Abschluss am Ende einer Sitzung, für Therapeutinnen und Therapeuten kann sie am Ende eines Arbeitstages hilfreich sein.

Es erfolgt zunächst eine kurze Tranceinduktion abhängig vom Grad der Dissoziationsausprägung:

»Stellen Sie sich vor, dass Sie eine ganz persönliche Energiedusche haben. Diese befindet sich in einem wunderschönen Raum, der nur für Sie zugänglich ist. Ihre ganz persönliche Energiedusche. Vielleicht ist Ihre Dusche in wunderschönen blauen maurischen Kacheln gefliest oder in warmen Orange- und Terrakottatönen. Jedenfalls ist Ihre persönliche Energiedusche Ihr ganz persönlicher Rückzugs- und Auftankraum. Vielleicht gibt es dort verschiedene Duschknöpfe mit unterschiedlichen Farben. Vielleicht möchten Sie sich zunächst einen Knopf für reinigendes Licht vorstellen und betätigen, vielleicht mit hellblauem oder weißem Licht. Sie können sich wahrnehmen lassen, wie aus der Dusche über Ihnen dieses angenehme reinigende Licht auf Sie scheint. Stellen Sie sich das Licht in der Farbe vor, die Sie mit etwas Reinigendem und Heilsamen verbinden. Das kann ein Sonnengelb, Rosa, Weiß, Hellblau oder eine beliebige andere Farbe sein, die für Sie stimmig ist. Der Lichtstrom hat die Temperatur, die Sie jetzt in diesem Moment als angenehm empfinden. Sie können sich wahrnehmen lassen, wie dieses Licht Ihren Körper umspült, und wenn Ihnen die Vorstellung angenehm ist, lassen Sie dieses Licht in Ihren Körper hineinströmen. Lassen Sie sich spüren, wie das Licht jeden Muskel, jede Zelle, jede Pore Ihres Körpers durchströmt und was es dort bewirkt. Sie können sich vorstellen, wie das Licht alles, was da an Anstrengung und Anspannung ist, umspielt, auflöst und mit sich nimmt. All das mit sich nimmt, was da ist an Belastendem. Sie brauchen nichts anderes zu tun, als wahrzunehmen, wie dieses angenehme und reinigende Licht Sie durchströmt. Lassen Sie das Licht durch alle Regionen, durch alle Zellen Ihres Körpers fließen, sodass Sie ganz und gar mit reinigendem, heilendem Licht erfüllt sind, und alles, was Sie jetzt abgeben wollen, loslassen können. Sie können sich wahrnehmen lassen, wie dieses reinigende Licht jede Zelle, jede Pore ihres Körpers durchströmt. Jede Zelle, jede Pore Ihres Körpers wird mit angenehmem, erfrischendem Licht versorgt, vom Kopf bis zu den Fußsohlen. Stellen Sie sich vor, wie das Licht all das mit sich nimmt, was Sie jetzt nicht mehr brauchen. Sie können mit jedem Atemzug aufs Neue dieses angenehm reinigende, erfrischende Licht in sich aufnehmen. Lassen Sie sich durchströmen von diesem angenehmen, reinigenden Licht. Und wenn Sie mögen, betätigen Sie den Knopf für das energetisierende, stärkende Licht. Dieser Knopf hat möglicherweise eine andere Farbe in Orange oder Sonnengelb. Dann lassen Sie sich wahrnehmen … (siehe oben). Genießen Sie dieses stärkende, energievolle Licht noch eine Weile. Lassen Sie sich spüren, wie es jeden Teil Ihres Körpers mit Energie anfüllt. Jeden Muskel, jede Zelle, jede Pore mit Kraft versorgt. Lassen Sie sich spüren, wie sich dieses vitalisierende Licht in Ihrem ganzen Körper ausbreitet, vom Kopf bis zu den Fußsohlen. Tanken Sie diese Kraft in vollen Zügen, mit jedem Atemzug aufs Neue. Lassen Sie sich spüren, wie sich die Kraft, die Energie in Ihnen ausbreitet … und kommen Sie dann ganz allmählich in Ihrem Zeitmaß mit Ihrer Aufmerksamkeit wieder zurück aus Ihrer inneren Wirklichkeit in die äußere Wirklichkeit.«

9.2 Traumaintegration mit dem Klopfprotokoll – so geht's!

- *Sicherheitscheck:* Nachdem die Auftragsklärung erfolgt ist, mit dem System geklärt wurde, welche traumatische Erinnerung integriert werden soll und das Einverständnis des entsprechenden Innenanteils und des gesamten Innensystems gegeben wurde, beginnt der Integrationsprozess zunächst mit einem Sicherheitscheck. In der Regel bleiben jüngere Ich-Zustände dabei am *sicheren Ort.* »Welche traumatische Belastung soll integriert werden? Um welche Altersstufe handelt es sich? Will der jüngere Anteil dabei sein? Oder in Sicherheit bleiben?« Das Prozedere wird nochmal kurz vorgestellt, Lieblingspunkte werden erwähnt und das *Stoppsignal* geklärt. Die *Selbstfürsorgeaffirmationen* werden überprüft und aktiviert, zum Beispiel so: *»Auch wenn ich die Todesangst und die Verzweiflung der 4-Jährigen spüre, bin ich okay so, wie ich bin, mit allem, was mich ausmacht, die 4-Jährige auch, und kann ich heute für meine Sicherheit sorgen!«* Außerdem wird der *GWA* aktiviert und verankert, beispielsweise so: *»Ich bin eine erwachsene Frau von 55 Jahren und kann heute für meine Sicherheit sorgen. Ich kann das!«*

- *Reaktivierung der emotionalen Erinnerung:* Dann kommt der wichtige Teil der Aktivierung und Präzisierung. Hier wird die traumatische Erinnerung präzise aktiviert. Dies geschieht in der Regel inhaltsabstinent und klar eingegrenzt, indem auf den am meisten belastenden Aspekt und die damit verbundenen Erlebensqualitäten fokussiert wird, zum Beispiel: *»Welcher Aspekt ist am belastendsten? Gehen Sie damit bitte in Kontakt, lassen Sie sich das wahrnehmen! Welcher Moment ist der schlimmste, was genau macht die 4-Jährige da, was erlebt sie, was genau fühlt sie? Welches ist das belastendste Gefühl? Können Sie dieses oder auch mehrere benennen?«* Dabei ist darauf zu achten, dass die Erwachsene in der Gegenwart bleibt. Der *GWA* ist ab jetzt ein ständiger Prozessbegleiter. Dann wird der *Fokus auf die Hauptemotionen* gelenkt, der *Belastungsgrad* eingeschätzt und die Emotionen werden *im Körper lokalisiert: »Wenn Sie jetzt mit dem schlimmsten Moment, dem schlimmsten Aspekt in Kontakt gehen, mit den entsprechenden Gefühlen, der Todesangst und der Verzweiflung der 4-Jährigen, wie belastend fühlt sich das jetzt für Sie an, auf einer Skala von null bis zehn? Und wo genau spüren Sie das jetzt im Körper?«* An dieser Stelle sind das Gefühl und das dazugehörige Körpererleben bei der Erwachsenen angekommen.

- *Durchprozessieren – Go!:* Jetzt werden die *Hauptemotionen mit dem Klopfen der Lieblingspunkte durchprozessiert.* Die Therapeutin ist dabei einfach da, hält das Setting in achtsamem zugewandten Kontakt mit der Klientin oder dem Klienten und unterstützt deren beziehungsweise dessen Prozess verbal, etwa so: *»Ja, so war es. Lassen Sie den Körper das zu Ende bringen. Der macht das wie von alleine. Lassen Sie es durchrieseln. Ja, genau so. Sie machen das gut«.* Die Klientin oder der Klient kann dabei sprechen, wenn sie oder er es möchte. Manchmal kann es ganz wichtig sein, auch das Belastende klopfend zu erzählen und dabei einen anteilnehmenden Zeugen zu haben. Entscheidend aber ist, dass die Klientin beziehungsweise der Klient sich nicht aus dem Prozess »quatscht« und die Therapeutin dies ebenfalls nicht tut. Auf gar keinen Fall bestehen wir auf Inhalte oder stellen Verständnisfragen. Wir sind einfach nur Coaches, die den Prozess begleiten. Einfach wie ein Fels in der Brandung an der Seite der oder des Betroffenen, halten den Rahmen, voller Zuversicht und Vertrauen auf deren beziehungsweise dessen Selbstheilungskräfte und auf die Weisheit ihres oder seines Körpers, der das jetzt, wo er so lange feststeckte, gut zu Ende bringen möchte.

- *Bei Dissoziation – Boxenstopp:* Falls die Klientin oder der Klient während des Prozessierens dissoziiert, erfolgt mit dem *GWA* und der *Reorientierung* eine neuerliche Verankerung in der Gegenwart. Auch *Gehen* kann dabei eine sehr hilfreiche Intervention sein. Anschließend kann mit dem *Kurbeln* und einer entsprechenden *Selbstfürsorgeaffirmation,* in der das sich aktuell im Prozess erscheinende Phänomen benannt wird – und wirklich unbedingt nur das! – der Prozess wieder aufgenommen und fortgeführt werden. Zum Beispiel so: *»Auch wenn ich den Nebel, die Leere, die Kälte, das Nichts der 4-Jährigen spüre, bin ich okay so, wie ich bin, mit allem, was mich ausmacht, die 4-Jährige auch, und bin ich heute in Sicherheit!«* Unter Umständen ist es ratsam, den *sicheren Ort* für den entsprechenden Innenanteil und für die anderen jüngeren Ich-Zustände zu überprüfen.

- *Wiedereinstieg in den Prozess:* Jetzt gehts mit dem *Klopfen* der Lieblingspunkte mit dem *Fokus auf die Hauptemotionen* weiter. Dabei wird das Phänomen, das sich gerade zeigt oder gezeigt hat, sprachlich aktiviert. Es gehört zu dieser emotionalen traumatischen Erinnerung dazu, war der Klientin oder dem Klienten bisher aber nicht zugänglich: *»Okay, lassen Sie sich den Nebel, die Leere, die Kälte, das Nichts von damals spüren. Ja genau. So war das! Genau so hat die 4-Jährige das erlebt. Gut machen Sie das. Doch, bleiben Sie da. Ich bin es auch. Sie können das. Ja genau, Sie sind heute 55 Jahre alt. Super«.* So kann die erwachsene Person die Kälte, die Leere, die Erstarrung des jüngeren Ich-Zustandes in der Gegenwart spüren und integrieren – von der Dissoziation zur Assoziation. Dann durchklopfen und mit Reorientierung beziehungsweise klopfen, summen, zählen, summen schließen. Das *Klopfen endet mit der Hand auf dem Brustbein. »Sie sind da durch! Sie haben ganze Arbeit geleistet!«*

- *Starker Lösungssatz:* Kommt spontan ein Satz auf, laden wir dazu ein, diesen laut auszusprechen, etwa den folgenden: *»Ich habe überlebt! Ja, ich lebe!«* Dieser kann mit einer *Geste* verankert werden. Der *Belastungsgrad* wird erfragt. Ist die Belastung deutlich gesunken, können wir den Prozess in Absprache mit der Klientin oder dem Klienten beenden. Wenn gewünscht, könnte aber auch ein weiterer Klopfdurchgang erfolgen.

- *Abschluss des Klopfprozederes:* Der Lösungssatz wird laut ausgesprochen und von uns auf einer farbigen Karte, die die Klientin oder der Klient sich aussucht, notiert. Eine Stelle im Körper, die sich angenehm anfühlt, kann exploriert werden. Diese wird hypnoimaginativ angereichert, sodass sich das Erleben im Körper ausbreiten kann. Der starke Lösungssatz kann dabei laut wiederholt und auf dem Brustbein geklopft werden. Manchmal ist auch einfach nur Ruhe induziert, vielleicht damit verbunden, die Hand leicht auf die angenehme Stelle oder das Brustbein zu legen. Meistens macht die Klientin oder der Klient an dieser Stelle intuitiv das, was für sie oder ihn stimmig ist. Wir begleiten dies achtsam.

- *Rückkopplung an das System:* Nun wird die innere Welt, vor allem der betroffene Anteil, für dessen Thema die Integrationsarbeit gemacht wurde, mit einbezogen. Über inneren Dialog wird erfragt, wie es dem Innenanteil geht. War der Prozess rund, sind die Anteile meistens sehr erleichtert, aber auch erschöpft und froh, dass die erwachsene Person ihren Job gemacht hat. Zusammen mit der inneren Welt wird kurz besprochen, wie der Satz zu Hause eingesetzt werden soll, und ob dieser noch ergänzt werden muss. Es wird nochmal an den sicheren Ort und den Tresor erinnert und zum *Feiern* angeregt.

- *Lösungsblockaden und wichtige Zeugen als Besonderheiten im Klopfprozedere:* Sollte der Belastungsgrad nicht nennenswert absinken und der Prozess stagnieren, können Lösungsblockaden vorliegen. Wenn induziert, kann dies – mit den wahrscheinlichsten beginnend – überprüft und durchprozessiert werden. Auch hier gilt die Regel, dass weniger oft mehr ist.

9.3 Tabellen für den Überblick

Klopftools zu Prozessbeginn

Übersicht über die Klopftools zu Prozessbeginn

Tools	Wozu?	Welcher Anteil?	Wann?	Selbsthilfe für den Alltag	Voraussetzung
1: GWA	Stärkung des erwachsenen Ich, Realisierung des Echtzeitalters bei Amnesie für die Gegenwart, weniger Dissoziation	Erwachsenes Ich; auf ES-Ebene: Unterschiedsbildung (»hier und heute ist es sicher«)	von Beginn an, begleitet den gesamten therapeutischen Prozess	»Ja!«, konkret den Transfer in den Alltag besprechen: wann und wie?, Ergebnis aufschreiben und an Erinnerungsfunktion vom Smartphone koppeln	Auftrag erteilt, wenn möglich, mit Einverständnis des GS, Tool kurz vorstellen
2: Selbstfürsorge-Übung »Kurbeln«	Verbesserung der Selbstbeziehung, fürsorgliche Selbstannahme, »Nachbeelterung«, Anregen von innerer Kooperation (MAWMA), Unterschiedsbildung (früher – heute)	Erwachsenes Ich mit Einbezug des IS (MAWMA); bei zunehmender Ich-Stärke auch auf ES-Ebene	von Beginn an, begleitet den gesamten therapeutischen Prozess	»Ja!«, konkret den Transfer in den Alltag besprechen: wann und wie?, Ergebnis aufschreiben!	Auftrag erteilt, wenn möglich, mit Einverständnis des GS, Tool kurz vorstellen
3: Klopfen zur Affektberuhigung	unspezifische Affekte mit hohem Arousal, zu Prozessbeginn noch keine traumaspezifischen Affekte	Erwachsenes Ich; später auch auf ES-Ebene möglich	von Beginn an, begleitet den gesamten therapeutischen Prozess	»Ja!«, konkret den Transfer in den Alltag besprechen: wann und wie?	Auftrag erteilt, wenn möglich, mit Einverständnis des GS, Tool kurz vorstellen
4: Reorientierung	Reorientierung in der Gegenwart bei Dissoziation	Erwachsenes Ich	von Beginn an, begleitet den gesamten therapeutischen Prozess	»Ja!«, konkret den Transfer in den Alltag besprechen: wann und wie?	Auftrag liegt nicht immer vor, dann mit GS nachbesprechen: Wann? Warum? Was war los?

Tools	Wozu?	Welcher Anteil?	Wann?	Selbsthilfe für den Alltag	Voraussetzung
5: Selbstvorwurf	Selbstvorwurfbehandlung bei Schuldgefühlen + Schuldzuweisung auch auf ES-Ebene	Erwachsenes Ich; bei zunehmender Ich-Stärke auch auf Ego-State-Ebene	ziemlich zu Beginn, wenn schon Kontakt mit Innensystem + einzelnem Ego-State vorhanden	»Ja!«, konkret den Transfer in den Alltag besprechen: wann und wie?, Satz + Verzeihübung notieren	»Ja!«, nur mit Auftrag + Einverständnis, wenn möglich, von Gesamtsystem
	Häufige Kombinationen				
GWA mit Kurbeln	Stärkung des Erwachsenen Ich und Förderung der Selbstannahme bezogen auf die Thematik	Erwachsenes Ich mit Einbezug des GS (MAWMA)	von Beginn an, begleitet den gesamten therapeutischen Prozess	»Ja!«, konkret den Transfer in den Alltag besprechen: wann und wie?	Auftrag erteilt, wenn möglich, mit Einverständnis des GS
GWA mit Reorientierung	Reorientierung bei dissoziativen Phänomenen, Stärkung des erwachsenen Ich, immer wieder wechseln zwischen 1 (GWA) und 4 (Reorientierung) bis erwachsenes Ich voll präsent ist, optional: Kurbeln zum Abschluss	Erwachsenes Ich	von Beginn an, begleitet den gesamten therapeutischen Prozess	»Ja!«, konkret den Transfer in den Alltag besprechen: wann und wie?, Ergebnis notieren	Auftrag dafür liegt nicht immer vor, dann mit GS nachbesprechen: Wann? Warum? Was war los?
GWA und Klopfen zur Affektberuhigung	Affekte mit hohem Arousal, dabei sicherstellen, dass Erwachsenes Ich präsent bleibt, hier (noch) keine Traumaverarbeitung!, optional: Abschluss mit Selbstfürsorge-Übung	Erwachsenes Ich	von Beginn an, begleitet den gesamten therapeutischen Prozess	»Ja!«, konkret den Transfer in den Alltag besprechen: wann und wie?	Auftrag erteilt, wenn möglich, mit Einverständnis des GS

Lösungsblockaden und ihre Behandlung im Gesamtsystem

Übersicht über Lösungsblockaden und ihre Behandlung im Gesamtsystem

Lösungsblockade	Wie?	Welcher Anteil?	Wozu?	Wann?
Selbstbeziehung				
Altersregression/ unspezifische Dissoziation Switch, spontanes Auftauchen eines Innenanteils, der nicht in Raum und Zeit orientiert ist	GWA »Ich bin groß« mit Klopfen auf Brustbein Unterschiedsbildungs-Anker »Hier ist es sicher« mit Klopfen auf Brustbein	Erwachsenes Ich Innenanteil	Erwachsenes Ich stärken, Dissoziation unterbrechen Präsentifikation auf Ego-State-Ebene, Unterschiedsbildung, »Hier und Jetzt«-Erleben des Anteils fördern	Behandlungsbeginn, begleitet den gesamten Prozess, zu Beginn jeder Klopfintervention, Begleitung der Traumaintegration bei spontanem Auftauchen eines Ego-States im Klopfprozess, bei Behandlung des Themas eines Ego-States, auch bei Traumaverarbeitung
Selbstvorwurf	Selbstfürsorge-Übung mit phänomenologischer Steigerung, Verzeihen bei ES-Formulierung beachten, konnte/wollte, Verzeihübung, starker Lösungssatz	Erwachsenes Ich mit Innenanteil oder indirekt über das erwachsene Ich	Selbstbeziehung verbessern, Schuldgefühl transformieren, Beschämungserfahrungen minimieren, Stressreduktion, innere Kooperation fördern auf der Systemebene behandeln, wo sich das Problem zeigt	ab Behandlungsbeginn, wann immer sich ein Vorwurf oder eine Schuldzuweisung zeigt, bei Selbstverletzung und -bestrafung auf der Systemebene behandeln, wo sich das Problem zeigt
Beziehungsebene				
Loyalität	Selbstfürsorge-Übung mit phänomenologischer Steigerung, bei Ego-State-Formulierung beachten, starker Lösungssatz meistens:	Erwachsenes Ich mit Innenanteil direkt oder indirekt über das erwachsene Ich	um übernommene Selbstbestrafung und Selbstabwertung in den Prozess zu bringen, Selbstbeziehung verbessern, Würdeerleben,	wenn Vorwurfsbehandlung stagniert, also durchaus schon relativ früh im Prozess, bei genügend Ich-Stärke, auf Ego-State-Ebene

Lösungsblockade	Wie?	Welcher Anteil?	Wozu?	Wann?
Loyalität	»Auch wenn XY mir nicht ..., erlaube ich ...«, oder: »Wenn ich heute mein eigentliches Ding mache, bleibt XY ...«.		Autonomieförderung, Scham- und Schuldgefühle allmählich transformieren	schon erste Reflexionsprozesse und innere Kooperation schon ansatzweise vorhanden, bei transgenerationaler Traumatisierung
Fremdvorwurf an ein reales Gegenüber im Außen	Selbstfürsorge-Übung mit phänomenologischer Steigerung, konnte/wollte, Verantwortung beim Gegenüber lassen, starker Lösungssatz	Erwachsenes Ich mit Innenanteil direkt oder indirekt über das erwachsene Ich	Autonomieförderung, Verantwortungsübernahme für die eigene Person, Selbstwertsteigerung, Selbstwertstärkung	Nicht behandeln, wenn Vorwürfe stärkend sind!!! Ansonsten meist relativ spät im Behandlungsprozess.
Erwartungen	Selbstfürsorge-Übung mit phänomenologischer Steigerung, starker Lösungssatz	Erwachsenes Ich mit Innenanteil direkt oder indirekt über das erwachsene Ich	Autonomieförderung, Unabhängigkeit	relativ selten, eher später im Behandlungsprozess

Dank

Ohne die Unterstützung vieler Menschen hätte ich mein Buchprojekt wohl niemals realisiert.

Zunächst einmal danke ich all jenen Menschen, die mich in inspirierenden Gesprächen immer wieder angeregt und ermutigt haben, mein Wissen und meine Art, therapeutisch zu arbeiten, doch endlich einmal zu verschriftlichen: Meinen Freundinnen und Kolleginnen Sabine Feineis und Anja Neubacher sowie meinem Freund Andreas Müller. Gabriela von Witzleben hat mich ermutigt (»Du musst unbedingt ein Buch schreiben!«), ebenso wie viele begeisterte Teilnehmerinnen und Teilnehmer in meinen Fortbildungen. Michael Bohne hat mich darin bestärkt und in zahlreichen Gesprächen zur Konkretisierung dieses Buches beigetragen. Michael gilt mein besonderer Dank, nicht zuletzt für diese wunderbare Methode. Ebenso für das Gegenlesen von Kapitel 4 und zum Schluss für das Korrekturlesen des gesamten Buches mit sehr hilfreichen Kommentaren und Anregungen.

Bei den ersten Gehversuchen zum Buch hat mich mein Coach Beate Charlotte Ulrich begleitet. Ihr verdanke ich wunderbare Anregungen wie: »Schreiben Sie erstmal nur einen Gedanken, das sind 800 Zeichen«. Das war überschaubar. Ebenso hilfreich war die Aussage »bei mir wird nicht diskutiert« von Karl Lagerfeld. So bin ich mit Beate Charlotte Ulrich zusammen gestartet und habe, was das Schreiben betrifft, allmählich »Laufen« gelernt.

Meiner Freundin und Kollegin Johanna Bächli danke ich sehr, dass Sie die ersten Seiten des zentralen Kapitels, mit dem ich mein Buch zu schreiben begann (»Los geht's: Den Prozess mit PEP starten und gestalten«), redigiert hat. Mit ihrem journalistischen Blick half sie mir dabei, meinen Formulierungen einen ersten »Schliff« zu geben.

Ich danke Pinar Sario. Sie steuerte im Seminar die Überschrift für ein Unterkapitel bei: »Wenn's kracht im System«.

Dankbar bin ich meiner Supervisionsgruppe bei Helga Mattheß für den inspirierenden Austausch über therapeutische Haltung: Elfie Cronauer, Claudia Olk, Sabine Koch, Gabi Fischer, Wiebke Pape und nicht zuletzt Helga Mattheß, die den Raum dafür gab. Helga betonte die Wichtigkeit, unbedingt über therapeutische Abstinenz zu schreiben. Dem bin ich gerne nachgekommen. Ebenso danke ich Andrea Evers für das aufschlussreiche Gespräch zu therapeutischer Haltung in Holland am Strand.

Ein großes Dankeschön geht an meine »Esprit-Gruppe«. Als Kolleginnen übten wir uns gemeinsam über viele Jahre in PEP und der Triaden-Arbeit. Bei vielen Treffen hatten Elke Rüttgers, Beate Nitzschke, Monika Evers, Carola Heinrich, Monika Dünkler-Ebertz und Heidrun Meyer-Kruse ein offenes Ohr für mein Buchprojekt. Von ihnen bekam ich viel Interesse, Anregung und Bestärkung.

Ich hatte wunderbare Gegenleserinnen aus verschiedenen Richtungen, allesamt in PEP ausgebildet. Sie beäugten das Geschriebene kritisch und mit deutlichem Wohlwollen aus ihrem jeweiligen Fachgebiet. Sabine Koch las als Traumaexpertin gegen. Vielen Dank, Sabine, für deine Anregungen zur Differenzierung von Dissoziation und Ego-State-Arbeit, dein großes Interesse und deine bestärkenden Rückmeldungen, gerade zum Kapitel Haltung. Das tat gut. Elke Rüttgers las als Körper- und Atemtherapeutin gegen. Sie fand alles, was sie über das Klopfen las, aufregend, theoretisch und praktisch aufschlussreich. Danke, Elke, für deine mentale Unterstützung und deine Hinweise zu praktischen Übungen.

Ein riesengroßer Dank gilt meiner Frau Beate Nitzschke. Sie las als »PEPologin«, Coach und Supervisorin nicht nur kritisch gegen, sondern verhalf auch meinen manchmal zu schnellen Gedanken und queren Formulierungen sowie meiner Rechtsschreibung auf die Sprünge. Damit nicht genug: Sie hielt mir in dieser Zeit weitestgehend den Rücken frei und hat mich ausgehalten, wenn ich gedanklich in meinem Buchprojekt absorbiert war.

Danke unseren Vierbeinern, meiner Golden Retriever-Hündin Nanouk und unserer Katze Flora Flocke. Sie eskortierten mich morgens um fünf Uhr an meinen Schreibplatz und chillten dann vor sich hin. Good vibrations.

Ich danke Sandra Englisch vom Verlag Vandenhoeck & Ruprecht für die aufschlussreichen und freundlichen Gespräche zur Entstehung dieses Buches. Ich bekam auf so viele Fragen geduldige Antworten.

Ein großes Dankeschön geht an meine Lektorin Carlotta Koch für den fantastischen Support. Sie begleitete das Entstehen dieses Werkes mit akribischer Genauigkeit, fachlicher Versiertheit und mit viel Geduld.

Auch danke ich den Grafikerinnen herzlich: Nicola Graf aus Freinsheim setzte meine Ideen zu der Arbeit mit Ego-States sehr anschaulich in tolle Grafiken um. Wiebke Vormstein aus Gummersbach machte durch ihre Zeichnungen Momente des Klopfprozederes wunderbar lebendig.

Anke Nottelmann

Literatur

Antonovsky, A. (1997). Salutogenese. Zur Entmystifizierung der Gesundheit. Tübingen: dgvt.

Artemis und Winkler (Hrsg.) (2001). Die Lieblingsgedichte der Deutschen. Düsseldorf/Zürich: Patmos.

Bateson, G. (1981). Ökologie des Geistes. Frankfurt a. M.: Suhrkamp.

Binder, W. (1967/1968). Hölderlins Patmos Hymne. In B. Böschenstein, A. Kelletat (Hrsg.), Hölderlin-Jahrbuch 15 (S. 105). Tübingen: Mohr Siebeck.

Boehm, C. (2012). Moral origins: The evolution of virtue, altruism and shame. New York: Basic Books.

Bohne, M. (2010, 2016a). Vom energetischen Paradigma zur Prozess- und Embodimentfokussierten Psychologie (PEP). In: M. Bohne (Hrsg.), Klopfen mit PEP. Prozess- und Embodimentfokussierte Psychologie in Therapie und Coaching (1. u 3. Aufl., S. 23–116). Heidelberg: Carl-Auer.

Bohne, M. (2016b). Bitte klopfen! Anleitung zur emotionalen Selbsthilfe. Heidelberg: Carl-Auer.

Bohne, M. (2016c). Prozess- und Embodimentfokussierte Psychologie (PEP) – weit mehr als eine Klopftechnik. In: M. Bohne, M. Ohler, G. Schmidt, B. Trenkle (Hrsg.), Reden reicht nicht? Bifokal-multisensorische Interventionsstrategien für Therapie und Beratung (S. 13–27). Heidelberg: Carl-Auer.

Bohne, M. (2017). Seminarunterlagen Fortbildung Prozess- und Embodimentfokussierte Psychologie (PEP), Grundkurs PEP I, Hannover.

Bohne, M. (2022). Psychotherapie und Coaching mit PEP. Prozess- und Embodimentfokussierte Psychologie in der Praxis. Heidelberg: Carl-Auer.

Boon, S., Steele, K., van der Hart, O. (2013). Traumabedingte Dissoziation bewältigen. Paderborn: Junfermann.

Braun, B. (1988). The BASK-Modell of dissociation. Dissociation, 1 (1), 4–23.

Brown, D., Fromm, E. (1986). Hypnotherapy and Hypnoanalysis. Hillsdale (NJ): Erlbaum.

Bull, N. (1962). The body and its mind. An introduction to attitude psychology. New York: Las Americas.

Burtscher, E., M. Eppler-Tschiedel, W. Gertz, A. Suntinger (2001). AK-Meridiantherapie. Synthese der Akupunkturlehre und Applied Kiesiology. Wörthsee: AKSE.

Butollo, W., Hagl, M., Krüsmann, M. (1999). Kreativität und Destruktion posttraumatischer Bewältigung. Forschungsergebnisse und Thesen zum Leben nach dem Trauma. Stuttgart: Pfeiffer bei Klett-Cotta.

Butollo, W., Hagl, M., Krüsmann, M. (2002). Leben nach dem Trauma. Über den therapeutischen Umgang mit dem Entsetzen. Stuttgart: Pfeiffer bei Klett-Cotta.

Callahan, R. (1997). Thought field therapy. The case of Mary. Traumatology 3 (I), 30–37.

Callahan, R. (2001). Leben ohne Phobie. Kirchzarten: VAK.

Cecchin, G., Lane, G., Wendel, A. R. (2002): Respektlosigkeit. Eine Überlebensstrategie für Therapeuten. Heidelberg: Carl-Auer.

Cortina, M., Liotti, G. (2007). Implicit unconscious processes, intersubjective abilities and evolutionary models of mind. Fromm Forum, 11, 40–51.
Courtois, C. A., Ford, J. D., Cloitre, M. (2011). Optimale Behandlungsverfahren für die psychotherapeutische Arbeit mit Erwachsenen. In: C. A. Courtois, J. D. Ford (Hrsg.), Komplexe traumatische Belastungsstörungen und ihre Behandlung. Eine evidenzbasierte Anleitung (S. 107–131). Paderborn: Junfermann.
Csikszentmihalyi, M. (2003). Flow. Das Geheimnis des Glücks. Stuttgart: Klett-Cotta.
Daniels, J. (2008). Sekundäre Traumatisierung. Eine Interviewstudie zu berufsbedingten Belastungen von TherapeutInnen. Psychotherapeut 53 (2), 100–107.
De Jong, P., Kim Berg, I. (1998). Lösungen (er)finden. Das Werkstattbuch der lösungsorientierten Kurzzeittherapie. Dortmund: Modernes Lernen.
De Shazer, S. (1989). Der Dreh. Überraschende Wendungen und Lösungen in der Kurzzeittherapie. Heidelberg: Carl-Auer.
De Shazer, S. (1992). Das Spiel mit Unterschieden. Wie therapeutische Lösungen lösen. Heidelberg: Carl-Auer.
DeYoung, P.A. (2015). Understanding and treating chronic shame. New York: (Routledge).
Diamond, J. (2001). Der Körper lügt nicht. Kirchzarten: VAK.
Domin, H. (1987). Gesammelte Gedichte. Frankfurt a. M.: Fischer.
Ecker, B. (2015). Memory reconsolidation understood and misunderstood. International Journal of Neuropsychotherapy, 3 (I), 2–46.
Ecker, B. (2018). Clinical translation of memory reconsolidation research. Therapeutic methodology for transformational change by erasing implicit emotional learnings driving symptom production. International Journal of Neuropsychotherapy, 6 (I),1–92.
Eger, E. E. (2019). In der Hölle tanzen. Wie ich Auschwitz überlebte und meine Freiheit fand. München: btb Verlag.
Elliot, D. M., Briere, J. (1995). Posttraumatic stress associated with delayed recall of sexual abuse: a general pop study. J Trauma stress, 8 (4), 629–648.
Eichendorff, J. v. (1835/2001). Die Wünschelrute. In: Artemis und Winkler (Hrsg.), Die Lieblingsgedichte der Deutschen (S. 38). Düsseldorf/Zürich: Patmos.
Erikson, E. H. (1959). Identity and the Life Cycle: Selected Papers. Psychological Issues, 1, 1–171.
Fanselow, M. S., Lester, M. S. (1988). A functional behavioristic approach to aversively motivated behavior: Predatory imminence as a determinant of the topography of defensive behavior. In: R. C. Bolles, M. D. Beecher (Hrsg.), Evolution and learning (S. 185–212). Hillsdale: Erlbaum.
Federn, P. (1956). Ich-Psychologie und die Psychosen. Frankfurt a. M.: Suhrkamp.
Ferenczi, S. (1933/1982). Sprachverwirrung zwischen dem Erwachsenen und dem Kind: Die Sprache der Zärtlichkeit und der Leidenschaft. In: S. Ferenczi (Hrsg.), Schriften zur Psychoanalyse (Bd. 2, S. 303–313). Frankfurt a. M.: Fischer.
Figley, C. R. (2002). Mitgefühlserschöpfung. Der Preis des Helfens. In: B. Hudnall Stamm (Hrsg.), Sekundäre Traumastörungen. Wie Kliniker, Forscher und Erzieher sich vor traumatischen Auswirkungen ihrer Arbeit schützen können (S. 41–59). Paderborn: Junfermann.
Fischer, G., Riedesser, P. (1999). Lehrbuch der Psychotraumatologie. München: Reinhardt.
Foerster, C. (2024). Motivationssprüche zu Veränderungen und Lösungen. http://www.christofoerster.com (Zugriff am 30.10.2024).
Forgash, C. (2002). Deepening EMDR treatment effects across the diagnostic spectrum: Integrating EMDR and ego state work. Two-day workshop presentation, New York. Video available through emdrandegostatevideo.com.
Forgash, C. (2005). The Therapeutic Triad: applying EMDR and Ego State Therapy in Colloborative Treatment. In: C. Forgash, M. Copeley (Hrsg.), Healing the Heart of Trauma: Integrating EMDR and Ego State Therapy. Manuskript.

Frankl, V. E. (2017). Wer ein Warum zu leben hat. Lebenssinn und Resilienz. Weinheim/Basel: Beltz.

Fraser, G. A. (2003). Fraser's »Dissociative Table Technique«. Revisited, Revised: A Strategy of Working with Ego States in Dissociative Disorders and Ego State Therapy. Journal of Trauma and Dissociation, 4 (4), 5–28.

Frederick, C. (2007). Ausgewählte Themen zur Ego-State-Therapie. Hypnose-ZHH, 2 (1+2), 5–100.

Frederick, C. (2016). Beyond empathy: The tree of compassion with malevolent ego states. American Journal of Clinical Hypnosis, 58 (4), 331–346.

Freyd, J. J. (1996). Betrayal Trauma. The Logic of Forgetting Abuse. Cambridge (MA): Harvard University Press.

Freud, S. (1925). Gesammelte Schriften von Sigmund Freud (Bd. 2). Wien: Internationaler Analytischer Verlag.

Fritzsche, K. (2018). Praxis der Ego-State-Therapie. Heidelberg: Carl Auer.

Fritzsche, K. (2021). Ego-State-Therapie bei Traumafolgestörungen. Handbuch für die Praxis. Heidelberg: Carl-Auer.

Fritzsche, K., W. Hartmann (2010). Einführung in die Ego-State-Therapie. Heidelberg: Carl-Auer.

Fromm, E. (1976). Die Kunst des Liebens. Berlin: Ullstein.

Gallo, F. (2002). Handbuch der Energetischen Psychotherapie. Kirchzarten: VAK.

Gast, U. (2004). Der psychodynamische Ansatz zur Behandlung komplexer dissoziativer Störungen. In: A. Eckhardt-Henn, S. O. Hoffmann (Hrsg.), Dissoziative Bewusstseinsstörungen. Theorie, Symptomatik, Therapie (S. 395–420). Stuttgart/New York: Schattauer.

Gast, U., Rodewald, F. (2004). Prävalenz dissoziativer Störungen. In: L. Reddemann, A. Hofmann, U. Gast (Hrsg.), Psychotherapie der dissoziativen Störungen (S. 37–46). Stuttgart/New York: Thieme.

Gendlin, E. T. (1981). Focusing. Salzburg: Otto Müller.

Gilbert, P. (1989). Human nature and suffering. Hove: Erlbaum.

Grawe, K. (2004). Neuropsychotherapie. Göttingen: Hogrefe.

Grunwald, M. (2017). Homo Hapticus. Warum wir ohne Tastsinn nicht leben können. München: Droemer.

Grunwald, M., T. Weiss, S. Mueller, Rall, L. (2014). EEG changes causes by spontaneous facial self-touch may represent emotion regulating processes and working memory maintenance. Brain research, 1557, 111–126.

Gysi, J. (2018). Veränderungen im ICD-11 im Bereich Trauma und Dissoziation. www.sollievo.net (Zugriff am 30.04.2024).

Gysi, J. (2021). Diagnostik von Traumafolgestörungen. Multiaxiales Trauma-Dissoziations-Modell nach ICD-11. Göttingen: Hogrefe.

Hanswille, R., Kissenbeck, A. (2008). Systemische Traumatherapie. Konzepte und Methoden für die Praxis. Heidelberg: Carl-Auer.

Hanswille, R. (2003). Systemische Traumatherapie, Essen (IFS). Unveröffentlichte Seminarunterlagen.

Herman, J. L. (1993). Die Narben der Gewalt. Traumatische Erfahrungen verstehen und überwinden. München: Kindler.

Hofmann, A. (2014). Psychotrauma als psychophysiologischer Prozess. In: A. Hofmann (Hrsg.), EMDR – Praxishandbuch zur Behandlung traumatisierter Menschen (5., vollst. überarb. Aufl., S. 16–28). Stuttgart: Thieme.

Hüther, G. (2005). Wie aus Stress Gefühle werden. Betrachtungen eines Hirnforschers. Göttingen: Vandenhoeck & Ruprecht.

Hüther, G. (2006). Wie Embodiment neurobiologisch erklärt werden kann. In: M. Storch, B. Cantieni, G. Hüther, W. Tschacher (Hrsg.), Embodiment. Wechselwirkung von Körper und Psyche verstehen und nutzen (S. 75–97). Bern: Huber.

Hüther, G. (2018). Würde. Was uns stark macht – als einzelne und als Gesellschaft. München: Knaus.
Huber, M. (2003). Wege der Traumabehandlung. Trauma und Traumabehandlung, Teil 2. Paderborn: Junfermann.
Huber, M. (2013). Der Feind im Innern. Psychotherapie mit Täterintrojekten. Wie finden wir den Weg aus Ohnmacht und Gewalt? Paderborn: Junfermann.
Janet, P. (1889). Psychological healing. New York: Macmillan.
Janet, P. (1907). The major symptoms of hysteria. London/New York: Macmillan.
Janet, P. (1935). Rèalisation et interprètation. Annales-Mèdico-Psychologiques, 93, 329–366.
Karpman, S. (1968). Fairy tales and script drama analysis. Transactional Analysis Bulletin, 7 (26), 39–43.
Kluft, R. (1988). The dissociative disorders. In: J. A. Talbott, R. E. Hales, S. C. Yudofsky (Hrsg.), The American psychiatric text book of psychiatry (S. 557–584). Washington, D. C.: American Psychiatric Press.
Kluft, R. (1991). Multiple personality disorder. In: A. Tasman, S. M. Goldfinger (Hrsg.), American Psychiatric Press Review of Psychiatry (Bd. 10, S. 161–188). Washington, D. C.: American Psychiatric Press.
Kluft, R. (2005). Themen für Fortgeschrittene in der Behandlung der Dissoziativen Identitätsstörung und verwandter Dissoziativer Störungen und Zustände. Seminar in Hilden, Psychotraumatology Institute Europe am 23./24.09.2005.
Kluft, R. (2006). Dealing with alters. A pragmatical clinical perspective. Psychiatric Clinics of North America, 29 (1), 281–304.
Kohut, H. (1979). Die Heilung des Selbst. Frankfurt a. M.: Suhrkamp.
Kubny, M. (2002). Qi – Lebenskraftkonzept in China. Definition. Theorien und Grundlagen. Heidelberg: Karl F. Haug.
Krystal, P. (1999). Die inneren Fesseln sprengen. Befreiung von falschen Sicherheiten. München: Econ & List Taschenbuch Verlag.
Lammers, W. (2014). Logosynthese. Mit Worten heilen. Praxisbuch für Beratung, Coaching und Psychotherapie. Kirchzarten: VAK.
LeDoux, L. (1998). Das Netz der Gefühle. Wie Emotionen entstehen. München/Wien: Carl Hanser.
Leutner, E. (2019). Heilsame Netzwerke – EST und EMDR: Ein roter Faden für den Behandlungsprozess. In: H. Riesbeck, G. Müller (Hrsg.), Traumakonfrontation – Traumaintegration. Therapiemethoden im Vergleich (S. 90–118). Stuttgart: Kohlhammer.
Leutner, S., Cronauer, E. (2022). Traumatherapie-Kompass. Begegnung, Prozess und Selbstentwicklung in der Therapie mit Persönlichkeitsanteilen. Göttingen: Vandenhoeck & Ruprecht.
Levine, P. (1998). Trauma-Heilung. Das Erwachen des Tigers. Unsere Fähigkeit, traumatische Erfahrungen zu transformieren. Essen: Synthesis.
Levine, P. (2016). Trauma und Gedächtnis. Die Spuren unserer Erinnerung in Körper und Gehirn. Wie wir traumatische Erfahrungen verstehen und verarbeiten. München: Kösel.
Lyons-Ruth, K., Jacobvitz, D. (1999). Attachment disorganization: Unresolved loss, relational violence and lapses in behavioral and attentional strategies. In: J. Cassidy, P. Shaver (Hrsg.), Handbook of attachment (S. 520–554). New York: Guilford.
Maslow, A. H. (2013). Toward a psychology of being. New York Simon & Schuster.
Mattheß, H., Nijenhuis, E. (2006). Wie behandeln wir Patienten mit schwer struktureller Dissoziation der Persönlichkeit? In: W. Wöller (Hrsg.), Trauma und Persönlichkeitsstörungen (S. 464–482). Stuttgart: Schattauer.
Marks, S. (2016). Scham. Die tabuisierte Emotion. Ostfildern: Patmos.
Müller, G. (2019). Einführung – grundsätzliche Überlegungen zu Traumakonfrontation und -integration. In: H. Riesbeck, H., G. Müller (Hrsg.), Traumakonfrontation – Traumaintegration. Therapiemethoden im Vergleich (S. 19–31). Stuttgart: Kohlhammer.

Nathanson, D.L. (1992). Shame and pride. Affect, sex, and the birth of the self. New York: Norton.
Neuner, F. (2008). Stabilisierung vor Konfrontation in der Traumatherapie – Grundregel oder Mythos? Verhaltenstherapie, 18 (2), 10–118.
Nijenhuis, E. (2005). Diagnostik und Behandlung chronischer Traumatisierung nach der Theorie der strukturellen Dissoziation. 1. Teil der Ausbildung in Hilden, Psychotraumatology Institute Europe am 4./5.3.2005.
Nijenhuis, E., van der Hart, O. (2011). Dissociation in Trauma: A New Definition and Comparison with Previous Formulations. Journal of Trauma & Dissociation, 12 (4), 416–445.
Nijenhuis, E. (2016). Die Trauma-Trinität: Ignoranz – Fragilität – Kontrolle. Göttingen: Vandenhoeck & Ruprecht.
Nottelmann, A. (2019). PEP als wirksame Bereicherung in der Behandlung von komplexen Traumafolgen. In: M. Bohne, S. Ebersberger (Hrsg.), Synergien nutzen mit PEP. Die integrative Kompetenz der Prozess- und Embodimentfokussierten Psychologie in Psychotherapie, Beratung und Coaching. Heidelberg: Carl-Auer.
Ogden, P., Minton, K. Pain, C. (2010). Trauma und Körper. Ein sensumotorisch orientierter psychotherapeutischer Ansatz. Paderborn: Junfermann.
Ogden, P. (2017). Die Polyvagal-Theorie und die Sensumotorische Psychotherapie. In: S. W. Porges, D. Dana (Hrsg.), Klinische Anwendungen der Polyvagal-Theorie. Ein neues Verständnis des autonomen Nervensystems und seiner Anwendung in der therapeutischen Praxis (S. 49–66). Lichtenau: Probst.
Panksepp, J. (1998). Affective neuroscience: The foundations of human and animal emotions. New York/Oxford: Oxford University Press.
Panksepp, J. (2012). The archeology of mind. New York: Norton.
Paulsen, S. (2014). Trauma und Dissoziation mit neuen Augen sehen. Ego-State-Therapie und EMDR bei DIS und PTBS. Lichtenau: Probst.
Peichl, J. (2007a). Innere Kinder, Helfer, Täter & Co. Ego-State-Therapie des traumatisierten Selbst. Stuttgart: Klett-Cotta.
Peichl, J. (2007b). Die inneren Trauma-Landschaften. Borderline – Ego-State – Täter-Introjekt. Stuttgart/New York: Schattauer.
Peichl, J. (2013). Innere Kritiker, Verfolger und Zerstörer. Ein Praxishandbuch für die Arbeit mit Täterintrojekten. Stuttgart: Klett-Cotta.
Pelcovitz, D., van der Kolk, B., Roth, S., Mandel, F., Kaplan, S., Resick, P. (1997). Development of a criteria set and a structured interview for the disorder of extreme stress. J Trauma Stress 10 (1), 3–16.
Perls, F. S., Andreas, S. (1969). Gestalt therapy verbatim. Lafayette (CA): Real People Press.
Pfeiffer, A. (2018). Was ist dran am Klopfen? Eine Übersichtsarbeit. Psychotherapeutenjournal 3, 235–243.
Pfeiffer, A. (2022). Emotionale Erinnerung – Klopfen als Schlüssel für Lösungen. Neurowissenschaftliche Wirkhypothesen der Klopftechniken. Heidelberg: Carl-Auer.
Phillips, M. (2000). Finding the energy to heal. New York: Norton.
Phillips, M., Frederick, C. (2003). Handbuch der Hypnotherapie bei posttraumatischen und dissoziativen Störungen. Heidelberg: Carl-Auer.
Porges, S. W. (2017). Die Polyvagal-Theorie: Eine Einführung. In: S. W. Porges, D. Dana (Hrsg.), Klinische Anwendungen der Polyvagal-Theorie. Ein neues Verständnis des autonomen Nervensystems und seiner Anwendung in der therapeutischen Praxis (S. 67–88). Lichtenau: Probst.
Price, M., Lancaster, C. L., Gros, D. F., Legrand, A. C., van Stolk-Cooke, K., Acierno, R., (2018). An examination of social support and PTSD treatment. Response during prolonged exposure. Psychiatry, 81 (3). 258–270.
Putnam, F. W. (1989). Diagnosis and treatment of multiple personality disorder. New York: Guilford Press.

Putnam, F. W. (2003). Diagnose und Behandlung einer Dissoziativen Identitätsstörung. Ein Handbuch. Paderborn: Junfermann.
Reddemann, L. (2004a, 2017). Psychodynamisch Imaginative Traumatherapie. PITT®-Das Manual. Ein resilienzorientierter Ansatz in der Psychotraumatologie (2. u. 9. Aufl.). Stuttgart: Klett-Cotta.
Reddemann, L. (2004b). Allgemeine Empfehlungen für die Arbeit mit hoch dissoziativen Patientinnen und Patienten. In: L. Reddemann, A. Hofmann, U. Gast (Hrsg.), Psychotherapie der dissoziativen Störungen (S. 179–180). Stuttgart/New York: Thieme.
Reddemann, L. (2004c). Imagination als heilsame Kraft. Zur Behandlung von Traumafolgen mit ressourcenorientierten Verfahren (10. Aufl.). Stuttgart: Klett-Cotta.
Reddemann, L. (2007). Ego-States und Traumatherapie. Hypnose-ZHH, 2 (1+2), 102–115.
Reddemann, L. (2008). Würde – Annäherung an einen vergessenen Wert in der Psychotherapie. Stuttgart: Klett-Cotta.
Reddemann, L., Sachsse. U. (1998). Traumazentrierte Psychotherapie. Teil 2: Traumaexposition. PTT – Persönlichkeitsstörungen, Theorie und Therapie, 2 (2), 72–83.
Riesbeck, H., Müller, G. (Hrsg.) (2019). Traumakonfrontation – Traumaintegration. Therapiemethoden im Vergleich. Stuttgart: Kohlhammer.
Rilke, R. M. (2021). Die Gedichte (7. Aufl.). Leipzig: Insel-Verlag.
Rogers, C. R. (1959). A theory of therapy, personality and interpersonal relationships: As developed in the client-centred framework (Bd. 3, S. 184–256). New York: McGraw Hill.
Rogers, C. (1983). Die klientenzentrierte Gesprächspsychotherapie. Frankfurt a. M.: Fischer.
Rogers, C. (2018). Entwicklung der Persönlichkeit aus der Sicht eines Therapeuten. Stuttgart: Klett-Cotta.
Ross, C. J. (1989). Multiple personality disorder. New York: Wiley.
Rudolf, G. (2010). Psychodynamische Psychotherapie. Die Arbeit an Konflikt, Struktur und Trauer. Stuttgart: Schattauer.
Sachsse, U. (1999). Selbstverletzendes Verhalten. Psychodynamik/Psychotherapie. Das Trauma, die Dissoziation und ihre Behandlung. Göttingen: Vandenhoeck & Ruprecht.
Sachsse, U. (2004). Die Therapie-Strategie der traumazentrierten Psychotherapie. In: U. Sachsse (Hrsg.), Traumazentrierte Psychotherapie. Theorie, Klinik und Praxis (S. 184–333). Stuttgart/New York: Schattauer.
Sack, M. (2010). Schonende Traumatherapie. Ressourcenorientierte Behandlung von Traumafolgestörungen. Stuttgart: Schattauer.
Satir, V. (1988). Meine vielen Gesichter. Wer bin ich wirklich? München: Kösel.
Schiepek, G. (1999). Die Grundlagen Systemischer Therapie. Theorie – Praxis – Forschung. Göttingen: Vandenhoeck & Ruprecht.
Schlippe, A. v., Schweitzer, J. (1996). Lehrbuch der systemischen Therapie und Beratung. Göttingen: Vandenhoeck & Ruprecht.
Schmidt, G. (1986/1989). Konferenz mit der inneren Familie (Audiokassetten). Müllheim: Auditorium.
Schmidt, G. (2010). Liebesaffären zwischen Problem und Lösung. Hypnosystemisches Arbeiten in schwierigen Kontexten. Heidelberg: Carl-Auer.
Schore, A. N. (1994). Affect regulation and the origin of the self. Hillsdale: Erlbaum.
Schwartz, R. (1997). Systemische Therapie mit der inneren Familie. München: Pfeiffer.
Schwing, R., Fryszer, A. (2006). Systemisches Handwerk. Werkzeug für die Praxis. Göttingen: Vandenhoeck & Ruprecht.
Shapiro, F. (1998). EMDR – Grundlagen und Praxis. Paderborn: Junfermann.
Shapiro, F., Silk Forrest, M. (2001). EMDR in Aktion. Die Behandlung traumatisierter Menschen. Paderborn: Junfermann.

Shengold, L. (1995). Seelenmord – die Auswirkungen von Mißbrauch und Vernachlässigung in der Kindheit. Frankfurt a. M.: Brandes & Apsel.

Siegel, D. J. (1999). Wie wir werden, die wir sind. Neurobiologische Grundlagen subjektiven Erlebens und die Entwicklung des Menschen in Beziehungen. Paderborn: Junfermann.

Solomon, R., Rando, T. (2012). Treatment of grief and mourning through EMDR: Conceptual considerations and clinical guidelines. Revue europèenne psychologie appliquèe, 62 (4), 231–239.

Spangenberg, E, (2019). Traumaintegration mit TRIMB – Trauma Recapitulation with Imagination Motion and Breath. In: H. Riesbeck, G. Müller (Hrsg.), Traumakonfrontation – Traumaintegration. Therapiemethoden im Vergleich (S. 206–231). Stuttgart: Kohlhammer.

Sparrer, I. (2002). Wunder, Lösung und System. Lösungsfokussierte Systemische Strukturaufstellungen für Therapie und Organisationsberatung. Heidelberg: Carl-Auer.

Steele, K., van der Hart, O., Nijenhuis, E. R. S. (2004). Phasenorientierte Behandlung komplexer dissoziativer Störungen: die Bewältigung traumabezogener Phobien. In: A. Eckhardt-Henn, S. O. Hoffmann (Hrsg.), Dissoziative Bewusstseinsstörungen. Theorie, Symptomatik, Therapie (S. 357–391). Stuttgart/New York: Schattauer.

Steele, K., van der Hart, O. (2011). Behandlung von Dissoziation. In: C. A. Courtois, J. D. Ford (Hrsg.), Komplexe traumatische Belastungsstörungen und ihre Behandlung. Eine evidenzbasierte Anleitung (S. 170–192). Paderborn: Junfermann.

Steele, K., Boon, S., van der Hart, O. (2017). Die Behandlung traumabedingter Dissoziation. Eine praxisorientierte, integrative Vorgehensweise. Lichtenau/Westfalen: Probst.

Stern, D. N. (2005). Der Gegenwartsmoment. Veränderungsprozesse in Psychoanalyse, Psychotherapie und Alltag. Frankfurt a. M.: Brandes & Apsel.

Stevens, Barry (2005). Don't Push the River: It Flows by Itself. Highland (NY): Gestalt Journal Press.

Stierlin, H. (1994). Ich und die anderen – Psychotherapie in einer sich wandelnden Gesellschaft. Stuttgart: Klett-Cotta.

Van der Hart, O., Nijenhuis, E., Steele, K. (2008). Das verfolgte Selbst. Strukturelle Dissoziation und die Behandlung chronischer Traumatisierung. Paderborn: Junfermann.

Van der Kolk, B. A. (1994). The body keeps the score: Memory and the evolving psychobiology of posttraumatic stress. Harvard Review of Psychiatry, 1 (5), 253–265.

Van der Kolk, B. A. (2000). Der Körper vergißt nicht. Ansätze einer Psychophysiologie der posttraumatischen Belastungsstörung. In: B. A. van der Kolk, A. McFarlane, L. Weisaeth (Hrsg.). Traumatic Stress (S. 195–220). Paderborn: Junfermann.

Van der Kolk, B. A. (2015). Verkörperter Schrecken. Traumaspuren in Gehirn, Geist und Körper und wie man sie heilen kann. Lichtenau/Westfalen: Probst.

Walsch, F. (2006). Ein Modell familialer Resilienz und seine klinische Bedeutung. In: R. Welter-Enderlin, B. Hildenbrand (Hrsg.), Resilienz – Gedeihen trotz widriger Umstände (S. 43–80). Heidelberg: Carl-Auer.

Watkins, J. G. (1978). The therapeutic self. New York: Human Sciences.

Watkins, J. G., Watkins, H. H. (1984). Hazards to the therapists in the treatment of multiple personalities. In: B. G. Braun (Hrsg.), Symposium on multiple personality. Psychiatric Clinics of North America, 7 (1), 69–87.

Watkins, J. G., Watkins, H. H. (1991). Hypnosis and ego-state therapy. In: P. A. Keller, S. R. Heyman (Hrsg.), Innovations in clinical practice (Bd. 10, S. 23–37). Sarasota (FL): Professional Resource Press.

Watkins, J. G., Watkins, H.H. (2003). Ego-States – Theorie und Therapie. Ein Handbuch. Heidelberg: Carl-Auer.

Weiss, E. (1960). The structure and dynamics of the human mind. New York: Grune & Stratton.

Welter-Enderlin, R. (2006). Resilienz aus der Sicht von Beratung und Therapie. In: R. Welter-Enderlin, B. Hildenbrand (Hrsg.), Resilienz – Gedeihen trotz widriger Umstände (S. 7–20). Heidelberg: Carl-Auer.

Winnicott, D. W. (1967). Mirror-role of the mother and family in child development. In: P. Lomas (Hrsg.), The Predicament of the Family: A Psycho-Analytical Symposium (S. 26–33). London: Hogarth.
Winnicott, D. W. (1974). Fear of Breakdown. International Review of Psycho-Analysis, 1 (1–2), 103–107.
Witzleben, G. v. (2019). Das triadische Prinzip. Minimalinvasive Psychologie mit Bauch, Herz und Kopf. Heidelberg: Carl-Auer.
Wöller, W. (2006). Trauma und Persönlichkeitsstörungen. Psychodynamisch-integrative Therapie. Stuttgart: Schattauer.
Zanotta, S. (2019). Wieder ganz werden. Traumaheilung mit Ego-State-Therapie und Körperwissen. Heidelberg: Carl-Auer.